发酵黄芪的制备关键技术及应用

侯美如　史同瑞　王长远　著

中国纺织出版社有限公司

内 容 提 要

抗生素是医疗保健行业和畜牧行业用来抵抗细菌感染、提高动物生产性能最常用的手段。但抗生素乱用或滥用导致抗生素残留、细菌耐药性增加及环境污染等问题日益突出,严重影响人类健康和畜牧业发展。寻找绿色无公害饲料添加剂,提高畜禽免疫力和饲料利用率的抗生素替代品是当前畜牧业发展的必然趋势,在这种具有迫切需求的畜牧业大环境下,微生物发酵中药应运而生。本书结合实验数据,对发酵黄芪制品的菌种筛选、菌株稳定性、组方配比、工艺优化、制品安全性、有效成分变化及发酵制品制备和质量标准等进行阐述,并通过不同种类动物实验对发酵制品的临床使用情况进行评估,可为发酵类制品的研发提供一定的参考。

图书在版编目(CIP)数据

发酵黄芪的制备关键技术及应用／侯美如,史同瑞,王长远著. --北京:中国纺织出版社有限公司,2021.4

ISBN 978-7-5180-8450-0

Ⅰ.①发… Ⅱ.①侯… ②史… ③王… Ⅲ.①发酵—黄芪—制备 Ⅳ.①R282.71

中国版本图书馆 CIP 数据核字(2021)第 051498 号

责任编辑:闫 婷 责任校对:楼旭红
责任印制:王艳丽

中国纺织出版社有限公司出版发行
地址:北京市朝阳区百子湾东里 A407 号楼 邮政编码:100124
销售电话:010—67004422 传真:010—87155801
http://www.c-textilep.com
中国纺织出版社天猫旗舰店
官方微博 http://weibo.com/2119887771
唐山玺诚印务有限公司印刷 各地新华书店经销
2021 年 4 月第 1 版第 1 次印刷
开本:710×1000 1/16 印张:18
字数:301 千字 定价:78.00 元

前　言

在饲料中添加促生长药物添加剂是养殖业提高生产性能、预防疾病的常态措施,但长期添加将导致畜禽产品药物残留、耐药及超级细菌产生、环境污染和食品安全等问题。为此,早在1986年瑞典就开始禁止在养殖业中使用抗生素生长促进剂,2006年欧盟正式禁止在养殖业中使用抗生素生长促进剂。2015年后,我国也陆续发布了《全国兽药综合治理五年行动方案》(2015—2019年)、《全国遏制动物源细菌耐药性行动计划》(2017—2020年)等控药行动规划。这就要求现代畜牧业发展,在优化饲养、精准管理的同时,加快研发可替代抗生素添加剂的安全、无药残的替代产品,减少或杜绝抗生素添加剂的使用,保障养殖业健康、绿色、持续发展。

中草药是安全绿色的植物药材,黄芪为扶正中药,具有抗菌、抗病毒、抗应激和增强机体免疫力等多种功效,在养殖业中已广泛用于畜禽疾病的防治及生产性能的提高。由于中草药的有效活性成分多被包裹在不易降解的纤维细胞内,难以被畜禽机体吸收,严重影响了药效的发挥,而采用传统提取工艺,又会大大提高药物成本,不利于现地的推广应用,益生菌发酵中药技术是在继承中药传统发酵炮制工艺的基础上,结合现代微生态学、生物工程学等新技术应运而生的。与中药传统发酵工艺比较,益生菌发酵中药不仅能够提高有效成分的释放量,产生丰富的次生代谢产物,提高药物利用率,增强中药药效,而且还能叠加益生菌的效能,产生双重功效。

鉴于国内外还没有一部关于中药黄芪发酵的专著,也为了满足国内同行科学研究的需要,黑龙江八一农垦大学的两位老师和黑龙江省农业科学院畜牧兽医分院的一位老师,根据近年来承担的黑龙江省应用技术研究与开发计划项目(GC13B404)和大庆市指导性科技计划项目(zd-2020-54)所积累的科研成果和实践经验,同时结合国内外最新研究成果著成此书。

本书共分六章,其中第一、二、三章由侯美如撰写,第四、五章由王长远撰写,第六章由史同瑞撰写。本书的出版得到黑龙江省"杂粮生产与加工"优势特色学科资助项目(黑教联[2018]4号)及黑龙江八一农垦大学学术专著论文基金的资助。本书在成书的过程中得到黑龙江八一农垦大学张东杰、陈洪生、刁静静、刘宇的大力支持,在此表示由衷的感谢,并对参与研究项目的黑龙江省农业科学院畜牧兽医分院的尹珺伊、王岩、陈楠楠等科研人员表示衷心的感谢。

因作者水平有限,书中不妥和错误之处,敬请读者斧正。

侯美如

2021 年 1 月于大庆

目 录

第一章　概　述

第一节　现代药理研究——黄芪

黄芪,又称黄耆、绵芪、箭芪,豆科黄芪属植物,为补气之圣药,是临床常用中药,药用历史久远(李延勋,2017)。现代研究(杜新刚,2006)表明,黄芪含有黄酮类、皂苷类、多糖类等多种有效成分,具有调节免疫、保护心血管与神经系统、抗肿瘤、护肝等诸多药理学活性。

一、黄芪的化学成分

黄酮类化合物是黄芪中重要的活性成分之一,约有 40 种。目前已从黄芪属植物中提取得到紫檀烯、二氢异黄酮、紫檀烷(4 种)、黄酮(5 种)、异黄酮(12 种)以及异黄烷 6 大类(温燕梅,2006)。黄酮类化合物是一类具有抗氧化、抗辐射、清除氧自由基作用的有效活性成分。同时,还能抑制癌细胞转移和扩散,具有明显的抗癌活性。李延勋(2017)等用乙醇从膜荚黄芪提取物中分离得到刺甘草查耳酮等 14 个黄酮类化合物。Liang W(2011)等通过微波辅助乙醇回流法从黄芪中提取高达 25.63%的黄酮类成分。

皂苷类化合物(*Astragalus Membrana-ceus Saponins*,AMS)是黄芪中含量较多的活性成分,随着中药提取工艺的发展和成分鉴定研究技术的进步,目前已经从不同黄芪属植物中发现 40 多种三萜皂苷,主要包括黄芪皂苷 I-Ⅷ、乙酰基黄芪皂苷、异黄芪皂苷、大豆皂苷、梭果黄芪皂苷、黄芪皂苷甲、黄芪皂苷乙等(郭怡祯,2015)。在黄芪皂苷类化合物中,甲苷是含量最高的活性物质,具有提高机体抗病力、抑菌消炎和抗肿瘤等多种药理活性,常作为衡量黄芪好坏的重要标准。

黄芪多糖(*Astragalus Polysaccha-rides*,APS)是黄芪中最常被利用的活性物质,也是近几年对其研究最多并取得了一定进展的活性物质。黄芪多糖主要成分包括可溶性和不溶性的葡聚糖,以及由鼠李糖、葡萄糖、半乳糖和阿拉伯糖组成的水溶性酸性杂多糖(聂娟,2018)。黄芪多糖具有消炎、抗癌、抗应激、调节血糖代谢等药理作用。

同时,黄芪中还含有生物黄芪碱 A、B、C、D、E、F,Sc、Se、Cr、Cu、Zn、Mn 等微量元素;脯氨酸、苏氨酸、胱氨酸、蛋氨酸、丙氨酸等 25 种氨基酸;以及核黄素、亚油酸棕榈酸、烟酰胺、维生素 D、蔗糖等其他物质成分(陈国辉,2008)。

二、黄芪的药理作用

(一)免疫调节作用

黄芪能通过增强网状内皮系统的吞噬功能,增加相关免疫细胞的数量,显著提高巨噬细胞的吞噬功能,参与机体体液免疫和细胞免疫,促进细胞免疫因子的生成。固有免疫功能方面,刘印华等(2015)通过半体内法检测巨噬细胞吞噬功能,发现与正常组相比,给予浓度为 5 mg/mL、10 mg/mL、20 mg/mL 的黄芪多糖溶液干预后,免疫低下小鼠巨噬细胞吞噬指数、吞噬率均显著升高。体液免疫功能方面,范文彤(2018)研究发现,125 mg/kg、250 mg/kg、500 mg/kg、1000 mg/kg 黄芪多糖干预后,可显著升高环磷酰胺、荷瘤和放射损伤所致的免疫低下小鼠血清 IgG 含量。细胞免疫功能方面,刘慧等(2016)通过流式细胞术和免疫印迹检测,发现分别给予黄芪糖蛋白 0.5 mg/kg、1.0 mg/kg、2.0 mg/kg 干预 14 d 后,与胶原性关节炎模型小鼠相比,外周血中 CD^{3+}、CD^{4+}、IL-17、A^+、Th17 细胞比例显著降低,CD^{4+}、CD^{25+}、$Foxp3^+$、Treg 细胞比例显著升高。同时,黄芪中的活性物质有利于血液溶血素的形成,促进空斑细胞溶血功能的形成,能显著提高免疫器官的重量。黄芪在提高机体抵抗力的同时,还具有促进机体双向调节的作用(陈静,2009)。赵莲芳(2008)等研究表明,黄芪多糖与人参总皂苷配合使用可显著提高小鼠外周血白细胞总数和免疫器官重量。此外,张峰(2005)等研究表明黄芪多糖与甲苷能增加小鼠体内巨噬细胞吞噬结核杆菌的 TB-DNA 拷贝数、增加上清液中 IL-Iβ 和 IFN-γ 的含量。

(二)心血管保护作用

心血管系统由心脏和血管所组成,心肌梗死、心绞痛、冠心病等为其多发病、常见病。有研究(付卫云,2018)表明,黄芪甲苷可降低心肌梗死模型大鼠心肌组织损伤程度,促进血管新生,其机制可能与调控蛋白激酶 D1/组蛋白脱乙酰酶 5/血管内皮生长因子信号通路有关。高建岭等(2018)将黄芪注射液 30 mL 加入 5%葡萄糖氯化钠注射液 250 mL 中,静脉滴注治疗稳定型心绞痛患者,用药 20 d

后,发现黄芪注射液组不仅可缓解冠心病患者临床症状,提高临床疗效,还能改善其发病的病理学基础,降低发病风险因素。刘亚静等(2017)连续 1 个月给予冠心病患者黄芪总苷氯化钠注射液(每日 100~200 mL,每日 1 次)治疗,结果表明黄芪总苷氯化钠注射液不仅可提高总有效率,还可降低三酰甘油(triglyceride,TG)水平,改善血液流变性和心功能。此外,也有研究(王小霞,2016;赵扬,2017;朱晓雨,2017)表明,黄芪及其有效成分对心肌炎、心力衰竭、心肌纤维化等疾病具有一定的治疗效果。

(三)抗肿瘤作用

越来越多的研究表明,黄芪及其有效成分对不同恶性肿瘤均有一定的治疗作用。当机体免疫功能及防御功能衰退时,会有利于恶性肿瘤的转移和扩散。而黄芪能通过多种路径来抑制肿瘤细胞的增殖。一方面,黄芪能通过调节机体免疫功能来促进抗肿瘤作用(Lai X,2017);另一方面,可以通过抑制 miRNA 的调控来抑制肿瘤细胞的繁殖和生长(Ailun T,2016)。黄芪能明显提高血液中免疫细胞数量,增强免疫细胞的吞噬和杀菌功能。有研究表明,黄芪多糖能明显抑制 S-180 肉瘤细胞株的生长,其作用强度与黄芪多糖浓度呈依赖关系(王玲丽,2017)。武建毅等(2016)研究表明,黄芪甲苷(0.3 mg/kg、1.0 mg/kg、3.0 mg/kg)可显著降低肝癌 H22 腹水瘤小鼠瘤细胞存活率、腹水量和最大结节直径等指标,其机制可能与抑制血管生成,降低转移相关基因、水通道蛋白表达有关。雷琰等(2015)注射给予非小细胞肺癌患者黄芪多糖(每日 250 mg),连续用药 14 d,不仅可提高总有效率,有效降低其外周血中血管内皮生长因子(vascular endothelial growth factor,VEGF)、糖类抗原 125 及基质金属蛋白酶-9(matrix metalloproteinase-9,MMP-9)的含量,还可改善化学治疗引起的骨髓抑制等不良反应。钱文军(2011)研究发现,连续给予黄芪注射液(40 mL 加入 5%葡萄糖溶液)静脉滴注 4 个疗程(21 d 为 1 个疗程)后,可升高乳腺癌患者白细胞、中性粒细胞、血小板数量,并显著改善紫杉醇联合吡柔比星对术后乳腺癌的治疗效果,减轻其骨髓抑制作用。另外,还有黄芪及其有效成分对宫颈癌、子宫内膜癌、胰腺癌等治疗效果的研究报道(许越,2016;邱艳丽,2018;刘俊辉,2017;李豪侠,2010)。

(四)神经保护作用

颜玲等(2012)以右大脑中动脉阻塞再灌注大鼠模型为研究对象,观察黄芪多糖对其保护作用及机制。结果表明,黄芪多糖(5 mg/kg、15 mg/kg)可显著降低模型大鼠神经功能缺损评分以及海马神经细胞凋亡数量,改善其神经功能,其机制可能与促进海马神经细胞黏附分子和 c-fos 的表达,阻止或逆转海马神经细胞凋亡有关。张洁妹等(2014)研究发现,急性脊髓损伤大鼠给予 2 mL/kg 黄芪注射液,连续 14 d 干预后,可减少脊髓组织含水量,降低组织水肿程度,从而改善其神经功能。谢利霞等(2010)以 PC12 损伤细胞[由 1-甲基-4-苯基吡啶离子(1-methyl-4-phenylpyridine,MPP$^+$)诱导]和帕金森病小鼠(由四氢吡啶诱导)为模型,观察黄芪甲苷对其神经保护的作用。结果表明,25 μmol/L、50 μmol/L、100 μmol/L 黄芪甲苷可显著升高 PC12 细胞存活率,10 mg/kg、20 mg/kg、40 mg/kg 黄芪甲苷可增加帕金森病小鼠自发活动计数,且呈一定的剂量依赖性。

(五)肝脏保护作用

黄芪对肝脏、肾脏等器官具有一定的保护作用。由于黄芪中含有硒等微量元素,通过间接激活肝脏解毒酶体系,发挥保肝护肾的功效(索贞,2005)。同时黄芪能够抑制肝癌等恶性肿瘤细胞繁殖,诱导病变细胞程序性凋亡(王玲丽,2017)。黄芪还可以保护肝脏中含有大量核糖体的粗面内质网并增加其数量,通过抑制水解 RNA 磷酸二酯键的酶活性,提高细胞内 RNA 数量,从而使相关免疫球蛋白含量升高,丙氨酸转氨酶下降。研究表明,黄芪可以保护肝细胞膜,降低催化氨基酸与酮酸之间氨基转移酶活性,改善肝硬化患者肝脏蛋白质合成功能(吴发宝,2004)。有研究(尼玛才让,2018)表明,黄芪水提物和醇提物均可显著降低四氯化碳诱导的急性肝损伤小鼠丙氨酸氨基转移酶(alanine aminotransferase,ALT)、天门冬氨酸氨基转移酶(aspartate aminotransferase,AST)含量,且黄芪水提物作用优于醇提物。王莹等(2016)通过复制急性酒精性肝损伤模型小鼠,给予黄芪粗提物(2.0 g/kg、4.0 g/kg、8.0 g/kg)干预后,发现黄芪粗提物不仅可抑制模型小鼠肝脏指数,降低血清 ALT、AST 含量,减少肝组织中总胆固醇(total cholesterol,TC)、TG 水平,还可显著减轻肝脏脂肪变性,改善肝脏病理损伤程度。宋少刚等(2015)通过复制化学性肝纤维化模型大鼠,给予黄芪总苷(20 mg/kg、40 mg/kg、80 mg/kg)连续灌胃 9 周后,发现黄芪总苷不仅可明显降低 ALT、AST、肝组织羟脯氨酸水平和肝脾指数,还可以显著改善肝脏纤维化病变。成扬等(2013)以肝硬化大鼠(由二甲基亚硝胺诱导)为模型,通过连续给予黄芪总黄酮(15 mg/kg、30 mg/kg)干预 4 周,发现黄芪总黄酮可显著降低模型大鼠血清 ALT、AST、总胆红素水平,升高其白蛋白含量,减轻肝细胞出血、变性、坏死等症状,且对汇管区扩张、肝窦狭窄、假小叶形成也具有一定的改善作用。

(六)降糖作用

黄芪对血糖有调节作用。研究发现,黄芪药渣发酵产物富硒酵母通过降低空腹血糖和提高胰岛素水平,同时提高白细胞计数、免疫球蛋白 G、白细胞介素-2 等免疫指标,达到降低免疫力低下糖尿病模型动物血糖的作用(刘必旺,2014)。胡彩虹等(2018)采用灌胃给药的方式,给予 2 型糖尿病模型大鼠不同剂量(100 mg/kg、200 mg/kg、400 mg/kg)黄芪多糖干预 6 周,结果表明,黄芪多糖不仅可下调模型大鼠血糖、空腹胰岛素、TG 等含量,还可升高胰岛素敏感指数。王虹等(2018)研究发现,给予黄芪降糖丸治疗 60 d 后,2 型糖尿病患者空腹血糖、糖化血红蛋白、餐后 2 h 血糖等均显著降低,提示黄芪降糖丸具有辅助降糖作用。诸多研究还表明,黄芪及其有效成分不仅具有一定的降糖作用,对其并发症也有很好的防治效果。如乔明飞(2018)研究表明,给予糖尿病肾病患者黄芪注射液 20 mL 干预 4 周后,其总有效率为 95.00%,而常规治疗组为 75%,且可显著降低患者空腹血糖、血清肌酐、24 h 尿蛋白等含量,有效改善患者的临床症状。刘俊辉等(2017)研究发现,黄芪多糖(400 mg/kg)可通过调控 AKT(serine/threoninekinase,AKT)/VEGF 信号转导通路,减少炎症递质的释放,对糖尿病视网膜病变大鼠发挥一定程度的保护作用。徐源等(2017)研究发现,黄芪甲苷可通过减少脂质过氧化,激活磷脂酰肌醇-3-激酶(phosphatidylinositol,PI3K)/AKT 信号通路,对糖尿病并发的肝损伤发挥保护作用。

(七)延缓衰老作用

动物机体受到不良刺激时会产生氧化应激,机体内产生过多的生物活性大分子,打破机体的氧化与抗氧化平衡,从而对机体组织造成伤害。有研究证实黄芪能与红细胞作用,免受自由基对红细胞的攻击,从而增加红细胞的流动性。黄芪既能清除自由基,又能提高膜蛋白和脂质抵御自由基攻击的能力(赵莲芳,2006)。同时黄芪多糖还能降低超氧化物歧化酶(super oxide dismutase,SOD)等氧化物的活力,提高相应氧化酶的活性,减少自由基的生成(钟灵,2013)。刘磊等(2016)研究发现,黄芪中多糖 AX-I 的各组分对超氧阴离子均具有清除作用。马宏军(2005)研究表明,黄芪中的黄酮类成分可显著提高金鲫鱼肝脏内 SOD 活性。闫先超(2016)研究黄芪发酵制剂对青脚麻鸡生长性能及部分血清生化指标的影响,结果显示,发酵黄芪发酵制剂可显著增加鸡血清总 SOD 含量。廖勇梅等

(2015)通过连续 21 d 足三里穴位注入黄芪注射液的方法,研究其对 D—半乳糖诱导的衰老模型小鼠皮肤组织内氧化应激相关指标的调控作用。结果表明,黄芪注射液组可显著降低丙二醛(malondialdehyde,MDA)含量,升高 SOD 和羟脯氨酸水平,在一定程度上预防或延缓衰老模型小鼠的皮肤衰老过程。苗雨丹等(2017)研究表明,黄芪多糖(40 mg/kg)能够显著升高衰老小鼠心脏、肾脏组织中谷胱甘肽还原酶、谷胱甘肽过氧化物酶、过氧化物酶等的含量,降低脂褐素水平,从而延缓机体衰老。另有研究(夏广清,2012)表明,黄芪多糖可通过上调端粒酶基因的表达,抑制 p21、bax 和 p53 基因的表达,延缓斑马鱼衰老进程。

(八)其他作用

除上述多种药理活性外,黄芪及其提取物还具有其他多种药理学作用。如吴佳等(2018)以慢性阻塞性肺疾病患者外周血巨噬细胞为研究对象,研究黄芪多糖对其炎症递质的影响。结果表明,50 μg/mL、200 μg/mL 黄芪多糖可调控 Toll 样受体 4/核因子-κB(nuclearfactor κB,NF-κB)信号转导通路,降低炎症递质白细胞介素-6(interleukin-6,IL-6)、肿瘤坏死因子-α(tumor necrosis factor-α,TNF-α)、前列腺素 E2 等的含量,从而发挥抗炎作用。王艳等(2018)研究发现,黄芪甲苷(1 mg/kg、2.5 mg/kg、5 mg/kg)可显著抑制脓毒症大鼠胰腺组织中 p62、Beclin1、LC3 的表达水平,表明调控机体自噬水平可能是黄芪甲苷对脓毒症胰腺损伤大鼠发挥保护作用的潜在机制。曹聪等(2017)给予急性胃黏膜损伤模型小鼠黄芪注射液干预后,发现黄芪注射液不仅可显著降低模型小鼠黏膜损伤指数、MDA 含量,还可升高 SOD 活性,提示黄芪注射液具有一定的抗急性胃黏膜损伤作用。此外,诸多研究(张永娜,2015;曲维忠,2017;罗宏伟,2017)还表明,黄芪尚具有利尿、抗疲劳、抗病毒等其他药理活性。

三、小结

综上所述,黄芪含有黄酮类、皂苷类、多糖类等多种活性成分,具有调节免疫、保护心血管与神经系统、抗肿瘤、护肝等药理作用,应用前景广阔。然而,尽管诸多学者对黄芪及其有效成分开展了较为广泛的药理学研究,并从整体、细胞、分子、基因等不同层次阐释了其可能的作用机制,但多停留在基础实验阶段,尚未能很好转化为临床应用。今后应以临床疗效作为研究的出发点和落脚点,积极开展临床相关研究,以期加快黄芪及其制剂的进一步开发和临床应用。

第二节 微生物发酵中药研究进展

抗生素是医疗保健行业和畜牧行业用来抵抗细菌感染、提高动物生产性能最常用的手段。但抗生素乱用或滥用导致抗生素残留、细菌耐药性增加及环境污染等问题日益突出,严重影响人类健康和畜牧业发展。从 2006 年 1 月 1 日欧盟宣布畜牧业饲料端全面禁抗,到 2015 年我国《新环保法》等一系列相关法规落地实施,再到 2018 年农业农村部发布药物饲料添加剂将在 2020 年全部退出的决定以及开展兽用抗菌药使用减量化行动等,这些都意味着人们对食品安全和环境保护问题的认知程度已上升到一个新的高度。寻找绿色无公害饲料添加剂,提高畜禽免疫力和饲料利用率的抗生素替代品是当前畜牧业发展的必然趋势,在这种具有迫切需求的畜牧业大环境下,微生物发酵中药应运而生。

广义的中药发酵,是指微生物、酶和生物细胞对中药及其有效成分的生物转化,狭义的中药发酵,是指应用微生物对中药及其有效成分进行发酵,但有别于发酵中药,二者的目的均是为了获得新的中药有效成分、提高当前有效成分的释出、提高中药的安全性、探索中药的作用机理和代谢过程(吴力克,2011)。现代中药发酵技术吸取了传统中药炮制学发酵法的优良经验,结合了现代微生态学、发酵工程、药剂学及药物分析等学科的最新科研成果,实现了发酵过程和目的产物的有效控制,为中药的深层次开发利用打开了一扇新的窗户。

一、微生物发酵中药概念及起源

关于微生物发酵中药的历史源远流长,其是借助微生物作用,在适当的接种量、温度、时间、水分等条件下对中药进行发酵,一方面中药在发酵过程中会发生一系列的生化反应,从而引起中药的活性成分发生质或量改变;另一方面中药的某些成分通过诱导微生物代谢途径改变产生新的活性物质(崔美娜,2016;李懿,2015)。汉晋时期,汉医经典著作《金匮要略》中就出现了关于发酵中药"神曲"的详细记载;北魏期间,贾思勰的《齐民要术》《肘后方》等古代医学典籍中就有对天然发酵炮制方法及应用的描述(薛协超,2017;张丽霞,2012)。在倪朱谟的《本草汇言》中也记录了多种天然发酵而成的有效中药,如采云曲、沉香曲、半夏曲、红曲、建神曲等(卢君蓉,2012)。中国古代医学书籍对发酵炮制药物记录众多,而被《中国药典》收录的就有半夏曲、百药煎、淡豆豉和炒六神曲四种。随着微生物学、发酵中药学、基因工程学等交叉学科发展,为传统微生物发酵中药方式引入了新的技术手段,研究范围不断扩大。同时,发酵所需要的条件、成分检测、产品质量更加稳定可控。鉴于微生物发酵中药机理尚未阐明,而且生物界还有许多有待系统研究的微生物,该领域具有很大的研究空间(卢君蓉,2012)。因此,将传统中药与现代生物发酵技术有机结合而发展起来的新型制药技术已成为行业研究的热点。

二、中药发酵后理化性质的变化

(一)提高中药有效成分的利用率

中药发挥药理药效作用的有效成分主要存在于细胞间质包裹的胞质和植物细胞壁中,而细胞壁是由不同纤维和胶质类物质组成的细胞外结构。因此,在中药提取过程中需要克服多重阻力,才能将胞质中的有效活性成分释放出来(丁安伟,2008;庄毅,2005)。微生物酶系种类繁多且酶活力强,主要包括纤维素酶、半纤维素酶、淀粉酶、果胶酶等,这些酶能将植物细胞壁中的纤维素、半纤维素及果胶等致密结构成分分解利用或转化为其他成分,使植物细胞壁的结构变疏松,细胞间隙增大,有效成分释放阻力减小,易于从细胞内析出,从而极大地简化提取步骤,提高中药提取率(D'Souza T M,1999)。贾艳姝(2012)将黄芪经保加利亚乳杆菌发酵,结果发现与黄芪粉煎煮液相比,黄芪发酵后总黄酮增加了近14%,总皂苷增加了2%以上。结果表明,黄芪经发酵后能显著提高有效活性成分的析出率。

(二)产生新的活性成分

微生物结构简单,但产酶丰富,具备超强的合成转化功能且能生成大量的次级代谢产物。在其生长繁殖和新陈代谢过程中能催化中药生成多种新物质,进而产生新的药理活性。

同时,中药的有效成分包括喜树碱等生物碱类、青蒿素等萜类、栀子苷等苷类、绿原酸等酸类、黄芪多糖等多糖类化合物、氨基酸及维生素等,经过微生物发酵后,其有效成分发生变化,可能产生新的活性物质或提高有效成分含量,为新药的创制提供了新思路和新方法,如人参、三七发酵后,生成抗肿瘤活性很强的稀有人参皂苷及苷元(如人参皂苷 Rg3,Rh1,Rh2,CK 等)(郭从亮等,2014;夏晚霞,2018);甘草、牛蒡子、黄芩发酵后,生成可被肠道快速吸收利用的甘草次酸(刘贻胜,2014)、牛蒡子苷元(欧志敏等,2009)、黄芩素(姚磊等,2015)。紫杉醇副产物、莪术醇发酵后,产生抗肿瘤效果好的紫杉醇、3α-羟基莪术醇(蒋彭成等,2014;孙敏鸽等,2013)。喜树碱发酵后,无羟基的^{10}C增加 1 个羟基(王磊等,2014)。红花含有黄酮类化合物红花黄色素 A(SYA),发酵后生成一种新的抗血栓作用更强的 SYA-X(徐春等,2008)。

中药人参在发酵过程中将人参皂苷中的大分子糖苷进行目的性水解,从而生成具有高效生物活性的小分子苷元和皂苷。例如,红参浸膏经细脚拟青霉(*Paecilomyces tenuipes*)发酵后,其中的人参二醇型皂苷能转变为人参皂苷 F2、Pk1、Rh2、Rg3、Rg5 和 C-K(YUM J H,2014)。李国红(2005)等用芽孢杆菌对三七进行固体发酵,在发酵产物中出现了一种新的成分——人参皂苷 Rh4,说明皂苷 Rh4 成分可能是在发酵过程中其他物质转化生成。中药发酵技术让我们发现了越来越多的新成分,人们也在探索其作用机理,其中,微生物强大的酶系统是重中之重,起到了氧化还原、水解、基团转移、异构化等作用。

(三)降低毒副作用

多数中药在拥有较强生物活性的同时也具有一定的毒副作用,这在很大程度上限制了中药的推广和普及。而采用微生物发酵的方法可减弱中药的毒性,对其有毒成分进行修饰,或其毒性成分如生物碱类、甙类、毒蛋白类、金属元素等被微生物分解转化,使毒性降低或消失。乌头作为药食同源的药材,在我国西南很多地方都有食用生乌头的习俗,但也常常因食用乌头而发生中毒。生乌头中含有毒性物质乌头碱,经发酵后可将剧毒物质转化为低毒或无毒的成分,使其毒性减弱(Colombo M L,2009)。五倍子口服后可导致部分人群出现食欲下降的症状,通过根霉菌发酵后,该毒副作用明显减轻,其机理在于根霉菌促进 L-赖氨酸的产生,促进胃肠道黏膜对食物蛋白质的吸收,避免了五倍子成分鞣酸 3 与食物蛋白质产生沉淀对胃肠道黏膜造成刺激(郑利华等,1998)。高洁等(2017)用酵母菌对大黄发酵发现,导致剧烈泻下作用的结合型蒽醌减少,无泻下作用的游离型蒽醌含量增加,使大黄的泻下作用更加温和而被人们接受。马钱子通过短刺小克银汉霉发酵后,其主要毒性成分马钱子碱和的士宁的平均转化率分别为77.75%和77.10%,毒性降低(潘自皓等,2013)。前文所述,喜树碱发酵后,无羟基的 10 号位 C 增加了一个羟基,其毒副作用大大降低。

有的中药发酵后,毒性无明显变化。归脾汤发酵后,对小鼠无明显的口服急性毒性和遗传毒性,归脾汤发酵前后安全性未发生变化(Park HI et al.,2014)。然而,某些有毒中药能在肠菌作用下呈现毒性。苦杏仁的有效成分苦杏仁苷,经肠道微生物代谢产物 P-葡糖苷酶降解,形成有毒的氢氰酸(HCN),产量少时可被硫氢化酶解毒,产量多时其毒性增大;苏铁的有效成分苏铁苷为无毒物质,经肠道菌群(主要是粪链球菌)作用后,产生具有毒性的苏铁素,最后形成致癌物重氮甲烷(王世荣,2013)。因此,了解中药毒性成分的生物转化机理,进行转化过程的精确调控,十分必要。

(四)增强中药药效

中药成分结构复杂,很多大分子活性物质不能直接被机体吸收利用。在发酵过程中,通过微生物强大的分解功能将大分子活性物质降解为有效的小分子活性物质,有利于透过机体的屏障系统与相关细胞蛋白结合,从而被机体吸收利用,提高中药的作用效果(赵雯玮,2008)。中药发酵最接近临床的作用是提高了中药的药效或药理活性,改善了中药的口感,为中药炮制或制剂工艺提供借鉴。有的中药发酵后提高了免疫活性,如黄芪水提液的乳酸菌发酵(罗霞等,2012),四君子汤酵母菌发酵(韩春杨等,2012),绞股蓝发酵(段雪磊,2016)。有的中药发酵后抗菌或抗病毒活性提高,如白及经镰孢菌固体发酵后,对枯草芽孢杆菌和大肠杆菌的抗菌活性提高,可能与总酚含量提高有关(董建伟,2017);板蓝根、陈皮、苦丁、苦蘵经罗伊氏乳杆菌发酵后,发酵液对大肠杆菌和沙门氏菌均具有一定的抑制作用,而甘草发酵后基本无抑菌活性(张文等,2014);黄迪海(2020)用乳酸菌发酵板蓝根、金银花、栀子、青蒿复方提取液,过滤除菌,发酵中药鸡胚内抗新城疫病毒的活性提高。利用酵母和醋酸菌对绞股蓝浸提液进行发酵,可以改善中药溶液的口感。陈永强(2007)等研究证明,β-葡萄糖醛酸酶能将甘草中的甘草酸转化成甘草次酸,从而被消化系统直接吸收利用,使机体在短时间内达到较高的血药浓度,并迅速作用于靶器官,从而发挥甘草的消炎、止痛作用。

还有一些中药,发酵后能够提高溶血栓(吴泊等,2018)、降血脂(J. Y. Tao et al.,2009)、抗肿瘤(Kim A et al.,2015)、抗衰老(Kim D S,et al.,2014)、抑制骨丢失(Shim KS et al.,2013)等活性。当然,仍有许多中药发酵后生物活性并无明显改变,甚至药理活性降低(王吉成等,2014;李国红等,2006),也应引起重视。

中药发酵提高药效或药理作用的机制主要包括以下几类:一是微生物的代谢产物破坏中药的细胞结构、分解大分子物质,加速了中药成分的释放,提高了有效成分的含量,如应用链球菌分别发酵黄芪和党参,链球菌代谢产生 α-半乳糖苷酶,该酶可以水解上述中药含有的 X-半乳糖苷类成分产生半乳糖,进而促进胞外多糖的合成,使发酵液中的多糖浓度上升(李建喜,2012);二是微生物的代谢产物对中药某些成分进行降解、修饰,产生了新的活性物质,如中药苷类成分分解为苷元和糖;三是微生物的代谢产物,如抗菌物质、外源抗原、细胞因子、酸碱、芳香物质等,具有生物活性或改善了原有中药制剂的色、香、味。微生物的酸性或碱性代谢产物也可能与中药的生物碱或有机酸等活性成分进行中和,形成无药理作用的物质,降低中药生物活性。

(五)节约药材资源,保护生态环境

经提取利用后的中药药渣常常被废弃,不单浪费资源,并且污染环境。通过益生菌发酵中药技术,以中药残渣作为培养基质进行发酵,在满足微生物营养需求的同时,又能充分释放中药的有效成分,产生新的药理作用,同时减少中药残留对环境的污染,在提高中药资源利用率的同时降低生产成本。李秀颖等(2016)将黄姜药渣与其他成分混合制成固体发酵培养基,并添加胶质芽孢杆菌、巨大芽孢杆菌等益生菌进行生物发酵,得到了成本低廉、环保安全的生物有机肥料。因此,利用发酵技术不仅使药渣重新被合理利用,避免资源浪费,而且还保护了生态环境。

三、中药微生物发酵的方式

中药微生物发酵方式有固体发酵、液体发酵和双向固体发酵技术(史同瑞,2014)。固体发酵是一种相对完善的发酵工艺,具有悠久的历史,其设备简单且操作方便。在自然开放的条件下以单一或多种真菌对农产品或某些中药材进行发酵。虽然固体发酵有很多独特的优势,但因其工艺存在一定局限性,比如培养体系开放,发酵速度慢且缺乏科学的评判标准,很难实现大规模批量生产(史同瑞,2014)。刘洋(2017)等用粪肠球菌等多种复合菌种对益母草和王不留行进行固体发酵,并测定有效活性成分的含量,探索发酵后中草药活性成分变化情况。结果显示,与未发酵组相比,发酵后中药可溶性总黄酮提高了约55%,总生物碱提高了约127%,粗多糖提高了约55%,总皂苷提高了近50%。

液体发酵时间短,生产条件易控、生产成本小、易实现机械自动化、具有工艺扩大等优点,因而具有广泛的应用前景。但液体发酵对发酵条件及生产工艺要求高,在发酵过程中污染概率较大(史同瑞,2014)。梅建凤等(2015)将分离到的一株黑曲霉JH-2菌株接种液体培养基并与积雪草粉进行液体发酵,使积雪草苷转化为积雪草酸,与未转化的对照组相比,质量分数提高3.03倍。

20世纪80年代后期,在固体发酵基础之上发展起来的一种真菌与中药有机

结合的发酵工艺,称为双向固体发酵技术。这种技术是将含有部分活性物质的中药或残渣与有益菌种进行发酵。在此过程中,一方面中药材能为真菌提供所需营养物质,使菌体大量繁殖;另一方面因真菌生长产生的各种酶的影响,使真菌代谢产物或细胞因子与中药材自身结构进行互作而改变其原有成分,产生不同的性味功效,从而决定了它具有双向发酵性(史同瑞,2014)。朱舟(2017)等将天南星用白僵菌进行固体双向发酵,结果显示,天南星的形态和性状都发生改变,其毒性大大降低,生品天南星的半数致死量(LD_{50})显著降低。因不同药用菌的酶体系不同,以及不同药材品种繁多,成分差异大,实现真菌与药材的有机结合发酵还缺乏完整的科学理论依据做支撑,仍然需要进一步论证,但双向性发酵技术将会成为中药发酵领域的一颗冉冉新星。

四、发酵中药存在的问题

目前,利用现代生物科学技术对中药进行发酵转化在畜牧、医疗保健等行业已成为研究热点。通过微生物发酵中药能促进有效成分的分解转化,在保护中药成分免受物理工艺造成破坏的同时,增强中药药效、提高中药有效成分析出效果(赵雯玮,2008)。然而,发酵中药作为一种新型制剂,在理论研究和生产工艺方面尚不完善。缺乏规范性的质量标准,如中药品种繁多、成分复杂多样、发酵机理不明确、微生物代谢多样性等都制约着中药发酵技术的发展,影响发酵中药工艺控制和临床应用效果。

(一)中药发酵作用机理不明确

虽然检测技术越来越先进,但中药成分复杂,从中药成分的角度研究发酵中药其机理仍然不清楚。中药发酵前后活性物质变化较大,但在发酵过程中究竟转化利用了哪种物质,以及产生了哪种新成分还有待进一步研究(孟凡涛,2018)。发酵中药的药理药效学研究能更直接说明发酵工艺对中药的影响,未来需要进一步的深入研究。

(二)优良发酵菌种的选择

菌种是发酵中药的重要前提和核心,目前常用于畜牧业发酵的菌株主要有芽孢杆菌、乳酸菌、酵母菌和部分霉菌。微生物种类繁多,且产生的酶体系各不相同,微生物代谢利用的物质也不尽相同。但并非所有的菌种都适合发酵,因此根据不同中药选择合适的发酵菌种,使发酵后中药药效增强、有效成分析出率提高、毒副作用降低、产生新的活性成分,使药物利用率达到最大,还需要充分的实验研究论证(孟凡涛,2018)。例如,在传统发酵淡豆豉过程中一般选择自然菌,而内生真菌通过发酵可能会产生某些抗癌成分(贾天柱,2016;许彩虹,2016)。

(三)发酵中药材

在微生物发酵过程中并不是所有的中药都适合发酵,有研究用芽孢杆菌(*Bacillus subtilis*)对几十种药材进行生物发酵,检测其抗菌活性的特征。结果发现,并非所有中药都适合发酵。连翘、半夏曲、六神曲等药物通过发酵活性加强,而大部分药材的药性在发酵后没有明显改变,而少数中药经发酵后其药效却显著下降,因此需要通过大量的基础研究筛选中药作为发酵原料(孟凡涛,2018)。

(四)中药发酵模型的筛选和建立

目前,利用微生物发酵中药是提高中药药效的有效途径,但不同发酵菌种与不同中药材如何组合是发酵的关键。通过对不同发酵菌、发酵产物以及中药有效成分进行研究来筛选不同中药材和不同发酵菌种组合进行发酵,在大幅度减少成本的同时还增加中药药效,是未来中药发酵的新途径,可实现中药与微生物最优组合的应用(孟凡涛,2018)。

五、中药发酵技术的展望

我国的现代中药发酵技术还处于实验室阶段,上市品种极少,诸多问题急需解决:①菌种问题:多使用单一的真菌及乳酸菌对中药进行发酵,对于混合菌种协同发酵中药的研究较少,并且单一菌种的来源不一,发酵机理不清楚,转化效率不高,缺乏中药发酵模式菌株。②中药的选择:我国药用植物有 11146 种,而中药发酵研究的品种很少,这与中药成分复杂、药效和活性成分代谢途径不清楚、活性成分高通量分析技术薄弱有关,建立中药发酵品种选择依据难度大。③标准化研究:发酵环节,中药灭菌或不灭菌处理的标准不统一,有效成分的纯化程度不统一;检测环节,缺乏活性成分、特异性酶等专属特征的检测指标,缺乏杂菌检测指标;检测对工业化生产工艺、纯化方式、质量标准、作用机理及药效的研究报道较少;药理环节,药效学研究偏多,药代学研究很少,中药和活菌的主次作用不清晰,致使药学研究资料不充分。上述问题的解决,首先要摸清中药有效成分及其作用机理和代谢途径,探索菌种与中药的相互作用,在此基础上,通过建立模式菌株、中药选择依据、标准化研究方法,以实现中药发酵的商品化。

第三节 黄芪发酵的研究进展

黄芪是最常用的补气类中药之一,具有益气固表、利尿消肿、托毒生肌等功效。近年来,中药发酵受到广泛关注。在传统中药发酵技术基础上发展起来的现代中药发酵技术,将中药发酵与现代生物技术相结合,可进一步提高中药的药用价值,具有广阔的发展前景。

一、发酵黄芪的菌种

优良菌种的选育是中药发酵技术的关键环节。与传统中药发酵多采用自然菌不同,现代中药发酵主要以人工筛选或选育的发酵菌作为发酵菌种,从而获得具有更强生物活性的发酵产物。目前,黄芪发酵大多采用单一菌种,如益生菌、药用真菌、霉菌和链球菌等。最近的研究发现,复合菌种发酵更有利于中药有效成分的生物转化。尤其值得一提的是,药用真菌和益生菌的组合已成为黄芪发酵菌种的主流。

二、黄芪发酵类型

现代中药发酵是传统炮制方法与现代生物技术相结合的新形式。依据发酵形式可分为固体发酵、液体发酵以及药用真菌双向发酵三大类。

(一)固体发酵

固体发酵工艺源于古代制曲工艺,是指在无自由水或自由水含量极低的条件下,以一定湿度的农副产品为营养基质进行发酵。其操作简单且能耗低,但发酵周期长、工艺参数不易控制、质量控制指标难以确定,因而难以控制产品质量。大量研究表明,黄芪经固体发酵后,其活性物质会发生不同程度的变化。周阳等(2018)采用黑曲霉菌、酿酒酵母菌、植物乳酸杆菌等混合菌株对黄芪进行发酵,结果黄芪粗多糖和黄酮的得率分别提高了 11.93% 和 43%。侯美如等(2016)应用解淀粉芽孢杆菌发酵黄芪,结果产物中黄芪黄酮的质量分数高达 $3.21\mathrm{mg \cdot g^{-1}}$。固体发酵过程中气体传递速率远高于液体发酵,还可能产生一些独特的酶和代谢物(夏永军,2012)。随着发酵技术的提高和多学科交叉融合与发展,固态发酵将在黄芪药材及其药渣的开发利用中得到进一步的发展和应用。

（二）液体发酵

液体发酵，又称液体深层发酵，是将菌丝接种到含有中药材的液体培养基中，然后在适宜的条件下进行发酵。液体发酵可缩短发酵周期、提高生产效率，但大多数中药不具备抗菌能力，在发酵过程中易被污染，故对工艺设备的要求较为严格。史洪涛等（2016）将黄芪、淫羊藿、板蓝根复合中药提取液添加至乳酸菌液态发酵培养基中，发现与未发酵组相比，复合发酵液对肉鸡平均日采食量、平均日增重、法氏囊指数和脾脏指数均有显著提高（$P<0.05$）。刘必旺等（2018）以酵母菌对黄芪进行液态发酵，结果发酵产物中黄芪多糖的产量达到 $18.4mg \cdot g^{-1}$，略高于传统水煎液。目前，液态发酵技术逐渐成熟，发酵过程中各项参数准确可控，效率大大提高，适合大规模的工业化生产。

（三）药用真菌双向发酵

药用真菌双向发酵是在固体发酵的基础上，将具有一定活性成分的中药材或药渣作为药性基质并与发酵菌种构成发酵组合，不仅为真菌提供所需营养，自身的成分也会发生变化，进而导致药理作用的改变，即双向性（SUN C C,2020）。庄毅等（2004）将槐耳菌与黄芪搭配，采用"发酵动态比较法"较为精准地确定发酵终点与发酵周期，结果显示经双向发酵后的产物抗肝炎病毒与促进动物机体免疫功能的效果有较大提高。不同真菌所含的酶不同，黄芪经灵芝、香菇、姬松茸三种真菌固态发酵后，黄芪甲苷的转化率分别达到 72.95%、76.57% 和 7.43%（阮鸣，2007）。黄维等（2008）在含有黄芪的培养基中加入裂褶菌进行液体发酵，发现在发酵 11 d 时，产物中粗多糖和皂苷量分别达到（12.46 ± 1.9）mg/瓶、（32.39 ± 1.41）mg/瓶。蝉拟青霉/黄芪双向液体发酵体系，阐明了在发酵过程中有效成分的含量变化及发酵产物对高尿酸血症的治疗作用，结果表明菌质中皂苷类成分由 42 个降至 29 个，而黄酮类成分则由 47 个升到 52 个（WANG Y Q,2019）。对大鼠进行灌胃后，血尿酸（UA）、尿素氮（BUN）、总胆固醇（TC）、甘油三酯（TG）、丙氨酸氨基转移酶（ALT）和天门冬氨酸氨基转移酶（AST）水平显著降低，表明黄芪发酵产物中有效成分含量发生了较大变化，且降尿酸效果优于黄芪（王喻淇，2019）。我国中药材和药用真菌资源丰富，二者结合能形成多种不同性质的发酵组合，有望开发出更多中药新药。药用真菌双向发酵技术具有生产成本低、生产效率高、不受环境影响等诸多优点，可广泛应用于工业化生产。然而，该技术还存在一些问题，比如筛选适宜的发酵组合的方法，如何阐明药用真菌和药性基质之间的相互作用机制等,有待进一步的研究探索。

三、黄芪的发酵工艺

为了充分发挥发酵菌种的生物转化能力,并提高发酵菌质中目标产物的收率,应对发酵工艺的过程参数、培养基、提取工艺等进行筛选。目前,单因素试验、正交试验、响应面设计、均匀设计和人工神经网络等实验优化方法已被应用于黄芪发酵工艺优选中。刘必旺等(2018)采用单因素试验法考察了发酵时间对黄芪多糖含量的影响,发现发酵7 d后黄芪多糖的产率提高至1.84%。马伟等(2012)则利用正交实验筛选了保加利亚乳杆菌发酵黄芪的最佳条件,结果表明发酵温度为42 ℃、接菌量为20%时,黄芪甲苷的提取率最高。李季文等(2012)采用响应面法对黄芪女贞子固态发酵条件进行了优选,确定了发酵温度26 ℃、接菌量为10%为最佳发酵工艺。朱新术等(2008)则通过均匀设计法优化了乳杆菌FGM9发酵黄芪培养基中的各组分配比,并结合人工神经网络法最终确定了发酵液粗多糖得率最高时的发酵培养基构成,解决了黄芪药材及饮片中的多糖提取率低等问题。

四、黄芪发酵后成分的变化

黄芪发酵后其成分随着各种代谢及生化反应的进行而发生改变,乔宏兴(2018)等利用屎肠球菌、植物乳杆菌和屎肠球菌+植物乳杆菌发酵黄芪,利用PacBio单分子实时测序技术(SMRT)来评估黄芪发酵的效果。结果发现使用屎肠球菌+植物乳杆菌发酵产生的乙酸第15 d为1866.24 mg/kg,丙酸第30 d为203.80 mg/kg,丁酸第15 d为996.04 mg/kg和乳酸在第20 d为3081.99 mg/kg。发酵黄芪活性物质生产率为:多糖产率第10 d分别为9.43%,8.51%和7.59%;皂苷在第15 d分别为19.6912 mg/g,21.6630 mg/g和20.20844 mg/g;总黄酮类在第20 d分别为1.9032 mg/g,2.0835 mg/g和1.7086 mg/g。在分析微生物构成方面,发现植物乳杆菌和屎肠球菌经过72 h发酵成为优势菌种。复合益生菌发酵黄芪较单一菌种效果更佳。

侯美如(2018)等运用HPLC-UV法比较解淀粉芽孢杆菌发酵黄芪前后有效成分及色谱变化,在黄芪4种黄酮成分中检测发现,发酵黄芪芒柄花素和毛蕊异黄酮含量显著降低,而毛蕊异黄酮苷含量显著升高。这说明黄芪发酵后,芒柄花素和毛蕊异黄酮转化生成其他物质,而某些物质转化生成毛蕊异黄酮苷。同时黄芪发酵后,与黄芪对照组相比有7种成分含量升高了1.7~8.1倍,有8种成分含量明显降低。在黄芪发酵后色谱总面积小于单峰面积 2% 的 15 种成分中,有包含一种含量为 23.9% 的主要物质在内的 7 种成分消失,同时又生成 6 种新的物质,且有两种新物质含量分别为 33.4% 和 22.2%。该研究还通过紫外分光光度法及液相色谱法测定了黄芪多糖和甲苷成分发酵前后的质量变化,结果发现,与黄芪对照组相比,发酵后黄芪甲苷及多糖的含量分别升高了 37.59% 和 39.59%(侯美如,2018)。阮鸣(2010)等研究表明,黄芪甲苷在发酵过程中转化生成 6-O-B-D-葡萄糖基—环黄芪醇,该物质具有显著的抗氧化及增强药效的作用。肖丽丽(2006)等经薄层色谱扫描仪检测证实,在发酵过程中,黄芪中的部分皂苷可转变为甲苷。说明黄芪在发酵过程中一些成分被利用转化,同时又生成了一些新的物质。

五、发酵对黄芪物质基础和药理作用的影响

微生物在发酵过程中能产生多种酶,从而使中药中的大分子活性物质降解为更易于被人体吸收利用的活性物质;或通过羟基化、环氧化、脱氢、氢化、水解、水合、酯基转移、酯化、胺化、脱水、异构化、芳构化等多种生物转化途径生成新的化合物,从而改变药效(何文胜,2006)。

(一)增强免疫功能

当前,关于黄芪发酵产物免疫功能评价主要集中于促进免疫器官发育、促进免疫细胞和细胞因子转化与增殖以及改善体液免疫等方面。黄芪多糖是黄芪中含量最高的一类物质,也是发挥免疫增强作用的主要成分(LI K,2020)。黄芪经非解乳糖链球菌 FGM 发酵后,多糖的量达到 3.25%,且能通过缓解炎症反应提高脑损伤小鼠的免疫力(宗庆华,2018)。黄芪或黄芪药渣经灵芝发酵后,黄芪甲苷在相关酶的作用下脱去 1 分子糖生成异黄芪甲苷,该过程与其免疫功能增强关系密切。

(二)抗菌、抗病毒作用

黄芪经发酵后其抗菌和抗病毒效果更为理想。酵母菌在黄芪发酵过程中分泌的多种酶可使黄芪细胞通透性增强,促使黄芪皂苷、黄酮、多糖等抗菌有效成分更多地释放出来,从而发挥更强的抑菌作用,可预防、改善和抑制微生物感染。发酵不仅能使黄芪药渣中的多糖、皂苷、黄酮和氨基酸等得以充分利用,某些发酵菌质还能对沙门氏菌、金黄色葡萄球菌、枯草芽孢杆菌、大肠杆菌产生良好的

抑制作用。例如,应用棘孢木霉发酵黄芪药渣,菌质中的黄芪甲苷含量增加了4倍,且菌质对变形杆菌、沙门氏菌、枯草芽孢杆菌、金黄色葡萄球菌和大肠杆菌等具有强抑制活性(焦巧芳,2010)。

(三)抗疲劳作用

黄芪所含的黄酮、皂苷和氨基酸对抗疲劳均有增强作用。黄芪经乳酸菌发酵后,药材中原有的某些化学成分发生了分解转化,有助于体内部分脂质过氧化物的清除,从而延缓疲劳状态的出现或促进机体运动性疲劳恢复(王曦,2011)。魏巍等(2007)用七味中药与灵芝进行组合发酵,结果证实灵芝—黄芪发酵组合能有效地缓解疲劳状态,并推测其可能与发酵产物中多糖含量的增加有关。

(四)降血糖作用

黄芪中的有效成分可增强体内的胰岛素水平,降低血糖。近年来,黄芪在糖尿病治疗中的作用颇受重视。张蓉等(2013)利用嗜热链球菌、保加利亚乳杆菌和青春双歧杆菌联合发酵黄芪,并制备了一种新型黄芪酸奶,具有显著的降血糖功能,同时对其并发症(肾脏病变和血脂病变等)也具有良好的改善效果。刘必旺(2014)等认为黄芪药渣中含有微量元素硒,通过酵母菌发酵该药渣并对其产物进行萃取得到富硒酵母,灌胃给药后大鼠空腹血糖(FBG)、血浆胰岛素(INS)水平显著降低,表明其对免疫力低下糖尿病大鼠有一定的治疗作用。

(五)抗抑郁作用

近年来,黄芪在抗抑郁和抗焦虑方面的药理作用已成为研究热点之一。应用黄芪黄酮、黄芪甲苷和黄芪多糖等成分治疗抑郁症均有报道(IPFC,2014)。芝芪菌质是以灵芝作为发酵菌种、黄芪药渣作为药性基质,在特定条件下进行发酵得到的产物。该发酵产物可明显缩短小鼠悬尾和游泳不动时间,初步说明芝芪菌质具有抗抑郁药效,且与发酵后黄芪甲苷发生的生物转化有关。

(六)降尿酸作用

高尿酸血症是由于嘌呤代谢紊乱而导致尿酸生成过多和/或肾脏发生排泄障碍而造成,临床上常用黄芪保心汤、黄芪四妙散以及黄芪注射液结合西药进行治疗。陆谭等(陆谭,2013)选用灵芝和黄芪药渣构成发酵组合,且证实双向发酵后的产物能显著降低氧嗪酸钾盐诱导小鼠产生高尿酸血症模型小鼠血清中的

UA、肌酐和 BUN 水平,同时可显著提高 24 h 尿液中 UA 和肌酐的排泄量以及 UA 的排泄分数,促进肾脏尿酸排泄,发挥抗高尿酸血症的活性。现代研究表明,黄芪能有效降低 IR 并下调 HUA 大鼠的尿酸水平(杨传经,2009);蝉花可延缓肾小球硬化进程和慢性肾衰发展速度(刘玉宁,2011)。从中医角度来讲,二者合用可益气温肾、升清降浊、行水通痹,契合中医临床治疗 HUA 的补脾益肾的治疗法则。研究黄芪/蝉拟青霉双向发酵菌质的降尿酸作用,给药 14 d 后 HUA 大鼠血清中 UA、BUN、TC、TG、ALT 和 AST 等水平显著降低,表明发酵产物不仅能显著降低大鼠血清中的尿酸水平,且对大鼠血脂水平及肝肾功能具有一定的干预作用。

六、发酵黄芪的应用

(一)在养鸡生产中的应用

发酵黄芪作为一种新型的饲料添加剂在畜禽养殖业中具有良好的应用前景。乔宏兴(2018)等在肉鸡饲料中添加适量的发酵黄芪进行饲喂。结果显示,与黄芪组相比,肉鸡平均日增重显著升高,料肉比下降,且血清中 GSH-Px、CAT 和 T-SOD 活性升高,进而增强肉鸡的抗氧化水平,因此发酵黄芪能改善肉鸡生产性能和抗氧化机能。史同瑞(2018)等在蛋鸡日粮中添加 0.2%的解淀粉芽孢杆菌 SSY1 株发酵黄芪,结果发现能提高蛋鸡的综合产蛋率,提高蛋重,降低料蛋比,改善鸡蛋品质,增强蛋鸡的抗氧化性能,提高蛋鸡健康水平。张凯(2011)等发现在饲料中添加经过发酵的黄芪制剂可以改善肉仔鸡健康状况和饲料转化率;与黄芪生药组和黄芪多糖组相比,发酵黄芪组的日平均采食量分别提高13.54%和4.95%;鸡血清中不同免疫球蛋白含量均有提高,IgA、IgM、IgG 含量与对照组相比提高分别提高了 1.30%、1.85%、1.73%。同时饲喂发酵过的黄芪提取物与对照组比较,肉仔鸡的各器官指数如心脏、肝脏、肾脏、脾脏分别提高了23.45%、25.78%、17.72%、22.09%。胡红伟(2017)等将五味子芽孢杆菌发酵提取液依照 0.5%、1%给肉鸡混饮 7 d 之后,与肝损伤阳性对照组相比,两个用药组的 AST、ALT、SOD、GR 含量显著升高,并且在 MDA 含量持续缩减的过程中,肉鸡的肝脏病变情况出现明显的好转现象。此研究证明,五味子芽孢杆菌发酵液能提高动物机体的抗氧化水平,并用于治疗肉鸡肝损伤。以上研究表明,发酵黄芪对蛋鸡或肉鸡的生长性能、日增重、免疫器官及功能等均有影响。

（二）在养猪生产中的应用

目前，发酵黄芪在猪生产上的应用甚少，但黄芪经微生物发酵后药效会得到大幅度提高，且能产生新的活性成分、降低中药毒副作用，在猪生产应用中具有良好的发展空间。赵圣振（2015）等用植物乳杆菌和屎肠球菌混合固体发酵黄芪样品，以不同量添加于 35 日龄断奶猪仔进行饲喂，结果表明，与抗生素组相比，料肉比下降约 6%（$P<0.05$），日增重提高近 20%（$P<0.05$），采食量增加约 12%（$P<0.05$），IgA 和 IgG 分别提高约 22%（$P<0.05$）和 30%（$P<0.05$）。韩宇（2012）等给断奶仔猪饲喂添加发酵黄芪的基础日粮，发现与空白对照组相比，发酵制剂能有效提高猪只日增重、增强机体抗病力；与抗生素对照组相比，发酵制剂能显著改善仔猪健康状况，降低仔猪腹泻率，提高成活率。范国利（2013）将酵母菌、醋酸菌、植物乳酸菌、光合细菌等有益菌接种于红糖、黄芪多糖液体培养基，通过微生物发酵而成的 0.6% 的发酵液，经口服用于体温升高，食欲废绝的发病猪，因其发酵液中产生大量的黄芪多糖、核酸、酵母多糖及鲜味剂谷氨酸，对猪产生很大的食欲诱惑。饲喂后，猪只皮红毛亮，同时缓解了因疾病、气候等因素带来的各种应激综合征，提高了抗病能力和采食量；因猪体内含有大量的中性多肽（APS）能够与病毒结合成复合物，该复合物便于巨噬细胞吞噬后经肾脏排出体外。同时生猪全程饲喂发酵黄芪液，虽然每头猪成本有所提高，但却有效地降低猪死亡率，大幅度提高了出栏率。相比对照组，饲喂发酵黄芪液后断奶猪只的发情率明显提高（范国利，2013）。这些研究为生产功能型黄芪发酵饲料提供了良好的理论依据。

（三）在其他领域上的应用

1.医药领域

中药经微生物发酵后获得新药效的物质基础在于中药活性成分的生物转化以及微生物自身所产生的一系列次生代谢产物。因此，利用微生物来发酵中药，比一般的物理或化学反应更有优势。菌种和中药材种类繁多，在中医药理论的指导下，二者可组成多种具有开发潜质的发酵体系。相关研究表明，黄芪经发酵后的物质基础与发酵前相比具有显著变化，且药效也得到了显著提升。例如，与槐耳菌质相比，通过双向发酵技术得到的药性基质—槐芪菌质在增强机体免疫活性、抗鸭肝炎病毒和保肝作用等方面得到了显著提高（庄毅，2007）。

2.食品领域

黄芪作为传统的药食同源中药,其功能不仅限于药用,亦可开发为功能性食品。通过微生物发酵技术对黄芪中的成分进行体外转化后,其有效成分不仅含量得到了很大的提高,而且更易于被人体吸收,从而具有更高的营养价值和药效。黄芪发酵型保健酒不仅色泽清亮,还具有抗衰老、抗辐射等功效,适合气血不足的人群服用(王静,2015)。最新研制的黄芪功能性酸奶可作为糖尿病人专供食品,不仅在口感方面可媲美市售酸奶,而且对糖尿病的治疗有较好的辅助疗效(刘凤珠,2007)。

3.农业领域

我国是农业大国,农药在农业生产过程中有着非常重要的作用。但是,传统化学农药具有高毒性、富集性、持久性和环境迁移性等缺点,能通过多种途径进入空气、水体和土壤,造成环境污染,影响人类身体健康。因此,推广和应用低毒、高效、环境友好的绿色农药,成为当今农药研究的主题。刘涛等(2017)用微生物菌剂发酵生黄芪、丹参、白花蛇舌草、猫爪草、黄药子、海藻、柴胡、木香、野菊花和半枝莲的药渣,得到的产物可有效改良土壤、抑制土传病害、增强作物抗逆性、增加土壤有机质和其他营养成分。

参考文献

[1]李延勋,栗章彭,颜世利,等.膜荚黄芪化学成分研究[J].中草药,2017,48(13):2601-2607.

[2]杜新刚.中药黄芪化学对照品及质量标准研究[D].北京:北京林业大学,2006.

[3]Liang W,Yuanzheng M A,Pingsheng L I. Study of 25-OH Vitamin D level in menopausal women with osteoporosis and type 2 diabetes[J]. Chinese Journal of Osteoporosis,2011,17(9):784-786.

[4]郭怡祯,庞文静,孙素琴,等.黄芪及其提取物的红外光谱鉴别[J].国际中医中药杂志,2015,37(5):431-434.

[5]聂娟,谢丽华,马港圆,等.中药黄芪的化学成分及药理作用研究进展[J].湖南中医杂志,2018,34(7).

[6]陈国辉,黄文凤.黄芪的化学成分及药理作用研究进展[J].中国新药杂志,2008,17(17):1482-1485.

［7］刘印华,赵志强,李树义,等. 黄芪多糖对免疫功能影响的体内实验研究［J］. 河北医药,2015,37(4):485-487.

［8］范文彤. 黄芪多糖对小鼠免疫功能的药理学实验研究［J］. 中国当代医药, 2018,25(3):10-14.

［9］刘慧,赵俊云,杨向竹,等. 黄芪糖蛋白对胶原诱导性关节炎小鼠 Th17/Treg 细胞免疫平衡的影响［J］. 环球中医药,2016,9(12):1454-1458.

［10］陈静,袁明勇,郑玲利,等. 黄芪的化学成分和药理作用研究［J］. 临床医药 实践,2009,18(32):2217-2219.

［11］赵莲芳,郑玉淑,张善玉. 复方黄芪多糖拮抗环磷酰胺对小鼠毒副作用的研 究［J］. 现代医药卫生,2008,24(1):1-2.

［12］张峰,高鹏,彭俊华. 黄芪多糖及黄芪甲苷对巨噬细胞结核杆菌作用的研究 ［J］. 西北国防医学杂志,2005,26(6):434-436.

［13］付卫云,刘暖,王延柯,等. 黄芪甲苷通过调控 PKD1-HDAC5-VEGF 通路促进 心肌梗死大鼠血管新生［J］. 中国病理生理杂志,2018,34(4):643-649.

［14］高建岭,崔娟. 黄芪注射液治疗稳定型心绞痛临床效果研究［J］. 中医临床 研究,2018,10(7):64-66.

［15］刘亚静,刘长江,宁佳,等. 黄芪总苷氯化钠注射液治疗冠心病的临床疗效 观察［J］. 河北医药,2017,39(19):2989-2991.

［16］王小霞,刘晶,刘天龙,等. 黄芪提取物对病毒性心肌炎细胞模型的治疗作 用［J］. 中国分子心脏病学杂志,2016,16(5):1832-1836.

［17］赵扬,严士海,王海丹,等. 黄芪注射液对慢性心力衰竭疗效及对 MDA、HO- 1、NO 的影响［J］. 中华中医药学刊,2017,35(8):2055-2057.

［18］朱晓雨,王洪新,李佳莘,等. 黄芪多糖对大鼠心肌纤维化的保护作用［J］. 沈阳药科大学学报,2017,34(8):686-693.

［19］Lai X,Xia W,Wei J,et al. Therapeutic Effect of Astragalus polysaccharides on hepatocellular carcinoma H22-Bearing Mice［J］. Dose response:apublication of International Hormesis,2017,15(1):15593258-16685182.

［20］Ailun T,Yang CH,Chen CH,et al. An in vivo molecular response analysis of colorectal cancer treated with Astragalus membrana-ceus extract［J］. Oncology reports,2016(35):659-668.

［21］王玲丽,丰华玲,杨柯,等. 黄芪生物学及化学成分研究进展［J］. 基因组学 与应用生物学,2017(6):455-459.

［22］武建毅,沈清,金赟洁,等.黄芪甲苷对 BALB/C 小鼠肝癌 H22 腹水瘤抑制作用及机制［J］.中国药物警戒,2016,13(3):138-142.

［23］雷琰,白军林,于晓宁,等.黄芪多糖对非小细胞肺癌患者外周血 CA125、VEGF 及 MMP-9 表达的影响［J］.现代生物医学进展,2015,15(32):6315-6318.

［24］钱文军.黄芪注射液对晚期乳腺癌化疗近期疗效的影响［J］.临床和实验医学杂志,2011,10(19):1531-1532.

［25］许越.黄芪联合丹参注射液治疗宫颈癌的临床观察［J］.辽宁医学院学报,2016,37(2):55-57.

［26］邱艳丽,丁妍,陈德森.黄芪多糖对人子宫内膜癌裸鼠皮下移植瘤 Wnt 基因转导通路的影响［J］.现代中西医结合杂志,2018,27(11):1145-1148.

［27］李豪侠.黄芪多糖对老年胰腺癌晚期患者生存质量、细胞免疫功能的影响［J］.中国中医药科技,2010,17(3):243-244.

［28］颜玲,周庆华.黄芪多糖对缺血性脑损伤大鼠的神经保护作用及其机制研究［J］.中国应用生理学杂志,2012,28(4):373-377.

［29］张洁妹,唐扣明.黄芪注射液对大鼠急性脊髓损伤的神经保护作用［J］.实用临床医药杂志,2014,18(24):7-10.

［30］谢利霞,刘宏乐,夏志红,等.黄芪甲苷对帕金森病体外、体内模型的神经保护作用研究［J］.中国药房,2010,21(23):2132-2134.

［31］索贞,任敏,周好田.黄芪的化学成分及现代药理［J］.现代医院,2005,5(9):85-86.

［32］王玲丽,丰华玲,杨柯,等.黄芪生物学及化学成分研究进展［J］.基因组学与应用生物学,2017(6):455-459.

［33］吴发宝,陈希元.黄芪的药理作用研究综述［J］.中药材,2004,27(3):223.

［34］尼玛才让.黄芪对小鼠急性肝损伤的保护作用研究［J］.青海师范大学学报(自然科学版),2018(2):45-47.

［35］王莹,刘馨宇,王沙沙,等.黄芪粗提物对小鼠急性酒精性肝损伤的保护作用［J］.延边大学农学学报,2016,38(2):105-108.

［36］宋少刚,田洁,饶晓玲,等.黄芪总苷对四氯化碳所致大鼠肝纤维化的防治作用［J］.今日药学,2015,25(3):176-178.

［37］成扬,汪美凤,平键,等.黄芪总黄酮对二甲基亚硝胺诱导的大鼠肝硬化的干预作用［J］.中国中西医结合消化杂志,2013,21(11):561-564.

[38] 胡彩虹,徐坤,孙静,等. 黄芪多糖对老年糖尿病大鼠糖脂代谢的影响[J].
中国老年学杂志,2018,38(6):1453-1455.

[39] 王虹,卫培峰. 黄芪降糖丸治疗 2 型糖尿病 60 例[J]. 现代中医药,2018,38
(2):24-27.

[40] 乔明飞. 黄芪注射液治疗糖尿病肾病的临床研究[J]. 湖北中医杂志,2018,
40(4):10-12.

[41] 刘俊辉,李春江,李玉涛. 黄芪多糖对糖尿病大鼠视网膜病变的保护作用
[J]. 河北医科大学学报,2017,38(7):797-800.

[42] 徐源,黄存东,李竹青,等. 黄芪甲苷对糖尿病大鼠肝损伤保护作用及其机
制研究[J]. 安徽医科大学学报,2017,32(12):1823-1829.

[43] 赵莲芳,郑玉淑,朴惠顺,等. 黄芪多糖及人参总皂苷对衰老小鼠的抗衰老
作用[J]. 延边大学医学学报,2006,29(4):249.

[44] 钟灵,王振富,文德鉴. 黄芪多糖抗衰老作用实验研究[J]. 中国应用生理学
杂志,2013,29(4):350-352.

[45] 刘磊,李科,郝霞,等. 黄芪药渣中阿拉伯木聚糖(AX-I-1)的提取纯化、结构
分析及体外抗氧化作用[J]. 高等学校化学学报,2016,37(12):2168-2175.

[46] 马宏军. 中药渣中剩余黄酮的定性定量及对小鼠、金鲫鱼体内 SOD 活性影
响的研究[D]. 长春:东北师范大学,2005.

[47] 闫先超. 黄芪药渣发酵制剂对青脚麻鸡生长性能及部分血清生化指标的影
响[D]. 合肥:安徽农业大学,2016.

[48] 廖勇梅,熊霞. 黄芪注射液对治疗小鼠皮肤衰老的有效性观察[J]. 中国医
科大学学报,2015,44(8):721-723.

[49] 苗雨丹,张浩,许妍妍. 黄芪多糖对致衰老模型小鼠氧自由基水平的影响
[J]. 中国老年学杂志,2017,37(17):4193-4194.

[50] 夏广清,韩晓娟. 黄芪多糖对斑马鱼发育及与衰老相关基因表达的影响
[J]. 中国药学杂志,2012,47(13):1039-1041.

[51] 吴佳,尧雪洲. 在慢阻肺炎症反应中黄芪多糖的抗炎作用及抑制 TLR4/NF-
κB 通路的机制[J]. 西安交通大学学报(医学版),2018,39(5):760-764.

[52] 王艳,周杰,肖红丽,等. 黄芪甲苷减少脓毒症大鼠胰腺腺泡细胞自噬的实
验研究[J]. 临床和实验医学杂志,2018,17(16):1700-1703.

[53] 曹聪,胡高裕,邓志华,等. 黄芪注射液对小鼠急性胃黏膜损伤的保护作用
及机制[J]. 中国临床新医学,2017,10(6):534-537.

［54］张永娜,赵秀莉,陈秀英,等. 黄芪注射液对盐水负荷模型大鼠的利尿作用研究［J］. 中国药房,2015,26(10):1366-1368.

［55］曲维忠,郝丽霞. 黄芪生脉饮对小鼠耐缺氧和抗疲劳的作用［J］. 西部中医药,2017,30(11):37-39.

［56］吴力克. 发酵中药与中药发酵研究进展［J］. 第三届特种医学暨山东-河南-湖北三省联合微生态学学术会议论文集,2011:4-11.

［57］崔美娜. 发酵技术在中药研究中的应用［J］. 黑龙江科技信息,2016(14):40.

［58］李懿. 高职高专《发酵技术》课程教学改革［J］. 科技资讯,2015(8).

［59］薛协超,史洪涛,乔宏兴,等. 发酵中药炮制研究进展［J］. 现代牧业,2017,1(2):26-29.

［60］张丽霞,高文远,王海洋. 微生物技术在中药炮制中的应用［J］. 中国中药志,2012,37(24):3695-3700.

［61］卢君蓉,王世宇,盛菲亚,等. 中药发酵研究概况［J］. 中药与临床,2012,3(4):47-49.

［62］丁安伟. 中药炮制学［M］. 北京:高等教育出版社,2008:324.

［63］庄毅. 中国药用真菌的现状与展望［J］. 中国食用菌,2005,24(5):3-5.

［64］D'Souza T M,Merritt C S,Reddy C A. Lignin-modifying enzymes of the white rot basidiomycete Ganoderma lucidum［J］. Appl Environ Microbiol,1999,65(12):5307-5313.

［65］贾艳姝. 黄芪乳酸菌发酵工艺研究［D］. 哈尔滨:黑龙江中医药大学,2012:1-10.

［66］郭从亮,崔秀明,杨晓艳,等. 人参皂苷生物转化研究进展［J］. 中国中药杂志,2014,39(20):3899-3904.

［67］夏晚霞,张尚微,葛亚中,等. 乳酸菌发酵转化人参皂苷［J］. 现代食品科技,2018,34(9):136-142.

［68］刘贻胜. 单葡萄糖醛酸甘草次酸的微生物转化及分离纯化［D］. 辽宁科技大学硕士论文,2014.

［69］欧志敏,严琴英,杨根生,等. 生物转化法水解牛蒡子苷制备苷元［J］. 浙江工业大学学报,2009(6):629-633.

［70］姚磊,张敏,王鹏娇,等. 黄芩中黄芩苷生物转化工艺优化［J］. 中国实验方剂学杂志,2015,21(9):22-24.

[71]蒋彭成,陈碧峰,郑水,等. 紫杉醇微生物转化研究进展[J]. 长沙医学院学报,2014,12(1):9-12.

[72]孙敏鸽,赵倩,陈丽霞,等. 黑曲霉(AS 3.739)对莪术醇的生物转化及条件优化[J]. 沈阳药科大学学报,2013(3):226-231.

[73]王磊,龙秀锋,肖青,等. 一株10-羟基喜树碱转化内生菌的筛选及鉴定[J]. 生物技术,2014(1):80-85.

[74]徐春,高陪,沈竞,等. 增强红花黄色素A抗血栓作用的生物转化机理研究[J]. 时珍国医国药,2008,19(4):790.

[75] YUM J H. Antiulcerogenic and anticancer activities of korean red ginseng extracts bio-transformed by Paecilo-myces tenuipes[J]. Journal of Applied Biological Chem-istry,2014,57(1):41-45.

[76]李国红,沈月毛,王启方,等. 发酵三七中的皂苷成分研究[J]. 中草药,2005,36(4):499-500.

[77] Colombo M L, Bugatti C, Davanzo F, et al. Analytical aspects of diterpene alkaloid poisoning with monkshood[J]. Natural Product Communications,2009,4(11):1551.

[78]郑利华,焦素珍. 五倍子发酵炮制简介[J]. 中国中药杂志,1998,(1):26-27.

[79]潘自皓,金苗,潘扬. 短刺小克银汉霉对马钱子生物碱盐转化工艺的研究[J]. 中草药,2013(23):3309-3315.

[80]王世荣. 试论肠菌与中草药联合和发酵防治疾病[J]. 中国微生态学杂志,2013,(9):1114-1117.

[81]罗霞,许晓燕,余梦瑶,等. 具有增强免疫功能的黄芪-乳酸菌发酵组合的筛选及其发酵参数的优化[J]. 时珍国医国药,2012,23(5):1125.

[82]韩春杨,史江彬,李锦春,等. 微生物发酵前后的四君子汤制剂对体外小鼠脾淋巴细胞增殖的影响[J]. 中国微生态学杂志,2012,24(8):696.

[83]段雪磊,巴翠晶,李得鑫,等. 绞股蓝微粉发酵物对断奶仔猪免疫功能的影响[J]. 中国兽医学报 2016,36(11):1929-1932.

[84]董建伟. 七种云南产中药的化学成分分析及微生物发酵改性研究[D]. 云南大学,2017.

[85]张文,韩广泉,王凯,等. 乳酸菌对中草药的发酵及抑菌活性检测[J]. 饲料博览,2014(1):4-7.

[86]陈永强,徐春,徐凯,等. 微生物发酵转化甘草提高其药效的研究[J]. 四川大学学报(自然科学版),2007,44(4):5-8.

[87]吴泊,邵幼姿,薛莉丽,等. 芽孢杆菌发酵炮制中药红花增强溶血栓药效研究[J]. 世界中医药,2018,13(7):1759-1762.

[88]王吉成,刘轩,唐劲天,等. 桑叶发酵前后总黄酮、总酚酸含量变化及抗氧化活性研究[J]. 中国民族民间医药,2014(23):15-18.

[89]李国红,张克勤,沈月毛. 枯草芽孢杆菌对50种中药的发酵及抗菌活性检测[J]. 中药材,2006,29(2):154.

[90]李建喜. 中兽药生物转化技术研究—益生菌发酵对黄芪党参多糖提取影响[D]. 中国农业科学院博士论文,2012.

[91]李秀颖,叶华,刘变变,等. 药渣发酵再次利用研究初探[J]. 腐植酸,2016(2):23-26.

[92]史同瑞,刘宇,王爽,等. 现代中药发酵技术及其优势[J]. 中兽医学杂志,2014(1):51-54.

[93]刘洋,金顺义,常娟,等. 复合益生菌发酵中草药前后活性成分变化[J]. 安徽农业科学,2017,45(34):123-125.

[94]梅建凤,金航,李靓,等. 生物转化法提高积雪草中积雪草酸的质量分数[J]. 浙江工业大学学报,2015,43(5):573-577.

[95]朱舟,伍朝君,陈玲,等. 天南星双向发酵炮制工艺研究[J]. 中国药业,2017,26(10):7-10.

[96]孟凡涛,刘冬菊. 研究中药发酵炮制法[J]. 世界最新医学信息文摘,2018.

[97]贾天柱. 中药炮制化学与化学炮制学的提出及研究思路[J]. 世界科学技术(中医药现代化),2016,16(3):337-342.

[98]许彩虹. 何首乌的炮制研究及有效成分的微波提取[D]. 北京:中国农业大学,2016.

[99]周阳. 混菌固态发酵黄芪工艺条件的优化研究[J]. 食品工业,2018,39(4):23.

[100]侯美如,刘宇,王岩,等. 解淀粉芽孢杆菌固态发酵黄芪培养基的研究[J] 中国兽医科学,2016,46(10):1328.

[101]夏永军,王渊龙,侯建平,等. 固态发酵过程中气体传质控制策略的研究进展[J]. 食品与发酵工业,2012,38(11):109.

[102]史洪涛,乔宏兴,王永芬,等. 乳酸菌发酵扶正解毒散复合制剂的制备及其

在肉鸡上的应用研究[J]. 中国畜牧兽医,2016,43(4):1066.

[103]SUN C C,WU X F,CHEN X J,et al. Production and characterization of okara dietary fiber produced by fermentation with Monascusanka[J]. Food Chem, 2020,316:126243.

[104]庄毅,池玉梅,陈慎宝,等. 药用真菌新型固体发酵工程与槐芪菌质(F)的研制[J]. 中国药学杂志,2004,39(3):175.

[105]阮鸣. 不同药(食)用真菌固体发酵对黄芪中黄芪甲苷的影响[J]. 中草药,2007,42(7):1421.

[106]黄维,金邦荃,吴京燕,等. 裂褶菌液体发酵转化酸枣仁和黄芪的研究[J]. 食用菌,2008,30(3):59.

[107]WANG Y Q,MEI X D,LIU Z H,et al. Chemical Constituent Profiling of Paecilomyces cicadae Liquid Fermentation for Astragli Radix[J]. Molecules, 2019,24(16):2948.

[108]王喻淇,刘子菡,张加余,等. 蝉拟青霉/黄芪双向发酵菌质化学成分及抗高尿酸血症活性研究[J/OL]. 中国现代中药,doi:10. 13313/j. issn. 1673 -4890. 20191119012.

[109]马伟,贾艳姝,刘秀波,等. 保加利亚乳杆菌发酵黄芪工艺优化[J]. 中医药学报,2012,40(6):44.

[110]李季文,王红丽,刘效栓,等. 黄芪-女贞子真菌固态发酵工艺的研究[J]. 时珍国医国药,30(2):98.

[111]朱新术,杨志强,李建喜,等. 基于神经网络和遗传算法的黄芪发酵培养基优化[J]. 中兽医医药杂志,2008,27(3):18.

[112]何文胜. 微生物转化在中草药生产中的应用研究[J]. 海峡药学,2006,18(4):191.

[113]LI K,LI S Y,DU Y G,et al. Screening and structure study of active components of Astragalus polysaccharide for injection based on different molecular weights[J]. J Chromatog rB,2020,1152:122255.

[114]宗庆华,娄永利,张辉,等. 益生菌FGM发酵黄芪多糖对脑损伤小鼠免疫功能的影响[J]. 中国免疫学杂志,2018,34(1):36.

[115]焦巧芳. 中药渣微生物转化利用菌种筛选研究[D]. 杭州:浙江师范大学,2010.

[116]王曦,许晓燕,郑林用,等. 乳酸菌发酵黄芪的抗疲劳保健功能研究[J]. 时

珍国医国药,2011,22(6):1422.

[117]魏巍.灵芝-黄芪液体发酵条件优化及缓解体力疲劳功能研究[D].雅安:四川农业大学,2007.

[118]张蓉.黄芪、知母酸奶研制及活性研究[D].合肥:合肥工业大学,2013.

[119]刘必旺,许凯霞,郭羽,等.黄芪药渣发酵产物富硒酵母对免疫低下糖尿病大鼠的影响[J].中国实验方剂学杂志,2014,20(6):136.

[120]IPFC,NGYP,ANHJ,et al. Cycloastragenol is a potent telomerase activator in neuronal cells implications for depression management[J]. Neurosignals,2014,22(1):52.

[121]陆明鸣.芝芪菌质水提物抗抑郁作用研究[J].安徽农业科学,343(18):10818.

[122]陆潭,张李阳,陈玉胜.一种黄芪药渣发酵产物的抗高尿酸血症活性[J].江苏农业科学,2013,41(9):288.

[123]杨传经,李雪梅,孔德明,等.单味中药黄芪改善胰岛素抵抗对血尿酸影响的相关性研究[J].时珍国医国药,2009,20(7):1621.

[124]刘玉宁,陈以平,王立红,等.蝉花菌丝抗大鼠肾小管间质纤维化的实验研究[J].中国中西医结合肾病杂志,2011,12(3):243.

[125]乔宏兴,史洪涛,宋予震,等.发酵黄芪对肉鸡生长性能、抗氧化功能的影响[J].中国畜牧兽医,2018.

[126]史同瑞,尹珺伊,侯美如,等.发酵黄芪对蛋鸡生产性能、蛋品质及抗氧化能力的影响[J].黑龙江畜牧善医,2018(18).

[127]张凯,杨志强,王学智,等.发酵型黄芪提取物对肉仔鸡生产性能及免疫球蛋白的作用研究[J].湖北农业科学,2011,50(6):1216-1218.

[128]胡红伟,段明房,闫凌鹏,等.中药发酵技术及其在畜牧业中的应用[J].生物化工,2017.

[129]赵圣振.乳酸菌固体发酵黄芪工艺及其在断奶仔猪上的应用研究[D].2015.

[130]韩宇,刁新平,宋明鑫,等.发酵黄芪对断奶仔猪日增重、腹泻率及免疫能力的影响[J].东北农业大学学报,2012(12):6-9.

[131]范国利.生猪全程饲喂黄芪多糖(EM)发酵液的效果试验报告[J].今日养猪业,2013(2):19-20.

[132]庄毅,潘扬,谢小梅,等.药用真菌"双向发酵"的起源、发展及其优势与潜

力[J].中国食用菌,2007,26(2):3.

[133]王静,习素荣,黄亚东,等.黄芪红景天银杏发酵型保健酒研究[J].酿酒科技,2015,(11):98.

[134]刘凤珠,梁萌,刘鹏.黄芪功能性酸奶的研究[J].食品科技,2007,32(3):187.

[135]刘涛.一种含有三氟啶磺隆钠盐的农作物农药残留降解剂:CN107129379A[P],2017-09-05.

第二章　中药发酵菌种的筛选鉴定

第一节　发酵菌种筛选及酶学性质鉴定

现代中药发酵技术是结合现代生物工程学、微生态学、发酵工程学等学科技术,在中药传统发酵炮制方法的基础上发展形成的现代中药制药新技术。中草药细胞壁是由纤维素、半纤维素和木质素等成分构成的致密结构,有效成分大多包裹在细胞壁内。应用煎煮等传统方法提取中药时,胞内有效成分向提取介质中扩散需要克服细胞壁及细胞间质的双重阻力,有效成分不易游离至提取介质中。应用降解纤维素的微生物发酵中药,微生物分泌的纤维素酶可裂解细胞壁纤维,有利于中药有效成分向胞外释放,提高中药的提取率(康纪婷,2010)。源于细菌的纤维素酶不仅具有耐碱、耐热等优良特性,而且细菌生长周期短,发酵工艺简单,易于控制,因此,产纤维素酶细菌研究广受重视(程仕伟,2013;Jorgensen,2004)。由于产纤维素酶芽孢杆菌具有抗逆性强、易于产业化等优点,因而更具应用前景。本章节介绍从黄芪样品中分离筛选出 1 株产纤维素酶的解淀粉芽孢杆菌,并测定了酶学特性,以期用于黄芪的生物发酵。

一、实验材料与设备

(一)药材与试剂

黄芪,购自河北凯达药业有限公司;TaKaRa Mini BEST Bacteria Genomic DNA Extraction Kit Ver. 3.0、EX*Taq* 酶和 dNTP,均购自大连宝生物工程有限公司;Marker DL-2000,购自 Genstar 公司;琼脂糖,购自 OXOID 公司。其他试剂均为分析纯。

(二)培养基

MRS 琼脂培养基:蛋白胨 10.0 g,牛肉膏 10.0 g,酵母膏 5.0 g,葡萄糖 20.0 g,

三水合乙酸钠 5.0 g,柠檬酸三铵 2.0 g,磷酸氢二钾 2.0 g,七水合硫酸镁 0.2 g,四水合硫酸锰 0.05 g,琼脂粉 12.0 g,蒸馏水 1000 mL,pH 为 6.5,121 ℃灭菌 15 min。

MRS 肉汤培养基:蛋白酶消化物 10.0 g,牛肉膏 10.0 g,酵母膏 4.0 g,葡萄糖 20.0 g,三水合乙酸钠 5.0 g,柠檬酸三铵 2.0 g,吐温-80 1.0 mL,磷酸氢二钾 2.0 g,七水合硫酸镁 0.2 g,四水合硫酸锰 0.05 g,蒸馏水 1000 mL,pH 为 5.7,121 ℃灭菌 15 min。

LB 培养基:胰蛋白胨(Tryptone)10 g,酵母提取物(Yeast extract)5 g,氯化钠(NaCl)10 g,蒸馏水 1000 mL,用 NaOH 调节该培养基 pH 为 7.4。

脱脂乳溶液:脱脂奶粉 10 g,蔗糖 5 g,蒸馏水 100 mL,108 ℃ 15 min 灭菌重复 2 次。

黄芪琼脂:黄芪粉 100 g,葡萄糖 20 g,琼脂 15 g,牛肉汤 1000mL,pH 值 7.2。

发酵培养基:羧甲基纤维素钠 10 g,葡萄糖 10 g,蛋白胨 10 g,NaCl 5 g,KH$_2$PO$_4$ 1 g,馏水 1000 mL,pH 值 7.2。

(三)纤维素酶测定试剂

氢氧化钠溶液,浓度 C(NaOH)为 200 g/L:称取氢氧化钠 20.0 g,加水溶解,定容至 100 mL。

乙酸溶液,浓度 C(CH$_3$COOH)为 0.1 mol/L:吸取冰乙酸 0.60 mL,加水溶解,定容至 100 mL。

乙酸钠溶液,浓度 C(CH$_3$COONa)为 0.1 mol/L:称取三水乙酸钠 1.36 g,加水溶解,定容至 100 mL。

乙酸—乙酸钠缓冲溶液,浓度 C(CH$_3$COOH-CH$_3$COONa)为 0.1 mol/L,pH 为 5.5:称取三水乙酸钠 23.14 g,加入冰乙酸 1.70 mL。再加水溶解,定容至 2000 mL。测定溶液的 pH。如果 pH 偏离 5.5,再用乙酸溶液或乙酸钠溶液调节至 5.5。

葡萄糖溶液,浓度 C(C$_6$H$_{12}$O$_6$)为 10.0 mg/mL:称取无水葡萄糖 1.000 g,加乙酸—乙酸钠缓冲液溶解,定容至 100 mL。

羧甲基纤维素钠溶液,浓度为 8.0 g/L:称取羧甲基纤维素钠(Sigma C5678)0.80 g,加入 80 mL 乙酸—乙酸钠缓冲溶液。磁力搅拌,同时缓慢加热,直至羧甲基纤维素钠完全溶解(注:在搅拌加热的过程中,可以补加适量的缓冲液,但是溶液的总体积不能超过 100 mL)。然后,停止加热,继续搅拌 30 min,用乙酸—乙酸钠缓冲溶液定容至 100 mL。羧甲基纤维素钠溶液能立即使用,使用前适当摇匀。4 ℃避光保存,有效期为 3 d。

DNS 试剂:称取 3,5-二硝基水杨酸 3.15 g,加水 500 mL,搅拌 5 s,水浴至 45 ℃。然后逐步加入 100 mL 氢氧化钠溶液,同时不断搅拌,直到溶液清澈透明(注:在加入氢氧化钠过程中,溶液温度不要超过 48 ℃。)。再逐步加入四水酒石酸钾钠 91.0 g、苯酚 2.50 g 和无水亚硫酸钠 2.50 g。继续 45 ℃水浴加热,同时补加水 300 mL,不断搅拌,直到加入的物质完全溶解。停止加热,冷却至室温后,用水定容至 1000 mL。用烧结玻璃过滤器过滤。取滤液,储存在棕色瓶中,避光保存。室温下存放 7 d 后可以使用,有效期为 6 个月。

(四)实验设备

实验所用的主要仪器设备见表 2-1。

表 2-1 实验所用主要仪器

所用仪器	产地	公司
厌氧培养箱	美国	Thermo Scientific
电子天平	中国	上海浦春计量仪器有限公司
冷冻离心机	德国	Beckman
生物显微镜	德国	DIALUX
生物安全柜	中国	力康生物医疗科技有限公司
低温冰箱	日本	SANYO
立式压力蒸汽灭菌器	中国	上海申安医疗器械厂
便携式 PH 计	美国	METTLER TOLEDO
PCR 仪	美国	ABI
核酸电泳仪	中国	北京市六一仪器厂
凝胶成像仪	美国	Bio-Rad
原位冷冻干燥机	中国	北京松原华兴科技有限公司

二、实验方法

(一)黄芪发酵菌

1.菌种筛选

取黄芪样品接种营养琼脂,置 30 ℃环境培养。取生长菌接种黄芪琼脂、点种纤维素刚果红琼脂,置30 ℃环境培养,筛选能在黄芪琼脂生长,并在刚果红培养基形成较大降解圈的细菌。测量筛选菌水解透明圈直径(H)与菌落直径(C)的比值(H/C),初步判定筛选菌降解纤维素的活力(吴琳,2009;杨婕,2012)。

2.菌种保存

将活化后菌种稀释适当倍数后涂布接种于MRS琼脂平板,厌氧条件下,37 ℃培养20~24 h,用灭菌脱脂乳洗脱,混匀,1.5 mL离心管分装,−80 ℃保存。

3.形态观察

(1)取稀释后菌液,滴加于载玻片上,在显微镜下观察菌体形态及其生长状况。

(2)将菌液涂布于MRS琼脂平板培养基培养,培养20~24 h,肉眼观察菌落形态:包括大小、形状、表面、质地和颜色等。

(3)涂片:取洁净载玻片,滴加一滴蒸馏水,接种环挑取菌落于水滴中并涂布均匀,待自然干燥后,酒精灯火焰上固定。

(4)革兰氏染色。

染色:在干燥、固定的涂片上滴加草酸铵结晶紫溶液于涂面上,染色时间1 min,水洗。

媒染:滴加革兰氏碘液作用2~3 min,水洗。

脱色:滴加95%酒精于涂片上,脱色时间根据涂面的厚度决定,30~60 s较适宜,水洗。

复染:加数滴复红水溶液于涂片上,染色2~3 min,水洗。滤纸吸干或自然干燥。

镜检:革兰氏阳性菌呈蓝紫色,革兰氏阴性菌为红色。

4.分子生物学鉴定

按天根总DNA提取试剂盒说明书提取细菌DNA。

(1)菌液离心:取革兰氏阴性菌菌液1~2 mL:或者革兰氏阳性菌菌液2~5 mL,1000 r/min离心1 min。

(2)加入细菌重悬液100 μL,振荡使菌体重悬。

(3)将复合裂解液置65 ℃水浴加热,使结晶成分溶解,每个细菌重悬液中分别加入300 μL的复合裂解液。

(4)混旋器振荡混匀10 s,置65 ℃水浴中反应10 min(革兰氏阴性菌),20 min(革兰氏阳性菌)。

(5)各管中加入300 μL蛋白沉淀液。上下颠倒5~6次使两者混匀。

(6)13000~16000×g,离心3~5 min。

（7）将上清液转移至新的离心管中（注：由于有些细菌含有多糖或者脂蛋白成分，离心后会出现细胞成分上浮的情况，此时取漂浮层下的均一透明液体），加入等体积异丙醇，此时可见透明的絮状物，混匀后离心，同（5），吸去上清。

（8）离心管中加入 20 μL，70%的乙醇溶液，来回倒置，清洗管壁，离心同上。

（9）移去 70%乙醇，倒置离心管于干净的滤纸上，自然干燥 10～15 min。加入 DNA 溶解液 100 μL。

（10）快速漩涡震荡 1～2 s，使 DNA 溶解液冲刷到所有沉淀的 DNA。

（11）将纯化的全血基因组置 63 ℃水浴 1 h，或 4 ℃过夜使 DNA 充分溶解（要求不严格的 PCR 试验可缩短时间或省去该步），轻轻弹动管壁有助于溶解基因组 DNA 可直接进行 PCR 等下一步操作。

应用细菌通用引物扩增 16S rRNA：

P1:5′-GAGCGGATAACAATTTCACACAGG-3′；

P2:5′-CGCCAGGGTTTTCCCAGTCACGAC-3′。

PCR 反应体系 50 μL，其中 Taq DNA 聚合酶 0.5 μL、10×PCR reaction Buffer 5 μL，模板 DNA 2 μL，dNTP 为 1 μL，上下游引物各 2 μL，去离子水补至 50 μL。扩增条件：94℃预变性 4 min，94 ℃变性 30 s，55 ℃退火复性 40 s，72 ℃延伸 2 min，35 个循环，72 ℃延伸 10 min。扩增产物于 0.8%琼脂糖凝胶检测后测序。利用 NCBI-BLAST 搜索程序从 Gen Bank 进行同源性检索，并构建系统进化树。

（二）纤维素酶学性质测定

1.葡萄糖标准曲线绘制

取试管分别加入 1 mg/mL 葡萄糖溶液 0 mL、0.2 mL、0.4 mL、0.6 mL、0.8 mL、1.0 mL、1.2 mL、1.4 mL，再依次加入蒸馏水 2.0 mL、1.8 mL、1.6 mL、1.4 mL、1.2 mL、1.0 mL、0.8 mL、0.6 mL，然后各管加 DNS 试剂 2 mL，置沸水浴 5 min。以对照调零，于 490 nm 处测定各管 OD 值。以标准葡萄糖溶液的葡萄糖含量（mg）为横坐标，以 OD 值为纵坐标，作葡萄糖标准曲线。

2.空白样及试样溶液的制备

吸取缓冲液 4.0 mL，加入 DNS 试剂 5.0 mL，沸水浴加热 5 min。用自来水冷却至室温，用水定容至 25.0 mL，制成标准空白样。

液体样品可以直接用乙酸—乙酸钠缓冲溶液进行稀释、定容（稀释后的酶液中纤维素酶活力最好能控制在 0.04～0.08 U/mL 之间）。如果稀释后酶液的 pH 偏离 5.5，需要用乙酸溶液或乙酸钠溶液调节校正至 5.5，然后再用缓冲溶液做适当稀释定容。

3.测定步骤

吸取 10.0 mL 羧甲基纤维素钠溶液,37 ℃平衡 10 min。

吸取 10.0mL 经过适当稀释的酶液,37 ℃平衡 10 min。

吸取 2.00 mL 经过适当稀释的酶液(已经过 37 ℃平衡),加入到刻度试管中,再加入 5 mL DNS 试剂,电磁振荡 3 s。然后加入 2.0 mL 羧甲基纤维素钠溶液,37 ℃保温 30 min,沸水浴加热 5 min。用自来水冷却至室温,加水定容至 25 mL,电磁振荡了 3 s。以标准空白样为空白对照,在 540 nm 处测定吸光度 A_B。

吸取 2.00 mL 经过适当稀释的酶液(已经过 37 ℃平衡),加入到刻度试管中,再加入 2.0 mL 羧甲基纤维素钠(已经过 37 ℃平衡),电磁振荡 3 s,37 ℃精确保温 30 min。加入 5.0 mL DNS 试剂,电磁振荡 3 s,以终止酶解反应。沸水浴加热 5 min,用自来水冷却至室温,加水定容至 25 mL,电磁振荡 3 s。以标准空白样为空白对照,在 540 nm 处测定吸光度 A_E。

4.试样酶活力的计算

试样纤维素酶活力按式(1)、式(2)计算。

$$X_D = \frac{[(A_E - A_B) \times \kappa + C_O]}{M \times t} \times 1000 \qquad (1)$$

式中:X_D——试样稀释液的纤维素酶活力,U/mL;

A_E——酶反应液的吸光度;

A_B——酶空白样的吸光度;

k——标准曲线的斜率;

Co——标准曲线的截距;

M——葡萄糖的摩尔质量 $M(CH_2O) = 180.2$ g/moL;

t——酶解反应时间,min;

1000——转化因子,1 mmoL = 1000 μmoL;

X_D 值应在 0.04~0.08 U/mL。如果不在这个范围内,应重新选择酶液的稀释度,再进行分析测定。

$$X = X_D \times D_f \qquad (2)$$

式中:X——试样纤维素酶的活力,U/g;

D_f——试样的总稀释倍数;

酶活力的计算值保留 3 位有效数字。

5.菌株纤维素酶学性质测定

在菌株发酵培养 18~72 h,每隔 6 h 取样 1 次,测定发酵液中纤维素酶酶活力。以时间为横轴,以纤维素酶酶活力为纵轴绘制曲线,即得该菌产酶曲线。

(三)热稳定性测定

取试管分别加入发酵液 3mL,试验管分别置 20 ℃、30 ℃、40 ℃、50 ℃、60 ℃、70 ℃、80 ℃环境,对照管置室温环境,作用 1 h 后测定相对酶活力,纤维素酶稳定性以存余酶活力与对照酶活力的百分率表示。

(四)酸碱稳定性测定

取试管分别加入发酵液 3mL,用 2 mol/L 盐酸或氢氧化钠分别调各管发酵液 pH 值至 3.0、4.0、5.0、6.0、7.0 和 8.0,对照管不作处理,置 30 ℃环境作用 1 h,各管用柠檬酸—柠檬酸钠缓冲液调至 9 mL,然后测定相对酶活力,计算剩余酶活力的百分率。

三、实验结果与分析

(一)菌株筛选结果

从黄芪样品中筛选出 1 株能在黄芪琼脂生长,且在刚果红琼脂形成较大降解圈的细菌,菌株 H/C 为 4.03,据此判断该菌株降解纤维能力较强(图 2-1)。

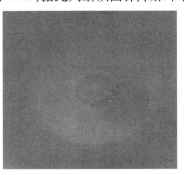

图 2-1　菌株形成的水解透明圈

菌株为革兰阳性大肠埃希菌,两端钝圆,多单在老龄菌变长,多呈短链状排列。细菌形成中生或次端生芽孢,芽孢椭圆形,芽孢直径不大于菌体(图 2-2),菌株为兼性厌氧菌,在营养琼脂培养 24 h,形成灰白色、干燥、不透明的大菌落,菌落表面粗糙,有褶皱,边缘不规则,有扩散。营养肉汤静置培养24 h,肉汤澄清,不产生沉淀,肉汤表面形成灰白色菌膜。

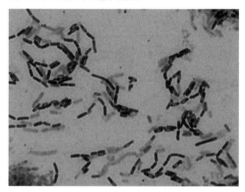

图2-2　菌株形态(1000×)

(二)PCR扩增及系统进化树分析

以菌株总DNA为模板,采用16S rRNA引物P1、P2进行PCR扩增,产物经琼脂糖凝胶电泳分析,扩增获得目的片段约500 bp,结果如图2-3所示。

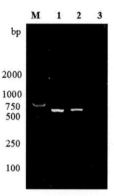

图2-3　目的基因PCR扩增结果

注:M:DL2000 DNA Marker;1、2:PCR产物;3:阴性对照

扩增序列长度为574 bp,经BLAST与Gen Bank数据库序列比对,该序列与解淀粉芽孢杆菌IH-BB2284及MD33同源性达100%。同时构建系统进化树,见图2-4。结果表明,筛选菌株与解淀粉芽孢杆菌IHB B2284株及MD33株在同一分支中,确定该菌为解淀粉芽孢杆菌,并命名为解淀粉芽孢杆菌SSYB株。

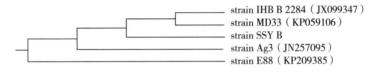

图 2-4　菌株 16S rRNA 基因系统进化树

（三）葡萄糖标准曲线

依据不同含量葡萄糖溶液在波长 490 nm 处测定的 OD 值,得回归方程 $y = 0.8656x - 0.0323$,相关系数 $R^2 = 0.9992$,葡萄糖标准曲线见图 2-5。

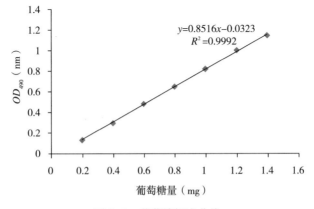

图 2-5　葡萄糖标准曲线

（四）酶学性质

1.不同培养时间纤维素酶活力

不同培养时间发酵液的纤维素酶活力曲线见图 2-6。在菌株发酵培养 36 h

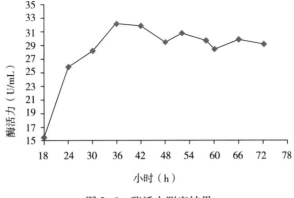

图 2-6　酶活力测定结果

纤维素酶活力达到最大值,为32.16 U/mL,此后至培养72 h,纤维素酶活力呈平稳波动状态。

2.纤维素酶热稳定性

将发酵液分别置不同温度环境作用1 h,酶活力测定结果见图2-7。在低于60 ℃环境中纤维素酶较为稳定,酶活力均维持在最高酶活力的90%以上。当温度高于60 ℃时纤维素酶活力失活加剧,当温度为80 ℃时,纤维素酶活力下降至最高酶活的30%以下。

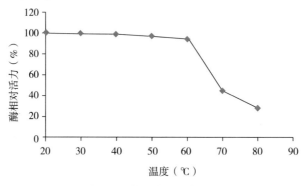

图2-7　热稳定性测定结果

3.纤维素酶酸碱稳定性

将发酵液分别置不同酸碱度的环境中作用1 h,酶活力测定结果见图2-8。纤维素酶力在pH值7.0最稳定,相对酶活力为99.51%,在pH值6.0~8.0环境纤维素酶具有较好稳定性,相对酶活力保持在90%以上,在pH值3.0环境最不稳定,相对酶活力仅为22.15%。

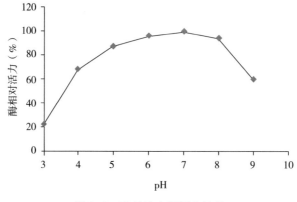

图2-8　酸碱稳定性测定结果

四、讨论

中药生物发酵是现代中药炮制领域的研究热点,选育优良发酵菌种是发酵中药的技术关键。目前用于发酵黄芪的菌种主要有保加利亚乳杆菌、乳酸菌、香菇真菌、灵芝真菌、伞枝犁头霉菌和糙皮侧耳菌等(焦巧芳,2010;朱新术,2008)。本试验从黄芪样品中分离出一株具有降解纤维能力,能在黄芪培养基生长的细菌,经形态及分子生物学鉴定为解淀粉芽孢杆菌。该菌株营养要求低,适应性强,安全性良好,有望作为发酵黄芪的候选菌株。DNS 方法是测定纤维素酶酶活力的常用方法,具有操作简便,精确度较高等优点,但易受酶力和底物浓度等条件的影响(康纪婷,2010;赵玉萍,2006)。本试验分离的解淀粉芽孢杆菌所产纤维素酶酶活力为 32.16 U/mL,与李红亚等报道的解淀粉芽孢杆菌产纤维素酶酶活力 45.4 U/g 较近,而远低于崔海洋等报道的解淀粉芽孢杆菌菌株所产纤维素酶酶活力 307.23 U/mL,以及王凯等报道的纤维素酶酶活力 135.8 U/mL。由于 DNS 方法中纤维素浓度、反应体系加量,以及测定波长的差异性,因此各学者测定的结果可比性也不强。依据筛选菌在刚果红培养基形成的降解圈,初步判断该菌株具有中等降解纤维素活力(吴琳,2009;王凯,2014)。目前,用于发酵中药的菌种主要为细菌和食用真菌,本试验分离的解淀粉芽孢杆菌在室温条件下能在含黄芪的培养基上正常生长,且安全性良好,这为应用本菌发酵黄芪奠定了一定的技术基础。

第二节 筛选菌种生物学特性

解淀粉芽孢杆菌(*Bacillus amyloliquefaciens*)是一种与枯草芽孢杆菌亲缘性很高的细菌,自然界中分布广泛(张娟,2014)。解淀粉芽孢杆菌易生长,抗逆性强,在其生长过程中能够产生抑菌活性物质和多种酶类,因此该菌不仅可用于动物疾病的防治,而且还能促进动物生长,提高生产性能,是一种较为理想的微生态菌(王强,2010)。近年来,随着解淀粉芽孢杆菌研究的深入,解淀粉芽孢杆菌的应用前景更加广阔。最近,作者从发酵黄芪的样品中分离鉴定出 1 株产纤维素酶的解淀粉芽孢杆菌,并对其纤维素酶学性质进行了分析。本章研究了该菌的生物学特性,旨在为其发酵黄芪工艺优化及其制剂的应用提供技术支撑。

一、材料与设备

（一）材料

1.菌株与试验动物

产纤维素酶解淀粉芽孢杆菌菌株由本研究室分离保存；健康小鼠，体重 19～21 g，雌雄兼有，购自齐齐哈尔医学院实验动物中心。

2.试剂

微量生化反应鉴定管、药敏纸片，均购自杭州天和微生物试剂有限公司。

（二）实验设备

实验所用的主要仪器设备见表 2-2。

表 2-2　实验所用主要仪器

所用仪器	产地	公司
厌氧培养箱	美国	Thermo Scientific
电子天平	中国	上海浦春计量仪器有限公司
冷冻离心机	德国	Beckman
生物显微镜	德国	DIALUX
生物安全柜	中国	力康生物医疗科技有限公司
低温冰箱	日本	SANYO
立式压力蒸汽灭菌器	中国	上海申安医疗器械厂
便携式 PH 计	美国	METTLER TOLEDO
PCR 仪	美国	ABI
核酸电泳仪	中国	北京市六一仪器厂
凝胶成像仪	美国	Bio-Rad
原位冷冻干燥机	中国	北京松原华兴科技有限公司
UVG5900 紫外可见分光光度计	中国	海元析仪器有限公司

二、方法

（一）形态观察及生化试验

取在 37℃ 环境培养 16 h、18 h、24 h、48 h 和 72 h 的解淀粉芽孢杆菌菌液，涂片,革兰染色,镜检菌体形态。取菌种接种营养肉汤和营养琼脂平板,分别置于有氧和厌氧条件下在 37 ℃ 环境培养 24 h、48 h 和 72 h,观察菌株培养特性及嗜氧性。取培养 18~20 h 菌液接种生化管置 37 ℃ 环境培养,测定细菌生化特性。

(二)适宜生长温度测定

取解淀粉芽孢杆菌菌株 18~20 h 培养液,调整菌液浓度为 $1.0×10^6$ CFU/mL,以 1%接种量接种营养肉汤,分别置温度为 10 ℃、20 ℃、30 ℃、35 ℃、40 ℃、45 ℃、50 ℃、60 ℃、70 ℃ 环境以 200 r/min 振荡培养。参照文献方法(戴秀华,2014),在培养 18 h、24 h、42 h 取样,以无菌营养肉汤作空白对照,于波长 600 nm 处测定各培养温度下菌株培养液的 OD 值。以培养温度为横坐标,OD 值为纵坐标,绘制菌液含菌量柱形图,比较细菌生长情况,试验设 3 个重复。

(三)适宜生长酸碱度测定

取调整菌液,以 1%接种量接种 pH 分别为 2、3、4、5、6、7、8、9 的营养肉汤,置 37℃以 200 r/min 振荡培养,18 h、24 h、42 h 取样,于波长 600 nm 处测定各 pH 条件下菌株培养液的 OD 值。以无菌营养肉汤作空白对照,以 pH 为横坐标,OD 值为纵坐标,绘制菌液含菌量柱形图,试验设 3 个重复。

(四)菌株生长曲线测定

取调整菌液,以 1%接种量接种营养肉汤,置 37 ℃以 200 r/min 振荡培养,在培养 4 h、8 h、12 h、16 h、20 h、24 h、30 h、36 h、42 h、48 h、56 h、72 h、80 h、96 h 取样,于波长 600 nm 处测定不同培养时间菌株培养液的 OD 值,以无菌营养肉汤作空白对照,以培养时间为横坐标,OD 值为纵坐标,绘制细菌生长曲线,试验设 3 个重复。

(五)芽孢形成情况测定

取培养 16 h、20 h、24 h、48 h、64 h、72 h 的菌液,作 10 倍连续稀释。用无菌移液管分别取 10^8、10^9、10^{10} 共 3 个稀释度的稀释菌液 0.1 mL,涂布接种于营养琼脂平板培养,计数细菌数,剩余稀释菌液置 80℃水浴处理 10~15 min,无菌吸取 0.1 mL 处理菌液,接种营养琼脂平板培养,计数芽孢形成率。

芽孢形成率(%)=(形成芽孢的菌数/总菌数)×100%

（六）药敏试验

应用 KB 法测定菌株的药物敏感性。取菌株接种 MH 肉汤，37℃培养 16～20 h,用 MH 肉汤调整菌液浓度至 0.5 号麦氏标准管浊度,然后接种 MH 琼脂平板,贴上药敏片,置 37 ℃培养 16～18 h,测定抑菌圈直径,依据药敏片判定标准判定细菌的药物敏感性。

（七）安全性试验

选用健康小鼠 20 只,随机均分 4 组,雌雄各半。Ⅰ组灌服菌液,Ⅱ组腹腔注射菌液,Ⅲ组灌服生理盐水,Ⅳ组腹腔注射生理盐水。灌服剂量为 0.5 mL/只,2 次/d,连续灌服 7d。注射剂量为一次性注射 0.3 mL/只。试验菌液为菌株 18～24 h 肉汤培养物,菌液浓度约为 36×10^8 cfu/mL。每天观察记录小鼠临床表现,死亡鼠剖检,观察 2 周后处死全部存活小鼠,剖检内脏器官有无异常变化。

三、结果

（一）菌株形态及生化特性

菌株为革兰阳性大肠埃希菌,两端钝圆,多单在老龄菌变长,多呈短链状排列。细菌形成中生或次端生芽孢,芽孢椭圆形,芽孢直径不大于菌体(图 2-9),菌株为兼性厌氧菌,在营养琼脂培养 24 h,形成灰白色、干燥、不透明的大菌落,菌落表面粗糙,有褶皱,边缘不规则,有扩散。营养肉汤静置培养 24 h,肉汤澄清,不产生沉淀,肉汤表面形成灰白色菌膜。菌株分解葡萄糖、蔗糖,不发酵乳糖、麦芽糖、果糖、木糖、覃糖、山梨醇、甘露醇和水杨苷,水解七叶苷,H_2S、VP、吲哚试验阳性,尿素酶、枸橼酸盐、甲基红试验阴性,见表 2-3。

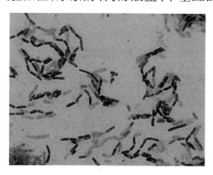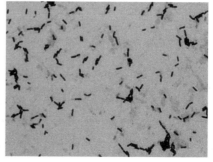

图 2-9 菌株形态(1000×)

表 2-3　菌种生化结果

特征	结果	特征	结果
葡萄糖	+	山梨醇	−
蔗糖	+	甘露醇	−
乳糖	−	水杨苷	−
麦芽糖	−	七叶苷	+
果糖	−	H_2S 试验	+
木糖	−	VP 反应	+
覃糖	−	吲哚试验	+
尿素酶	−	枸橼酸盐	−
甲基红试验	−		

注：+为阳性反应；−为阴性反应。

(二)温度对菌株生长的影响

试验结果表明,菌株在环境温度 10~60 ℃均能生长,其中适宜生长温度为 30~40 ℃,最适生长温度为 35~40 ℃。在 10~40 ℃范围内,随着培养温度的升高菌株培养液的 OD 值逐渐增大,至 40 ℃达到峰值,但 35 ℃与 40 ℃菌液 OD 值差异不显著($P>0.05$)。当培养温度大于 40 ℃时,菌株培养液的 OD 值逐渐降低,当培养温度升至 60 ℃时,菌株培养液的 OD 值最低(图 2-10)。

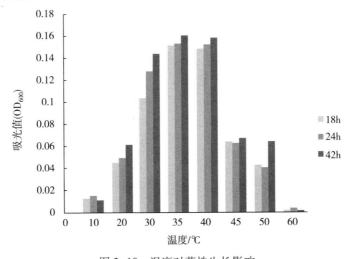

图 2-10　温度对菌株生长影响

（三）酸碱度对菌株生长的影响

试验结果表明,在 pH 5.0~8.0 的培养基均适宜菌株生长,其中最适 pH 为6。培养基 pH 为 2~4 时,菌株培养液的 OD 值较小,培养基不适宜菌株生长。当培养基 pH 升至 5 时,菌液 OD 值陡然上升。培养基 pH 升至 6 时,菌株培养液的OD 值达到峰值。培养基 pH 升至 9 时,菌液 OD 值降为 0(图 2-11)。

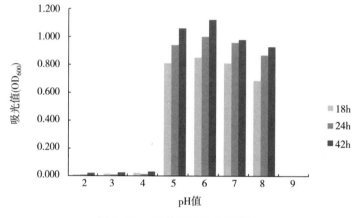

图 2-11　pH 值对菌株生长影响

（四）菌株生长曲线及芽孢形成情况

菌株在 37℃环境 200 r/min 振荡培养,其生长曲线为:0~4 h 为生长延迟期,4~12 h 为对数生长期,12~24 h 为稳定期,24 h 以后为衰亡期(图 2-12)。细菌

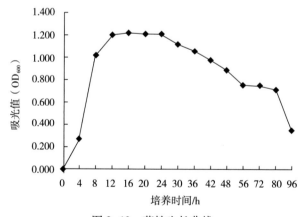

图 2-12　菌株生长曲线

37 ℃培养32 h开始产生芽孢,且芽孢数量随着培养时间的延长而增多,在培养72 h时芽孢形成率达到80.67%(图2-13)。

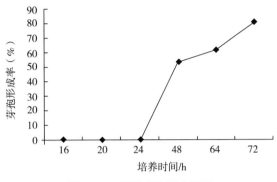

图2-13　菌株芽孢形成情况

(五)菌株药物敏感性

药敏试验结果表明,在测定的14种常用药物中,除林可霉素耐药外,对其他13种药物均敏感(表2-4)

表2-4　药敏试验结果($n=3$)

药物名称	抑菌圈直径(mm)	敏感性
头孢哌酮钠	37.16±1.28	S
卡那霉素	35.34±1.72	S
新霉素	30.28±1.52	S
左氧氟沙星	36.54±1.63	S
诺氟沙星	28.81±1.23	S
庆大霉素	33.62±1.31	S
妥布霉素	30.36±1.24	S
氯霉素	27.19±0.87	S
红霉素	36.54±0.63	S
青霉素	30.10±0.53	S
恩诺沙星	38.08±0.23	S
氨苄西林	21.05±0.65	S
克林霉素	27.18±0.54	S

续表

药物名称	抑菌圈直径(mm)	敏感性
磺胺甲恶唑	34.21±0.25	S
林可霉素	0	R

注:"R"耐药;"I"中介;"S"敏感。

(六)菌株安全性

试验鼠观察2周均健活,临床未见异常症状。对小鼠进行剖检,组织脏器未见病理变化。试验结果表明,菌株安全性良好。

四、讨论

本试验解淀粉芽孢杆菌菌株仅发酵葡萄糖和蔗糖,对多数糖和醇均不发酵。参照东秀珠常见细菌系统鉴定手册中模式菌株的生化特性,分离菌株具有与解淀粉芽孢杆菌模式菌相近的生化特性。这与刘亚楠(2014)等、朱芝秀(2015)等报道相近,而与陈成(2011)等、王德培(2010)等和曹海鹏(2011)等报道存在较大差异。药敏试验结果表明,菌株对多数抗生素均高度敏感,因此在该菌株发酵与应用过程中应避免与抗菌药物的混合使用。本试验菌株在环境温度10~60 ℃范围内均能生长,其中适宜生长温度为30~40 ℃,最适生长温度为35~40 ℃。这与一些学者报道的适宜生长温度为28~38 ℃基本一致(戴秀华,2014;曹海鹏,2011;车晓曦,2010;孙镇平,2014;单哲,2015)。试验菌株在pH5.0~8.0环境适宜生长,较适宜pH为6.0,这与车晓曦等(2010)报道一致,但低于戴秀华等(2014)、曹海鹏等(2011)、孙镇平等(2014)报道的适宜pH 7.0~7.2。试验菌株的生长延迟期为培养0~4 h,对数生长期为4~12 h,稳定期为12~24 h。试验菌株生长曲线与车晓曦等(2010)、单哲等(2015)报道基本一致。但与戴秀华等(2014)、曹海鹏等(2011)报道有一定差异。试验菌株在培养32 h后开始产芽孢,且芽孢数量随时间增加,在培养72 h时芽孢含量达到80.67%,芽孢形成时间与戴秀华等(2014)报道基本一致,但72 h时芽孢形成率低于其报道的95%。细菌的生长与培养条件有关,而芽孢形成也受碳源、氮源、金属离子浓度,以及培养温度和溶氧等因素的影响,因此,本试验采用的培养基、培养温度、摇床培养等条件可能是造成与其他学者报道结果不一致的原因。试验菌株在pH5.0~8.0、环境温度30~40 ℃范围内均能较好生长,且在培养32 h后开始产生芽孢,说明该菌适应性强,生长条件较为宽松,这为该菌的发酵和利用提供了便利。黄芪具有保健抗病及提高生产性能作用(孙波,2014),发酵黄芪较黄芪微粉更具优势,本试验也为解淀粉芽孢杆菌分离菌株发酵黄芪制剂的开发应用奠定了一定的技术基础。

第三节　发酵菌种的安全性

随着生态畜牧产业的发展,以及人们对益生菌制剂研究的深入,微生态制剂、发酵中药等替代抗生素的绿色产品应用范围也在不断扩大。由于益生菌作为微生态制剂通过动物机体直接摄入而发挥作用,因此其在感染力、有害代谢产物的产生、耐药性等方面潜在的安全性问题也不容忽视。益生菌的安全性是其能否应用的先决条件(郭晓奎,2009;黄虎翔,2010),解淀粉芽孢杆菌(*Bacillus amyloiquefaciens*)属芽孢杆菌属,是一种好氧性芽孢杆菌,与枯草芽孢杆菌亲缘性较高,该菌在动物肠道、植物体表及土壤等环境中广泛存在,与其他细菌比较,解淀粉芽孢杆菌具有抵抗力强、营养要求低、生长繁殖速度快、外界环境适应能力强等优点。研究表明,解淀粉芽孢杆菌在生长过程中可产生抗菌活性代谢产物,以及纤维素酶、淀粉酶等酶类,因此,近年来,有关解淀粉芽孢杆菌的研究日趋活跃,一些学者在功能性解淀粉芽孢杆菌的筛选鉴定、生物活性及应用方面做了大量的研究工作。研究成果显示,该菌在疾病防制、饲料生产、提高动物生产性能和环境保护等方面具有广阔的应用前景。目前,本实验室前期从黄芪样品中分离出 1 株产纤维素酶的解淀粉芽孢杆菌。也已证实,与中药传统提取方法相比,应用该菌发酵黄芪可明显提高黄酮、皂苷、多糖等活性成分的提取率,由此可见,利用该菌生产发酵黄芪制品具有了可行性,保障了发酵黄芪产品的使用安全。本节对产纤维素酶解淀粉芽孢杆菌菌株的安全性进行了评价。

一、材料与设备

(一)菌株与动物

解淀粉芽孢杆菌 SSY1 株由本研究室分离鉴定并保存,清洁级昆明系小白鼠,雌雄各半,体重 18~22 g 购自齐齐哈尔医学院实验动物中心。

（二）主要试剂与仪器

实验所用的主要试剂与仪器，见表2-5。

表2-5　实验所用主要试剂与仪器

药品/仪器	公司
药敏纸片	杭州滨和微生物试剂有限公司
生化反应管	青岛日水生物试剂有限公司
BC-2800Vet型血常规分析仪	深圳迈瑞生物医疗电子股份有限公司
VB1型全自动生化分析仪	台湾天亮动物医疗股份有限公司
肝素锂抗凝管	台湾天亮动物医疗股份有限公司
生化检测盘	台湾天亮动物医疗股份有限公司

二、方法

1.急性毒性试验

在预试验基础上，根据农业部颁发《新兽药一般毒性试验技术要求》及中华人民共和国卫生部《保健食品检验与评价技术规范》结合试验菌临床用量，将40只小白鼠分为高剂量组（1.30×10^{10} CFU/mL）、中剂量组（0.90×10^{10} CFU/mL）、低剂量组（0.65×10^{10} CFU/mL）和生理盐水对照组，每组10只，雌雄各半。取活化菌接种营养肉汤，37 ℃培养20~22 h，4 ℃、4000 r/min离心15 min，弃上清，用生理盐水调整菌液至适宜浓度用于试验。各组均一次性灌服，灌服剂量均为0.5 mL/只。在灌服试验菌前8 h至灌服后4 h禁食，但不禁水。灌服后每天观察记录小白鼠临床表现，死亡鼠剖检，观察14 d后处死存活小鼠，剖检，出现异常变化的器官制作组织切片。

2.慢性毒性试验

根据农业部颁发《新兽药一般毒性试验技术要求》及中华人民共和国卫生部《保健食品检验与评价技术规范》结合试验菌临床用量，将80只小白鼠分为高剂量组（0.65×10^{10} CFU/mL）、中剂量组（0.65×10^9 CFU/mL）、低剂量组（0.65×10^8 CFU/mL）和生理盐水对照组，每组20只，雌雄各半，各组每天灌服1次，连续灌服30d，每天观察试验鼠临床症状，死亡鼠剖检。试验期间每周称重，并统计饲料摄入量，计算增重及饲料利用率，试验结束时处死存活小鼠，剖检，测定血液学、血液生化学指标，出现异常变化的器官进行组织病理学检查，并称量肝脏、肾脏等脏器重量,计算脏器系数。

$$饲料利用率(\%)=小鼠增加体重/饲料摄入量×100\%$$

$$脏器系数=脏器重量(g)/小鼠体重(g)$$

3.细菌易位试验

取健康小白鼠 15 只,平均分 3 组,分别为高剂量组($0.65×10^{10}$ CFU/mL)、低剂量组($0.65×10^{9}$ CFU/mL)和对照组。试验组灌服试验菌液,对照组灌服生理盐水,剂量均为每天一次性灌服 0.5 mL/只,连续灌服 10 d,试验结束时处死小鼠,采取肺脏、心脏、肝脏、脾脏、肾脏各 1 g,匀浆,接种营养琼脂,37 ℃培养 48 h,观察有无试验菌生长。

4.有害代谢产物检测

(1)氨基脱羧酶检测。

取活化菌接种营养琼脂培养基,置 37℃培养箱培养 18~24 h,挑选单菌落接种氨基酸脱羧酶生化反应管,同时设空白对照,于 37 ℃培养 18~24 h,观察试验结果。培养基变为紫色为阳性,培养基变为黄色为阴性。

(2)吲哚试验。

取活化菌接种蛋白胨水培养基,置 37℃培养箱培养 72 h,加入吲哚试剂 8~10 滴,同时设空白对照试验。观察试验结果,如有吲哚存在,呈现玫瑰红色,判定为阳性反应;滴加试剂后不变色为阴性反应。

5.溶血试验

取活化菌划线接种血液琼脂平板,置 37 ℃培养箱培养 18~24 h,观察菌落周围是否出现溶血现象。

6.药物试验

应用 K-B 法测定菌株的药物敏感性。取 SSY1 菌株接种营养肉汤,置 37℃培养箱培养 20 h,用营养肉汤调整菌液浓度至 0.5 号麦氏标准管浊度,然后接种营养琼脂平板,贴上药敏片,置 37 ℃培养 18 h,测定抑菌圈直径。依据药敏片判定标准判定细菌的药物敏感性,试验重复 3 次。

7.数据处理

应用 SPSS17.0 软件进行统计分析,采用单因素分析方法,将试验组与空白对照组进行比较,以 $P<0.05$ 为差异显著性判断标准。

三、结果

(一)急性毒性试验结果

试验结果发现,试验组和对照组小鼠的精神、食欲、行为、粪便等均未见异常,试验鼠未出现死亡。观察 14 d 后处死存活小鼠,剖检内脏器官均未见异常变化,说明试验菌株无急性毒性。

(二)慢性毒性试验结果

试验期间,试验组和对照组小鼠均无异常临床变化,剖检小鼠各脏器也未见病变。

由表 2-6 可知,各组间小鼠的体重随着日龄的增加而增加,差异均不显著($P>0.05$)。高、中、低剂量组及对照组的饲料利用率分别为 90.12%、90.18%、88.65% 和 86.52%,组间差异均不显著($P>0.05$)。

表 2-6　慢性毒性试验对小鼠体重的影响

时间	高剂量组	中剂量组	低剂量组	对照组
0	23.74±1.21	23.85±1.04	23.75±1.41	23.75±1.32
1	28.66±1.01	28.60±1.00	28.90±1.21	28.00±2.01
2	32.10±1.04	32.06±1.24	32.00±1.03	32.00±1.41
3	33.14±1.07	33.06±1.04	33.09±1.02	33.08±1.02
4	34.44±1.16	34.52±1.16	34.60±0.96	34.51±1.09

注:同行数据肩标不同字母表示差异显著($P<0.05$);肩标相同字母或无字母标注表示差异不显著($P>0.05$),下同。

由表 2-7 可知,试验结束时剖检小鼠,选择心脏、肝脏、脾脏、肺脏、肾脏,称量各脏器重量并计算脏器系数,发现各剂量试验组与对照组间的脏器系数差异均不显著($P>0.05$)。

表 2-7　试验小鼠脏器系数结果

项目	高剂量组	中剂量组	低剂量组	对照组
心脏	0.0051±0.0016	0.0059±0.0081	0.0057±0.0016	0.0058±0.0020
肝脏	0.0591±0.0019	0.0529±0.0018	0.0601±0.0021	0.0601±0.0023
脾脏	0.0090±0.0028	0.0087±0.0014	0.0089±0.0021	0.0085±0.0017

续表

项目	高剂量组	中剂量组	低剂量组	对照组
肺脏	0.0105±0.0031	0.0098±0.0027	0.0097±0.0024	0.0079±0.0026
肾脏	0.0134±0.0019	0.0107±0.0034	0.0131±0.0014	0.0135±0.0021

　　试验动物血液生理生化指标易受人为因素和动物自身因素的影响。本试验用小白鼠当天采集的样品,用 BC-2800Vet 全自动血常规分析仪和 VB1 型全自动生化分析仪当天测完血液学各项指标,消除了人为因素的影响,结果显示,试验组与对照组间差异均不显著($P>0.05$),各项指标均在正常参考值范围内,基本体现了动物正常的生理生化状况(表2-8、表2-9)。

表2-8　试验小鼠血常规检验结果

指标	高剂量组	中剂量组	低剂量组	对照组
白细胞/(10^9/L)	5.25±1.04	5.51±1.27	5.52±1.05	5.64±1.44
淋巴细胞数/(10^9/L)	3.57±1.25	3.81±1.44	3.51±1.57	3.54±1.04
单核细胞/(10^9/L)	0.24±0.12	0.27±0.12	0.22±0.18	0.20±0.18
嗜中性粒细胞/(10^9/L)	1.84±0.25	1.85±0.20	1.72±0.23	1.75±0.42
淋巴细胞百分比/%	74.04±4.22	76.24±3.21	74.91±4.61	74.45±5.24
单核细胞百分比/%	3.45±0.52	3.24±0.34	3.07±0.41	2.97±0.51
嗜中性粒细胞百分比/%	23.41±2.35	22.91±2.31	22.51±3.25	22.72±3.20
红细胞/(10^{12}/L)	7.97±1.12	7.80±1.16	7.80±1.14	7.87±1.02
血红蛋白/(g/L)	127.32±17.24	120.39±12.05	110.75±16.07	115.65±12.54
红细胞比积/%	37.45±1.47	37.05±4.67	36.56±3.34	36.15±3.17
平均红细胞体积/fL	49.02±3.04	52.71±2.74	53.02±2.03	52.05±2.05
平均红细胞血红蛋白量/pg	15.87±2.25	17.05±2.07	18.14±2.16	16.87±1.25
平均红细胞血红蛋白浓度(g/L)	319.35±3.05	316.65±4.00	318.45±4.06	318.64±2.05
红细胞分布宽度/%	16.71±3.32	16.32±2.25	16.75±2.40	16.45±2.82
血小板/(10^9/L)	727.24±4.02	729.65±4.24	730.23±3.04	731.64±5.02
平均血小板体积/fL	4.86±0.44	4.74±0.85	4.68±0.75	4.64±0.55

表2-9　试验小鼠生化检验结果

指标	高剂量组	中剂量组	低剂量组	对照组
白蛋白(g/dL)	4.25±1.25	4.02±1.22	4.18±2.15	3.88±1.25
总蛋白(g/dL)	7.81±1.35	7.61±1.15	7.42±1.04	6.05±1.32
血清葡萄糖(mg/dL)	103.32±2.85	96.23±3.85	99.47±2.05	100.24±8.05
碱性磷酸酶(U/L)	107.25±3.74	109.52±3.00	109.25±1.04	110.56±4.08

续表

指标	高剂量组	中剂量组	低剂量组	对照组
血清丙氨酸氨基转移酶(U/L)	38.25±1.85	38.56±2.64	40.02±2.50	40.21±2.41
总胆红素(mg/dL)	<0.40	<0.40	<0.40	<0.40
淀粉酶(U/L)	108.25±5.51	109.12±5.74	109.42±6.04	110.52±5.21
尿素氮(mg/dL)	18.64±1.41	19.21±2.72	20.08±1.52	20.52±2.65
肌酐(mg/dL)	0.41±0.12	0.38±0.14	0.42±0.22	0.52±0.25
钙(mg/dL)	9.65±0.25	9.71±0.22	9.82±0.85	10.04±0.37
钠(mmol/L)	135.16±8.26	136±4.98	137.52±6.31	135.52±6.24
钾(mmol/L)	3.56±1.54	4.01±1.51	4.61±1.02	5.04±1.55

(三)易位试验结果

取试验小鼠肺脏、心脏、肝脏、脾脏、肾脏匀浆,接种营养琼脂,37℃培养48 h,均未发现试验菌生长,表明解淀粉芽孢杆菌 SSY1 菌株在小鼠体内未发生易位。

(四)氨基脱羧酶活性检测结果

氨基酸脱羧酶生化反应管于 37℃培养箱培养 18~24 h,生化反应管变为黄色,空白对照管为紫色,说明试验菌代谢产物中不含有氨基脱羧酶。

(五)吲哚试验结果

试验菌液管加入吲哚试剂后,显示呈阴性反应,表明菌株不会分解色氨酸产生吲哚。

(六)溶血试验结果

菌株在血液琼脂平板培养 18~24 h,观察菌落周围未发现溶血现象,说明细菌不产生溶血素。

(七)药敏试验结果

药敏试验结果表明,在测定的 24 种常用药物中,除林可霉素耐药外,菌株对其余 23 种药物均敏感,说明细菌对大多数药物敏感(表 2-10)。

表 2-10　药敏试验结果

药物名称	抑菌圈直径	敏感性
头孢哌酮钠	37.16	S
卡那霉素	35.34	S
新霉素	30.28	S
左氧氟沙星	36.54	S
诺氟沙星	28.81	S
庆大霉素	33.62	S
妥布霉素	30.36	S
氯霉素	27.19	S
红霉素	36.54	S
青霉素	30.10	S
恩诺沙星	38.08	S
氨苄西林	21.05	S
克林霉素	27.18	S
磺胺甲噁唑	34.21	S
环丙沙星	34.60	S
复方新诺明	32.60	S
阿莫西林	30.00	S
头孢唑啉	50.21	S
阿米卡星	32.40	S
链霉素	31.00	S
多西环素	39.02	S
呋喃唑酮	24.20	S
多黏菌素	20.12	S
林可霉素	0	R

注:"S"敏感;"R"耐药。

四、讨论

随着益生菌制剂应用范围的扩大,益生菌的安全性问题越来越引起人们的重视。由于益生菌是通过机体直接摄入而发挥作用的,因而其在致病性、耐药性、毒性代谢产物,以及对宿主组织的黏附、溶血、血小板凝集作用等方面潜在的安全问题不容忽视(Vesterlund S,2007;杜威,2014)。目前,已有学者开展了对解淀粉芽孢杆菌、乳杆菌、乳酸乳球菌、粪肠球菌、蜡状芽孢杆菌、枯草芽孢杆菌等畜禽用益生菌种的安全性研究(解傲,2011;王慧敏,2002)。曹海鹏等(2012)研究了一株颉颃鲆鲟鱼嗜水气单孢菌的解淀粉芽孢杆菌 G1 株的安全性,结果表明,菌株不含有溶血素基因、肠毒素 T 基因、肠毒素 FM 基因,对小鼠和草鱼的 LD_{50} > 10^9 CFU/g,确定该菌株为无毒菌株。曹海鹏等(2013)也以半数致死量为依据,评价了能够降解亚硝酸盐的解淀粉芽孢杆菌 YXO1 菌株的安全性。王景会等(2015)通过经口急性毒性和菌株易位两项试验,对枯草芽孢杆菌 JAASB4 的安全性进行了评价,结果表明,菌株对各组试验小鼠的各项指标均未产生明显异常影响,试验组与对照组的肝脏、脾脏的脏器系数也无显著性差异,且没有发生菌株易位现象。张玉芹等(2013)研究了枯草芽孢杆菌菌株 Tpb55 的安全性毒理学研究,通过对小鼠进行了急性毒性与骨髓嗜多染红细胞微核试验进行安全性评估。李文明等(2013)研究了解淀粉芽孢杆菌 LJ1 株对试验鼠的急性毒性研究,该试验测定了菌株发酵液对试验鼠的急性毒性,以及处理后小鼠体内 6 种血相指标,结果发现,LJ1 菌株发酵液对小鼠的急性经皮毒性为"低毒"级(LD_{50}>4640 mg/g);处理 3 d 后,小鼠血清中 AST、ALT 和 ALP3 种酶的含量及血液中白细胞、红细胞数和血红蛋白的含量均明显升高,与对照组相比差异显著,说明 LJ1 发酵液灌胃处理初期对小鼠的脏器功能有一定影响。本试验从急性毒性、慢性毒性、有毒代谢产物、耐药性等方面全面评价了解淀粉芽孢杆菌 SSY1 株的安全性,依据本试验解淀粉芽孢杆菌临床实际用量,急性毒性试验的低剂量组、慢性毒性试验的高剂量组的灌服量均为 $0.65×10^{10}$ CFU/mL,该剂量已超过正常使用量的 100 倍。根据药理毒理学试验规定,安全限度试验以耐受正常口服用量的 100 倍以上为安全,由此可见,本试验菌株为非致病性菌,其安全性良好。据报道,益生菌不能产生毒性代谢产物,氨基脱羧酶能将游离的氨基酸转化为生物胺类物质,机体摄入过多的生物胺类物质会引起恶心、呕吐、发烧等中毒症状。吲哚试验可以检测菌株是否能氧化分解色氨酸,色氨酸参与机体蛋白质合成、调节免疫功能和促进消化,色氨酸代谢障碍会引起肝功能衰退、恶性肿瘤等疾病(李剑欣,2005)。本试验菌株氨基脱羧酶、吲哚试验均为阴性,且也不产生溶血素,说明本试验菌不产生毒性代谢产物。具有耐药基因的益生菌可能成为致病菌抗生素抗性基因的潜在来源,因此检验益生菌是否含有抗生素抗性基因十分必要(刘勇,2011;Nishina P M,1990)。徐进等(2008)检验了 12 株益生菌对 13 种抗生素的药物敏感性,结果发现除仅有 1 株耐受 2 种抗生素外,其余均耐受 3 种以上抗生素。安健等(2013)研究了解淀粉芽孢杆菌 G1 株的耐药性,对检测的诺氟沙星等 14 种药物均敏感。而本试验解淀粉芽孢杆菌 SSY1 株在对 24 种药物的敏感性试验中,仅对林可霉素 1 种药物耐药,说明该菌潜在药物抗性基因的风险较小。本研究从多项安全性试验全面检测了试验菌株的安全性,以上研究结果均可证明该菌株的安全性良好。

五、结论

解淀粉芽孢杆菌作为益生菌的首要条件应是安全、无毒、无害。本试验从急性毒性、慢性毒性、有毒代谢产物、耐药性等方面全面评价了解淀粉芽孢杆菌 SSY1 株的安全性,结果表明,该菌株安全良好。

第四节　发酵菌种的稳定性研究

近年来,中草药和动物微生态制剂因具有促进生长、提高生产性能、无毒或低毒、无残留等特点而深受国内外的广泛关注,并且通过大量的动物生产实验验证了其良好的应用效果(丁自勉,2013;于莲,2012)。中草药绝大部分是植物类药材,其有效成分多存在于细胞内。而植物细胞壁是由纤维素、半纤维素等成分构成的致密结构,普通的煎煮方法不易于提取有效成分。据报道,应用降解纤维素的微生物发酵中药,其代谢过程中分泌的纤维素酶可裂解细胞壁纤维,从而有利于中药有效成分向胞外释放,提高中药的提取率(康纪婷,2010;陈永强,2007)。因此,分离筛选能够高产纤维素酶,且能有效降解中药纤维素的微生物菌种是发酵中药的首要前提。迄今为止,已有较多关于纤维素酶生产菌株的研究报道(黄艳,2008;罗晓妙,2003)。从微生物的生理特性来讲,芽孢杆菌因具有很好的稳定性和环境适应性,以及高产酶活性等优点而备受关注,因此,高产降纤维素酶芽孢杆菌的获得能够得到比较稳定的产酶菌剂,便于工农业生产领域的应用,对解决当今世界所面临的粮食短缺、饲料资源紧张、能源危机和环境污染等问题具有深远意义(吴敏峰,2006;王凯,2013;肖春玲,2002)。前期实验从黄芪样品中分离筛选出 1 株产纤维素酶的解淀粉芽孢杆菌,并命名为 SSY1 菌株,研究证实,该菌不仅具有良好的产纤维素酶能力,而且还能发酵中药黄芪,可明显提高黄芪活性成分的提取率(尹珺伊,2016)。本节对该菌的稳定性进行了探讨,以期用作于黄芪生物发酵的菌种,并为后续的工业化生产奠定基础。

一、材料与方法

（一）材料

1.试验菌株与动物

产纤维素酶解淀粉芽孢杆菌 SSY1 株由本研究室分离鉴定并保存。健康小白鼠,体重 19~21 g,由齐齐哈尔医学院实验动物中心惠赠。

2.培养基与试剂

刚果红琼脂:葡萄糖 5 g,纤维素 2 g,明胶 2 g,刚果红 0.2 g,KH_2PO_4 0.5 g,$MgSO_4$,0.25 g,琼脂 15 g,蒸馏水 1000 mL,pH 自然。

发酵培养基:羧甲基纤维素钠 10 g,葡萄糖 10 g,蛋白胨 10 g,NaCl 5 g,KH_2PO_4 1 g,蒸馏水 1000 mL,pH7.2。

DNS 试剂:取 3,5-二硝基水杨酸 6.3 g,溶于水浴至 40~45 ℃蒸馏水中,溶解,加 0.2 g/mL 氢氧化钠溶液 100 mL,摇匀,加四水酒石酸钾钠 182 g、苯酚 5 g、无水硫酸钠 5 g,溶解后停止水浴,冷至室温,用蒸馏水定容至 1000 mL。过滤,滤液储存在棕色瓶中,室温暗处放置 1 周后使用,使用期 20 d,使用期间 4 ℃储存。加四水酒石酸钾钠 182 g、苯酚 5 g、无水硫酸钠 5 g,溶解后停止水浴,冷至室温,用蒸馏水定容至 1000 mL。过滤,滤液储存在棕色瓶中,室温暗处放置 1 周后使用,使用期 20 d,使用期间 4 ℃储存。

生化反应管,购自杭州天和微生物试剂有限公司;药敏纸片,购自杭州滨和微生物试剂有限公司。

（二）方法

1.菌株传代与活化

按照细菌常规传代方法,将解淀粉芽孢杆菌 SSY1 株菌种接种营养琼脂斜面,进行连续传代,传至第 30 代。将各代次菌种用含 50%甘油的生理盐水保存于-80 ℃冰箱中,备用。实验时取冻存菌种接种营养肉汤,37 ℃复苏培养,然后再传 1 代用于试验。

2.细菌形态观察

取第 1~30 代细菌,活化后接种营养肉汤和营养琼脂平板,分别置有氧和厌氧环境 37 ℃培养 24 h,观察细菌培养特性及嗜氧性。取培养菌液涂片,革兰染色,镜检细菌形态。

3.生化试验

取第 2、10、15、20、25 和 30 代 6 个代次菌种,活化后接种细菌微量生化反应管。测定葡萄糖、麦芽糖、乳糖、蔗糖、甘露糖、覃糖、棉子糖、丙二酸盐、尿素、甘露醇、水杨素和精氨酸双水解酶反应,同时进行 V-P 试验和 MR 试验。

4.产纤维素酶特性试验

(1)酶活力定性测定。

取第 2、10、15、20、25 和 30 代 6 个代次菌种,活化后点种刚果红琼脂,37 ℃培养 24 h,测量筛选菌水解透明圈直径(H)与菌落直径(C)的比值(H/C)。重复 3 次。

(2)酶活力定量测定。

取 6 个代次活化菌,分别接种发酵培养基,37 ℃ 180 r/min 振荡培养 30 h,取发酵液 6000 r/min 离心 15 min($r=16$ cm),收集上清即为酶液。参照文献(夏服宝,2005;赵玉萍,2006;姜心,2010;杨婕,2012)的方法并改进,取刻度试管 3 支,其中 2 支管为平行样品,1 支管为对照。各管分别加 3 倍稀释的酶液 1 mL,对照管置沸水浴灭活 20 min,样品管置 50 ℃水浴 1 min。然后 3 支试管分别预热至50 ℃的 0.5%CMC—Na 缓冲液(pH 4.6)2 mL,摇匀,置 50 ℃水浴反应 30 min,各管加 DNS 试剂 3 mL,混匀,置沸水浴显色 5 min,冷却,用蒸馏水定容至 10 mL,以对照调零,在筛选确定的 490 nm 波长处测 A 值,计算酶活力。

5.药敏试验应用

K-B 法测定传代菌株的药物敏感性。取第 2、20、30 代菌接种营养肉汤,37 ℃培养 16~20 h,用营养肉汤调整菌液浓度至 0.5 号麦氏标准管浊度,然后接种营养琼脂平板,贴上药敏片,置 37 ℃培养 16~18 h,测定抑菌圈直径,依据药敏纸片判定标准判定细菌的药物敏感性。试验重复 3 次。

6.细菌毒性试验

选用健康小白鼠随机均分 4 组,每组 5 只。Ⅰ组灌服菌液,Ⅱ腹腔注射菌液,Ⅲ组灌服生理盐水,Ⅳ组腹腔注射生理盐水。灌服剂量为 0.5 mL/只,2 次/d,连续灌服 7 d。注射剂量为一次性注射 0.3 mL/只。试验菌液分别为第 2、20、30 代菌的 18~24 h 肉汤培养物,菌液浓度约为 $36×10^8$ CFU/mL。每天观察记录小白鼠临床表现,死亡鼠剖检,观察 2 周后处死全部存活小鼠,剖检内脏器官有无异常变化。见表 2-11。

表 2-11　细菌毒性试验

分组	方式	试剂	剂量	频次、周期	菌液浓度
I组	灌服	菌液	0.5 mL/只	2 次/d,连续灌服 7 d	$36×10^8$ CFU/mL
II组	腹腔注射	菌液	0.3 mL/只	一次性	$36×10^8$ CFU/mL
III组	灌服	生理盐水	0.5 mL/只	2 次/d,连续灌服 7 d	0
IV组	腹腔注射	生理盐水	0.3 mL/只	一次性	0

7.统计学方法应用

SPSS 19.0 软件进行统计分析。采用单因素分析方法,以实验菌株的第 2 代次作为对照组,分别与第 10、15、20、25 和 30 代进行比较,探讨菌株各代次之间的稳定性。$P<0.05$ 为差异有统计学意义。

二、结果

(一)细菌形态及培养特性

镜检各代次菌均为革兰阳性大杆菌,两端钝圆,多单在。细菌均能形成中生或次端生芽孢,芽孢椭圆形,芽孢直径不大于菌体见图 2-14。各代次菌株均为兼性厌氧菌,在营养琼脂培养 24 h,均形成灰白色、干燥、不透明的大菌落,菌落表面粗糙,有褶皱,边缘不规则,有扩散见图 2-15。营养肉汤静置培养 24 h,肉汤均澄清,不产生沉淀,肉汤表面形成灰白色菌膜见图 2-16。试验结果表明,细菌传至第 30 代,其形态及培养特性均未见变化,第 30 代细菌形态见图 2-14。

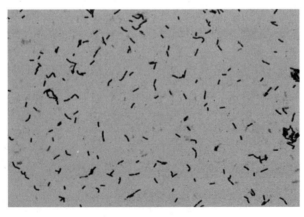

图 2-14　第 30 代细菌形态(1000×)

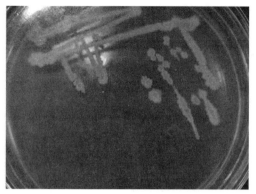

图 2-15　第 30 代菌落形态图

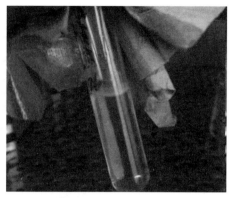

图 2-16　营养肉汤静置培养 24 h

（二）生化特性

第 2、10、15、20、25 和 30 代 6 个代次细菌均能分解葡萄糖、蔗糖,不发酵乳糖、麦芽糖、覃糖、甘露糖、甘露醇和棉子糖,丙二酸盐、尿素、精氨酸双水解酶、水杨素和甲基红试验阴性,V-P 阳性。试验结果表明,6 个代次细菌的生化特性稳定,均未发生变化。见表 2-12,图 2-17。

表 2-12　生化特性结果

特征	结果	特征	结果
葡萄糖	+	棉子糖	−
蔗糖	+	丙二酸盐	−
乳糖	−	尿素	
麦芽糖	−	精氨酸双水解酶	−
覃糖	−	水杨素	
甘露糖	−	甲基红试验	
甘露醇	−	V-P 反应	+

注:+为阳性反应;−为阴性反应。

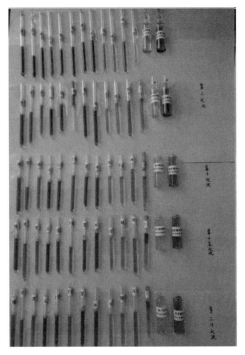

图 2-17　第 2、10、15、20 代细菌生化试验结果

（三）产纤维素酶特性

1.水解圈形成情况

统计分析试验数据可知,随着细菌代次的增高,H/C 比值虽然有所降低,但各组间差异均无统计学意义(P>0.05)。测定的第 2、10、15、20、25 和 30 代 6 个代次细菌所形成的 H/C 值结果见图 2-18、表 2-13。

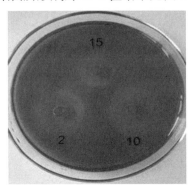
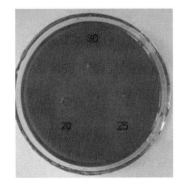

图 2-18　不同代次菌株形成的水解透明圈

表 2-13　不同代次细菌的 H/C 值

细菌代次	菌落直径（C, mm）	透明圈直径（H, mm）	H/C 值
2	9.23±0.17	19.67±0.33	2.13±0.02
10	9.73±0.03	20.00±0.01	2.14±0.01
15	9.00±0.01	19.00±0.01	2.11±0.01
20	9.27±0.13	19.67±0.33	2.12±0.01
25	9.27±0.13	19.67±0.33	2.12±0.01
30	9.17±0.23	19.33±0.67	2.11±0.02

2.产纤维素酶活力测定

第 2、10、15、20、25 和 30 代 6 个代次菌培养 30 h，其发酵产物的纤维素酶活力（U/mL）分别为 32.13、32.13、32.02、32.00、31.90 和 31.90，分析试验数据可知，虽然随着细菌代次的增高，产纤维素酶活力有所降低，但差异无统计学意义（$P>0.05$），说明细菌产酶活性特性稳定。

（四）药敏特性

药敏试验结果表明，在测定的 24 种常用药物中，除林可霉素耐药外，3 个代次菌对其余 23 种药物均敏感，说明细菌对多数药物均敏感，且药敏特性稳定，结果见表 2-14。

表 2-14　药敏试验结果（$n=3$）

药物	抑菌圈直径（mm）			敏感性
	2	20	30	
头孢哌酮钠	37.16	37.00	36.80	S
卡那霉素	35.3427.54	32.00	32.20	S
新霉素	30.28	31.23	30.87	S
左氧氟沙星	36.54	36.31	36.03	S
诺氟沙星	28.81	28.24	28.80	S
庆大霉素	33.62	32.20	32.00	S
妥布霉素	30.36	30.02	30.00	S
氯霉素	27.19	27.53	27.23	S
红霉素	36.54	36.00	36.00	S
青霉素 G	30.10	30.65	29.80	S

续表

药物	抑菌圈直径(mm)			敏感性
	2	20	30	
恩诺沙星	38.08	39.06	39.01	S
氨苄西林	21.05	32.00	32.00	S
克林霉素	27.18	27.54	26.8	S
磺胺甲噁唑	34.21	34.25	34.00	S
环丙沙星	34.60	34.60	34.00	S
复方新诺明	32.60	32.61	32.00	S
阿莫西林	30.00	30.0	30.00	S
头孢唑啉	50.21	50.20	50.04	S
阿米卡星	32.40	32.40	31.67	S
链霉素	31.00	31.02	31.00	S
多西环素	39.02	39.00	38.90	S
呋喃唑酮	24.2	24.20	24.00	S
多粘菌素 B	20.12	20.00	20.00	S
林可霉素	0.00	0.00	0.00	R

注:R 为耐药;S 为敏感。

(五)菌株毒性试验

观察实验小白鼠 2 周,各试验代次菌接种的小白鼠均健活,临床未见异常症状。剖检小白鼠,组织脏器未见病理变化。结果表明,试验代次菌株的安全性良好。

三、讨论

(一)研究的意义、观点和见解

中药生物发酵是现代中药炮制领域的研究热点,选育优良的发酵菌种是发酵中药的技术关键。应用可降解纤维素的微生物发酵中药,不仅能发挥微生物的生物转化作用,而且还利于中药细胞内有效成分的释放,因此产纤维素酶微生物是发酵中药的理想菌种。本研究菌种是从黄芪样品中分离的,具有降解纤维的能力,能够有效发酵中药黄芪。菌种筛选的重要考察指标之一是遗传稳定性,筛选菌种应不易发生突变,且须具有稳定的生物学和遗传学特性(Mary ES,2010)。依据本试验菌种的用途,产纤维素酶能力和安全性是考察其是否符合菌种标准的重要指标。本研究探讨了产纤维素酶解淀粉芽孢杆菌 SSY1 株的稳定性,结果表明传至第 30 代,细菌形态、生化特性、产纤维素酶特性、药敏特性及安全性均未发生明显变化,且其产纤维素酶活力仍为 31.90 U/mL,说明细菌产纤维素酶能力具有良好的稳定性,适于作为中药发酵的菌种。

(二)研究的创新性、先进性

关于解淀粉芽孢杆菌稳定性的研究尚未见报道,有关芽孢杆菌属其他种细菌稳定性的研究报道也较少见。杨秀荣等(2008)将用于植物生防的芽孢杆菌 B579 株在牛肉胨培养基连续转接 5 代,结果其形态特征,以及对黄瓜枯萎病菌等 5 种土传病原菌的抑制效果均保持稳定。王涛(2007)用营养肉汤传代枯草芽孢杆菌,连续传 10 代,结果其形态等生物学特性的稳定性良好。张崇等(2007)将枯草芽孢杆菌连续培养 10 代,结果该菌发酵液的抑菌活性未见下降,其耐强酸、强碱、高温特性也较稳定。上述报道虽显示了试验菌株的良好稳定性,但所传代次仅为 5~10 代,而本试验菌种传至第 30 代,其生物学特性仍然稳定,这进一步说明试验菌种更具良好的稳定性,且试验数据也更加可靠。

耐药性也是筛选益生菌的重要指标之一,益生菌用于养殖业,在药物和环境等多重压力作用下,菌株应无耐药等有害基因(David RB,2011)。如携带耐药基因耐药基因可能会传递给动物体内的正常菌群,致使临床疾病治疗更加困难。徐进等(2008)对 12 株益生菌进行了 13 种抗生素的药物敏感性试验,发现除有 1 株耐受 2 种抗生素外,其余均耐受 3 种或 3 种以上抗生素,属于多重耐药菌。而本试验研究的解淀粉芽孢杆菌 SSY1 株在对 24 种药物的敏感性试验中,仅对林可霉素 1 种药物耐药,且传至第 30 代其药敏特性均未发生变化,该菌耐药特性明显优于有关报道的生态菌。

(三)研究展望

有关解淀粉芽孢杆菌产抑菌活性代谢物的研究报道较多,但关于解淀粉芽孢杆菌产纤维素酶的研究报道较少,迄今也未见解淀粉芽孢杆菌用于中药发酵的研究报道。目前,用于发酵中药的菌种主要为细菌和食用真菌,本试验分离的解淀粉芽孢杆菌能够有效发酵中药黄芪,且稳定性良好,这均为该菌用于黄芪发酵奠定了技术基础。

第五节　解淀粉芽孢杆菌固态发酵黄芪培养基的研究

黄芪是中草药中最常用的补气药之一,具有补气升阳,益卫固表,利水消肿,脱疮生肌等功效。现代药理学研究表明,黄芪具有增强机体免疫力、抗脂质过氧化损伤、增加红细胞数量、保肝、抗病毒、抗疲劳、抗肿瘤等多种生物学功效(吕晓静,2014)。黄芪的主要药效成分是黄酮、皂苷和黄芪多糖,它们大多被包裹在中药细胞壁内。中草药细胞壁主要是由纤维素、半纤维素、果胶质和木质素构成的致密结构,其包裹的有效成分不易析出。应用可降解纤维素的微生物发酵中药,微生物代谢过程中分泌的纤维素酶可裂解细胞壁纤维,从而有利于中药有效成分向胞外释放,提高中药成分的提取率(张丽霞,2012)。解淀粉芽孢杆菌是一种好氧芽孢杆菌,易生长,抗逆性强,在其生长过程中能产生抑菌活性物质和多种酶类,因此,该菌不仅可用于动物疾病的防治,而且还能促进动物消化,提高生产性能,是一种较为理想的益生菌(YOSHIDA S,2001;张娟,2014;陈成,2011)。作者从黄芪样品中分离出 1 株产纤维素酶的解淀粉芽孢杆菌,且已证实该菌在含黄芪的培养基上能够正常生长。为利用该菌生产发酵黄芪制品,本研究以发酵黄芪中黄酮含量为参照指标,对其固态发酵黄芪培养基进行了筛选优化。

一、材料与设备

(一)实验材料

解淀粉芽孢杆菌 SSYB 菌株,由本研究室分离鉴定并保存。

基础培养基:黄芪(过 40 目筛)100 g,蛋白胨 20 g,葡萄糖 10 g,氯化钠 5 g,蒸馏水 1000 mL,pH 7.0~7.2。

芦丁对照品。

(二)仪器

实验所用的主要仪器设备见表 2-15。

表 2-15　实验所用主要仪器

所用仪器	产地	公司
厌氧培养箱	美国	Thermo Scientific

所用仪器	产地	公司
电子天平	中国	上海浦春计量仪器有限公司
冷冻离心机	德国	Beckman
生物显微镜	德国	DIALUX
生物安全柜	中国	力康生物医疗科技有限公司
低温冰箱	日本	SANYO
立式压力蒸汽灭菌器	中国	上海申安医疗器械厂
便携式 PH 计	美国	METTLER TOLEDO
原位冷冻干燥机	中国	北京松原华兴科技有限公司
双束紫外可见分光光度计	中国	上海佑科仪器仪表有限公司

二、方法

（一）黄芪发酵培养基成分筛选

1.碳源筛选

按照受试碳源与基础培养基中葡萄糖的碳含量基本一致原则,分别以 1%蔗糖、5%玉米粉、5%马铃薯淀粉、10%黄芪粉替代基础培养基中的碳源葡萄糖,培养基其他成分不变。取解淀粉芽孢杆菌种子液,以 2%接种量分别接种替代培养基,同时以基础培养基作对照。接种培养基置 37 ℃环境以 150 r/min 培养 24 h,取样,测定黄酮含量,每个处理重复 3 次。

2.氮源筛选

按照受试氮源与基础培养基中蛋白胨的氮含量基本一致原则,分别以 5%黄豆粉、1%尿素、1%（NH_4）$_2SO_4$、1%NH_4Cl 替代基础培养基中的氮源蛋白胨,培养基其他成分不变。按碳源筛选中的方法接种培养,并以基础培养基作对照,对其黄酮含量进行测定,每个处理重复 3 次。

3.无机盐筛选

分别以 0.3%$CaCO_3$、0.2%KH_2PO_4、0.2%$MgSO_4$·$7H_2O$、0.02%$MnSO_4$ 替代基础培养基中的 NaCl,培养基其他成分不变。按碳源筛选中方法接种培养,并以基础培养基作对照,对其黄酮含量进行测定,每个处理重复 3 次。

（二）黄芪发酵培养基优化

1.试验设计

在单因素试验基础上，采用四因素二次正交旋转组合设计方法，优化黄芪固态发酵培养基中黄芪粉、黄豆粉、$CaCO_3$ 和水四个组分的配比量。选择四因素上下限值（Z_{1j}，Z_{2j}），根据公式：$Z_{0j} = (Z_{1j} + Z_{2j})/2$，$\Delta_j = (Z_{2j} - Z_{0j})/\gamma$，计算零水平 Z_{0j} 和变化间隔 Δ_j。各因素水平及编码见表2-16，试验设计方案见表2-17，Y 为固态发酵培养物中每克黄芪提取黄酮的量（mg）。

表2-16 因素水平编码表（%）

编码值		黄芪粉（X_1）	黄豆粉（X_2）	碳酸钙（X_3）	水（X_4）
$+\gamma$	2	40	14	0.30	69.8
$+1$	1	35	12	0.25	65.8
0	0	30	10	0.20	59.8
-1	-1	25	8	0.15	54.8
$-\gamma$	-2	20	6	0.10	49.8

表2-17 试验设计方案与结果

序号	X_1	X_2	X_3	X_4	Y	序号	X_1	X_2	X_3	X_4	Y
1	-1	-1	-1	-1	1.14	19	0	-2	0	0	1.25
2	-1	-1	-1	1	0.83	20	0	2	0	0	1.63
3	-1	-1	1	-1	1.31	21	0	0	-2	0	0.78
4	-1	-1	1	1	0.93	22	0	0	2	0	0.85
5	-1	1	-1	-1	1.35	23	0	0	0	-2	1.14
6	-1	1	-1	1	0.66	24	0	0	0	2	1.69
7	-1	1	1	-1	1.38	25	0	0	0	0	3.21
8	-1	1	1	1	1.72	26	0	0	0	0	3.28
9	1	-1	-1	-1	1.64	27	0	0	0	0	3.16
10	1	-1	-1	1	1.25	28	0	0	0	0	3.20
11	1	-1	1	-1	1.22	29	0	0	0	0	3.23
12	1	-1	1	1	1.89	30	0	0	0	0	3.28
13	1	1	-1	-1	1.52	31	0	0	0	0	3.18
14	1	1	-1	1	1.21	32	0	0	0	0	3.19
15	1	1	1	-1	1.32	33	0	0	0	0	3.22
16	1	1	1	1	1.83	34	0	0	0	0	3.20
17	-2	0	0	0	1.71	35	0	0	0	0	3.25
18	2	0	0	0	1.18	36	0	0	0	0	3.17

2.数据处理

应用 SAS V8.2 软件处理试验数据,建立多元二次模型方程进行方差分析,作出响应面图和等高线图。应用数据优化程序计算 Y 最大值时培养基成分优化值。

3.验证试验

按上述方法接种优化的黄芪固态发酵培养基,37℃发酵培养 24 h,测定每克固态发酵物中黄酮含量,验证预测结果的准确性,试验重复 3 次。

(三)固体发酵黄芪中黄酮含量测定

1.对照品溶液制备

精密称取在 105℃干燥至恒重的芦丁对照品 5.0 mg,置于 25 mL 容量瓶中,加入乙醇 7.5 mL,置水浴中微热使其溶解。冷却后,加超纯水稀释至刻度,摇匀,即得芦丁标准品溶液(0.2 g/L)。

2.供试品溶液制备

将固态发酵培养物加入 80%乙醇 15 mL,混匀,浸泡过夜,70℃水浴超声破碎 40 min,冷却。以 5000 r/min 离心 10 min,取上清液,定容于 25 mL 容量瓶中,备用。

3.测定波长的选择

精密吸取对照品溶液和供试品溶液各 1.0mL,加入 10 mL 容量瓶内,分别加入 30%乙醇溶液 1.0 mL,摇匀;再加入 5%亚硝酸钠溶液 0.5 mL,摇匀,室温作用 6 min;加入 10%硝酸铝溶液 0.5 mL,室温作用 6 min;加入 4%氢氧化钠溶液 4.0 mL,以蒸馏水定容至刻度,摇匀后,室温作用 15 min;随行试剂为空白,在 400~700 nm 波长范围内进行扫描,筛选最适测定波长。

4.线性关系考察

准确吸取 0 mL、0.4 mL、0.8 mL、1.2 mL、1.6 mL、2.0 mL 对照品溶液,分别加入 10 mL 容量瓶内,分别加入 2.0 mL、1.6 mL、1.2 mL、0.8 mL、0.4 mL、0 mL 的 30%乙醇溶液,按测定波长的选择试验方法测定其吸光度值,建立标准曲线。

5.样品溶液及其显色后溶液稳定性试验

取 1.0 g 黄芪粉的黄酮提取液室温放置,分别于放置 0 h、1 h、2 h、3 h、4 h 取样 1.0mL,显色后测定吸光度值;取黄酮提取液溶液 1.0 mL,依法显色后,室温放置,分别于 0 h、1 h、2 h、3 h、4 h 测定吸光度值,计算样品含量。

6.重复性试验

运用 $NaNO_2$-Al(NO_3)-NaOH 显色方法测定同一黄芪样品,分别进行 6 次显色,测定吸光度值,计算样品含量。

7.回收试验

称取 6 份已知黄酮含量的黄芪粉末 1.0 g,精密添加不同含量的芦丁对照品,依供试品溶液制备方法制备样品溶液,运用 $NaNO_2$-Al(NO_3)-NaOH 显色方法显色后测定吸光度值,计算回收率。

三、结果

(一)固体发酵黄芪中黄酮含量测定结果

1.黄芪黄酮测定波长选择及标准曲线绘制

测定波长筛选结果显示,对照品芦丁与供试品在 511 nm 处均有最大吸收峰,故确定测定波长为 511 nm。

以 511 nm 为检测波长,对倍比稀释液进行吸光度测定,结果见表 2-18。以芦丁浓度为 x(mg/mL)轴,吸光值为 y 轴进行回归分析,得回归方程:$y = 13.413x - 0.0055$,$R^2 = 0.9998$。回归曲线见图 2-19。试验结果表明,在 8~40 μg/mL 浓度范围内,吸收度与浓度呈良好的线性关系。

表 2-18 标准品溶液的吸光度

芦丁标准品浓度(mg/mL)	吸光度值
0.008	0.103
0.016	0.210
0.024	0.313
0.032	0.423
0.040	0.533

2.样品溶液及显色后溶液的稳定性试验

样品溶液及其显色后溶液稳定性试验结果显示,其相对标准偏差(RSD)分别为 0.5104 和 1.300,结果表明,样品溶液及显色后溶液在 4 h 内稳定,见表 2-19。

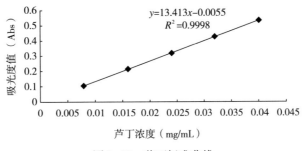

图 2-19　芦丁标准曲线

表 2-19　稳定性试验结果

样品溶液稳定性试验			显色后溶液稳定性试验		
时间(h)	测定量(mg/g)	RSD(%)	时间(h)	测定量(mg/g)	RSD(%)
0	2.24		0	2.24	
1	2.23		1	2.22	
2	2.25	0.5104	2	2.20	1.300
3	2.22		3	2.18	
4	2.23		4	2.17	

3.重复性试验

由表 2-20 可知,黄芪黄酮平均含量为 2.25 mg/g,RSD 为 0.4583%,方法重复性良好。

表 2-20　重现性试验测定结果

样品黄酮测定量(mg/g)						平均含量(mg/g)	RSD(%)
1	2	3	4	5	6		
2.25	2.24	2.26	2.25	2.27	2.25	2.25	0.4583

4.回收试验

由表 2-21 可知,其平均回收率为 99.87%,RSD 为 0.9639%,结果表明,本方法具有良好的回收率。

表 2-21　加样回收试验测定结果

编号	已知量（mg）	加入量（mg）	测出量（mg）	回收率（%）	平均回收率（%）	RSD(%)
1	2.23	0.50	2.70	101.11%		
2	2.24	0.60	2.86	99.30%		
3	2.26	0.70	2.95	100.34%	99.87%	0.9639
4	2.22	0.80	3.00	100.67%		
5	2.21	0.90	3.15	98.73%		
6	2.25	1.00	3.28	99.09%		

（二）培养基成分筛选结果

1.碳源筛选

试验结果表明,以黄芪为碳源的培养基中每克黄芪的黄酮含量最高,为 2.84 mg/g,其次是对照葡萄糖,为 2.68 mg/g,玉米粉为 2.65 mg/g,马铃薯淀粉为 2.62 mg/g,蔗糖最低,为 2.61 mg/g,见图 2-20。鉴于以黄芪为碳源的培养基黄酮含量最高,且本研究菌株旨用于发酵黄芪,所以选择黄芪为碳源。

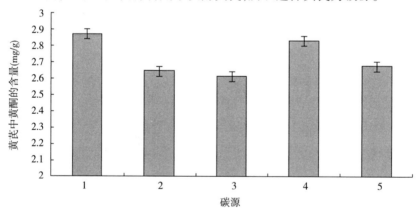

图 2-20　碳源对发酵黄芪中黄酮含量的影响
注:1:蔗糖;2:玉米粉;3:马铃薯淀粉;4:黄芪粉;5:葡萄糖

2.氮源筛选

试验结果表明,以黄豆粉为氮源的培养液中每克黄芪的黄酮含量最高,为 2.78 mg/g,其次是对照蛋白胨,为 2.63 mg/g,尿素为 2.37 mg/g,NH_4Cl 为 2.33 mg/g,$(NH_4)_2SO_4$ 最低,为 2.31 mg/g,故选用黄豆粉为氮源。结果见图 2-21。

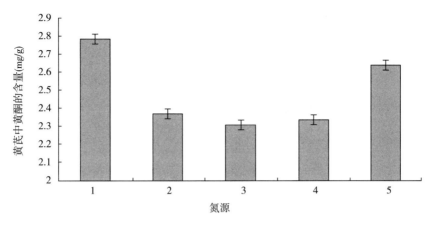

图 2-21 氮源对发酵黄芪中黄酮含量的影响
注:1:黄豆粉;2:尿素;3:硫酸铵;4:氯化铵;5:蛋白胨

3.无机盐筛选

试验结果表明,以 $CaCO_3$ 为无机盐的培养液中每克黄芪的黄酮含量为 2.75 mg/g,其次是对照 NaCl,为 2.65 mg/g,KH_2PO_4 最低,为 2.43 mg/g,故无机盐选用 $CaCO_3$,结果见图 2-22。

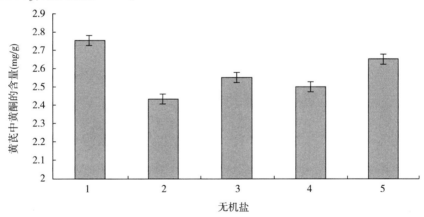

图 2-22 无机盐对发酵黄芪中黄酮含量的影响
注:1:碳酸钙;2:磷酸二氢钾;3:硫酸镁;4:硫酸锰;5:氯化钠

(三)黄芪发酵培养基优化结果

1.统计模型与方差分析

应用 SAS V8.2 软件分析试验数据,得回归方程:$Y = 3.214167 + 0.089167X_3 -$

$0.434583X_{12} - 0.435833X_{22} - 0.592083X_{32} - 0.442083X_{42}$。方差分析结果表明,二次正交旋转组合设计的回归方程与实际拟合较好,因素 X_{12}、X_{22}、X_{32} 和 X_{42} 对 Y 值影响显著($P<0.01$),其余项的影响不显著,见表2-17、表2-22。

表2-22　二次多项模型方差分析结果

来源	自由度	平方和	均方	F 值	$P>F$
X_1	1	0.09375	0.09375	2.044092	0.167508
X_2	1	0.098817	0.098817	2.154564	0.156966
X_3	1	0.190817	0.190817	4.160499	0.054156
X_4	1	0.01215	0.01215	0.264914	0.612139
X_{12}	1	6.043606	6.043606	131.7726	0.0001
X_1X_2	1	0.065025	0.065025	1.417782	0.247055
X_1X_3	1	0.0324	0.0324	0.706438	0.410097
X_1X_4	1	0.1444	0.1444	3.148446	0.0905
X_{22}	1	6.078422	6.078422	132.5318	0.0001
X_2X_3	1	0.065025	0.065025	1.417782	0.247055
X_2X_4	1	0.004225	0.004225	0.09212	0.764485
X_{32}	1	11.21801	11.21801	244.5934	0.0001
X_3X_4	1	0.5041	0.5041	10.99122	0.00329
X_{42}	1	6.254006	6.254006	136.3601	0.0001
Mode	14	30.80475	2.200339	47.97541	0.0001
Error	21	0.963142	0.045864		
Total	35	31.76789			

2.响应面分析

利用 SAS V8.2 响应值优化程序作响应面图及等高线图。在本研究水平范围内 Y 存在最大值,即等高线图标注的中心点。随着黄芪粉和黄豆粉添加量分别由 20% 和 6% 增至 30% 和 10%,黄酮含量逐渐升高,并在原点位置达到最高值,见图2-23。随着水和碳酸钙添加量分别由 49.8% 和 0.1% 增加至 59.8% 和 0.2%,黄酮含量也逐渐升高,并在原点位置达到最高值,见图2-24。

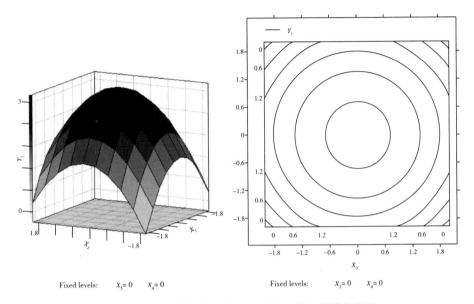

图 2-23　黄芪粉与黄豆粉交互响应面图及其等高线图

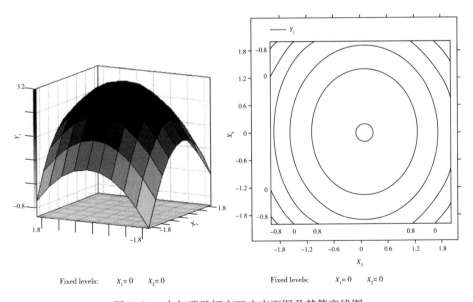

图 2-24　水与碳酸钙交互响应面图及其等高线图

3.优化分析

为确定黄芪固态发酵培养基各因素的最优水平,应用 SAS V8.2 软件优化程序求得当 Y 值最大时,四个因素水平取在中心点,即黄芪粉 30%、黄豆粉 10%、碳酸钙 0.2%、水 59.8%,黄芪固态发酵物中的黄酮含量达 3.21 mg/g。

4.验证试验

三次重复固态发酵后,固态发酵物中黄酮含量分别为 3. 17 mg/g、3. 24 mg/g 和 3. 16 mg/g,平均值为 3. 19 mg/g,与预测值相符。

四、讨论与小结

纤维素酶能提高黄芪中有效成分的提取率(郑立颖,2005),利用产纤维素酶解淀粉芽孢杆菌发酵黄芪是提高黄芪利用率的有效途径之一。本试验应用分离筛选的产纤维素酶解淀粉芽孢杆菌发酵黄芪,旨在为研发黄芪发酵中药奠定技术基础。目前,有关产纤维素酶解淀粉芽孢杆菌的研究报道较少。李红亚等(2015)应用分离筛选的产纤维素酶解淀粉芽孢杆菌降解玉米秸秆,试验证实,对木质纤维素具有较强的降解作用,其降解能力优于已报道的芽孢杆菌、杂色云芝和草菇等白腐真菌。崔海洋等(2014)研究了筛选的解淀粉芽孢杆菌菌株产纤维素酶能力,结果表明,该菌株除产生的微晶纤维素酶酶活力较弱外,产生的滤纸酶、β-葡萄糖苷酶和羧甲基纤维素酶酶活力均相对较高,菌株具有较强降解纤维素能力。

依据解淀粉芽孢杆菌分离株的生物学特性及研发目的,本试验以黄芪粉、玉米粉、黄豆粉等原材料为对象,筛选拟用于黄芪产业化固态发酵的培养基组分,结果表明,黄芪粉、黄豆粉和 $CaCO_3$ 是有利于黄芪发酵的高效成分,试验优化的固态发酵培养基为:黄芪粉 30%、黄豆粉 10%、$CaCO_3$ 0. 2%、水 59. 8%。利用优化的固态培养基 37 ℃ 发酵培养 24 h,固态发酵物中黄酮含量达到 3. 21 mg/g。目前,用于发酵黄芪的菌种主要是乳酸菌和灵芝菌,且发酵方式多为液态发酵,尚未见解淀粉芽孢杆菌用于中药发酵的报道。虽然有学者开展了利用其他种属微生物固态发酵黄芪的研究,但黄芪添加量较低,仅为 8. 33%(郁帅陆,2007),而本试验增至 30%,明显提高了黄芪发酵制品生产效率,降低了生产成本。本研究结果更能符合产业化生产的现实条件,易于实现产业化。

第六节 黄芪固态发酵工艺的优化

黄芪是中草药中最常用的补气药之一,具有补气升阳、益卫固表、利水消肿、脱疮生肌等功效。现代药理学研究表明,黄芪具有增强机体免疫力、抗脂质过氧化损伤、增加红细胞数目、保肝、抗病毒、抗疲劳、抗肿瘤等多种生物学功效(吕晓静,2014)。中草药细胞壁主要是由纤维素、半纤维素、果胶质和木质素等成分构成的致密结构,其有效成分大多包裹在致密细胞壁内,提纯时不易析出。为提高黄芪有效成分的提取率,用纤维素酶预处理能显著提高黄芪甲苷和黄芪多糖的收率(郑立颖,2005)。应用可降解纤维素的微生物发酵中药,微生物代谢过程中分泌的纤维素酶可裂解细胞壁纤维,从而有利于中药有效成分向胞外释放,提高中药成分的提取率(张丽霞,2012)。研究表明,中药材黄芪经生物发酵后能明显增强机体的免疫力,促进动物生长(许秀平,2007)。解淀粉芽孢杆菌是一种好氧芽孢杆菌,易生长,抗逆性强,其生长代谢的菌质具有丰富的生物学活性和广泛的抗致病菌功能(YOSHIDA S,2001)。近期,笔者从黄芪样品中分离出 1 株产纤维素酶解淀粉芽孢杆菌,并拟用作黄芪发酵的菌种。在筛选优化解淀粉芽孢杆菌固态发酵黄芪培养基的基础上,本试验对该菌株固态发酵黄芪的工艺进行研究,旨在为发酵黄芪的产业化生产奠定技术基础。

一、材料与设备

(一)菌株与主要试剂

产纤维素酶解淀粉芽孢杆菌 SSYB 株,由本研究室分离鉴定并保存。黄芪固态发酵培养基(以重量计):黄芪粉(过 40 目筛)30%、黄豆粉 10%、$CaCO_3$ 0.2%、水 59.8%,pH 值自然。

黄芪,河北凯达药业有限公司产品;黄芪甲苷对照品(批号为 20050907),上海金穗生物科技有限公司产品;其他试剂均为分析纯。

(二)主要仪器

实验所用的主要仪器设备见表 2-23。

表 2-23 实验所用主要仪器

仪器	型号	产家
双束紫外—可见分光光度计	UV-1900PC	上海佑科仪器仪表有限公司生产
分析天平	FA-G	常州万泰天平仪器有限公司生产
电热恒温干燥箱	WHL-25	天津市泰斯特仪器有限公司生产
离心机	TDL-60B	上海安亭科学仪器厂生产
恒温振荡器	HZQ-FX	哈尔滨市东联电子技术开发有限公司生产

二、方法

（一）发酵工艺优化

以黄芪甲苷提取量为参考指标,在考察发酵菌接种量、发酵时间和发酵温度单因素试验基础上,选择发酵时间(A)、菌种接种量(B)和发酵温度(C)三个因素,设计三因素三水平正交试验,考察不同因素和水平对发酵黄芪中甲苷提取量的影响,根据试验结果优化黄芪固态发酵工艺。正交试验的因素与水平设计见表2-24。菌种接种量为菌种体积(L)与黄芪固态发酵培养基重量(kg)的百分比。

表2-24　正交试验的因素与水平设计

水平	因素		
	A(h)	B(%)	C(℃)
1	62	1	27
2	68	1.5	32
3	72	2	37

（二）黄芪甲苷测定方法的建立

1.发酵黄芪中甲苷的提取

取解淀粉芽孢杆菌SSYB菌株于37℃培养18 h的肉汤种子液,以2%接种量接种至黄芪固态发酵培养基,于37℃培养70~72 h。取发酵黄芪样品100 g,加入超纯水500 mL,混匀,置振荡器中振荡浸泡60 min;4000 r/min离心10 min;取上清液,置500 mL容量瓶中定容。取提取液50 mL置索氏提取器中,加入正丁醇50 mL进行萃取;弃液再次用正丁醇萃取,合并正丁醇萃取液;加入1% NaOH溶液100 mL,洗涤3次,除去色素后用超纯水洗至中性;收集正丁醇溶液,于70℃水浴挥干溶剂;加入甲醇溶解,定容于25 mL容量瓶中,备用。

2.对照品溶液的制备

精确称取黄芪甲苷对照品15.0 mg,置25 mL容量瓶中,加入甲醇溶解定容,混匀,即得黄芪甲苷对照品溶液。

3.测定波长的选择

精密吸取对照品溶液和供试品溶液各1.0 mL,分别加入试管中,于70℃

水浴挥干溶剂;加入新配制的 5% 香草醛—冰醋酸溶液 0.2 mL、高氯酸 0.8 mL,70℃水浴作用 15 min;取出放冰水浴中,冷却,加入冰醋酸 5 mL,摇匀,以随行试剂作为空白对照,在 400~700 nm 波长范围内进行扫描,筛选最适测定波长。

4.黄芪甲苷标准曲线的绘制

准确吸取黄芪甲苷对照品溶液 0 mL,0.01 mL,0.02 mL,0.03 mL,0.04 mL,0.05 mL,0.06 mL 于试管中,以试剂作为空白对照,显色后在筛选确定的测定波长处测定各溶液吸光度值。以甲苷浓度(x)为横坐标、吸光度值(y)为纵坐标绘制标准曲线。

5.样品溶液及其显色后的稳定性试验

取发酵黄芪甲苷提取液,于室温条件下放置 0 h,1 h,2 h,3 h,4 h,分别取提取液 25 μL,按照步骤 3 中的方法进行显色后测定吸光度值。

另取黄芪甲苷提取液依法进行显色,在室温条件下分别放置 0 h,1 h,2 h,3 h,4 h,取提取液 25 μL 测定吸光度值,计算样品中每克黄芪的甲苷含量。

6.精密度试验

取同批发酵黄芪甲苷提取液样品,按照测定波长的选择中的方法连续重复测定 6 次,计算样品中每克黄芪甲苷含量。

7.重复性试验

取同批发酵黄芪甲苷提取液样品 6 份,按照测定波长的选择中的方法测定吸光度值,计算样品中每克黄芪甲苷含量。

8.回收率试验

精密称取已知甲苷含量的发酵黄芪甲苷提取液样品 6 份,每份 1 g,分别向各样品中加入 0.8 mL,1.0 mL,1.2 mL,1.4 mL,1.6 mL,1.8 mL 甲苷对照品溶液,按照测定波长的选择中的方法显色后测定吸光度值,计算样品中的皂苷含量及回收率。

9.甲苷提取量的测定

取发酵黄芪样品提取液 25 μL,加入试管中,水浴挥干溶剂,按照测定波长的选择中的方法显色,在 543 nm 波长处测定吸光度值,并计算黄芪甲苷提取量,计算公式:

$$X = (C \times V_0 \times V_1 \times N) / (M \times V_2 \times 1000)$$

式中:X——样品中每克黄芪甲苷含量(mg/g);

V_0——经萃取后的样品甲苷提取液体积(mL);

V_1——显色反应体系体积(mL);

V_2——测定吸取体积(mL);

C——从标准曲线计算出的待测液甲苷浓度(μg/mL);

M——样品中黄芪质量(g);

N——样品提取液与待萃取样品提取液的体积比。

三、结果

(一)甲苷含量的测定

1.黄芪甲苷测定波长的确定

筛选结果显示,对照品甲苷与供试品在 543 nm 波长处均有最大吸收峰,故确定测定波长为 543 nm。

2.黄芪甲苷标准曲线的绘制

以 543 nm 为检测波长,经测定甲苷浓度为 1.0 μg/mL,2.0 μg/mL,3.0 μg/mL,4.0 μg/mL,5.0 μg/mL,6.0 μg/mL 时的吸光度值分别为 0.043,0.069,0.091,0.116,0.139,0.165。回归方程为 $y = 0.0241x + 0.0193$,$R^2 = 0.9996$。在 1~6 μg/mL 浓度范围内吸光度值与浓度呈良好的线性关系,见图 2-25。

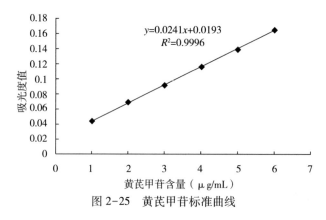

图 2-25 黄芪甲苷标准曲线

3.样品溶液及其显色后溶液稳定性的测定

试验结果表明,样品溶液及其显色后溶液 RSD 分别为 0.069% 和 0.147%,说明样品溶液及其显色后溶液在 4 h 内稳定,见表 2-25。

表2-25　稳定性试验结果

样品溶液			显色后溶液		
时间(h)	甲苷含量(mg/g)	RSD(%)	时间(h)	甲苷含量(mg/g)	RSD(%)
0	6.564		0	6.564	
1	6.558		1	6.559	
2	6.563	0.0693	2	6.552	0.1473
3	6.555		3	6.546	
4	6.566		4	6.540	

4.精密度试验

样品连续测定6次,结果见表2-26。

表2-26　精密度试验结果

样品甲苷测定量(mg/g)						平均含量(mg/g)	RSD(%)
1	2	3	4	5	6		
6.562	6.558	6.567	6.554	6.561	6.563	6.561	0.0678

由表2-26可知,黄芪甲苷平均含量为6.561 mg/g,RSD为0.068%,说明测定方法精密度良好。

5.重复性试验

结果见表2-27。

表2-27　重复性试验测定结果

样品甲苷测定量(mg/g)						平均含量(mg/g)	RSD(%)
1	2	3	4	5	6		
6.332	6.158	6.521	6.536	6.134	6.534	6.369	0.3635

由表2-27可知,黄芪甲苷平均含量为6.369 mg/g,RSD为0.364%,说明测定方法重复性良好。

6.回收率试验

结果见表2-28。

表2-28　回收试验测定结果

编号	实际量(mg)	测定量(mg)	回收率(%)	平均回收率(%)	RSD(%)
1	7.060	7.064	100.06		
2	7.151	7.146	99.93		

续表

编号	实际量(mg)	测定量(mg)	回收率(%)	平均回收率(%)	RSD(%)
3	7.262	7.257	99.93		
4	7.364	7.371	100.10		
5	7.456	7.502	100.62	100.12	0.2543
6	7.563	7.570	100.09		

由表 2-28 可知,黄芪甲苷平均回收率为 100.12%, RSD 为 0.254%,说明应用本方法测定甲苷含量准确可靠。

(二)发酵工艺优化

结果见表 2-29。

表 2-29　发酵工艺试验结果(n=5)

试验号	水平			甲苷(mg/g)
	A(h)	B(%)	C(℃)	
1	62	1	27	5.96
2	62	1.5	32	5.31
3	62	2	37	6.42
4	68	1	32	5.20
5	68	1.5	37	6.23
6	68	2	27	4.96
7	72	1	37	5.45
8	72	1.5	27	5.14
9	72	2	32	5.01
k1	5.90	5.54	5.35	
k2	5.46	5.56	5.17	
k3	5.20	5.46	6.03	
R	0.70	0.10	0.86	

由表 2-29 可知,影响发酵黄芪甲苷释放量的主次因素依次为发酵温度、发酵时间和菌种接种量,优选的黄芪固态发酵工艺为 $A_1B_2C_3$,即发酵时间为 62 h,发酵温度为 37℃,菌种接种量为 1.5%。

四、讨论

目前,用于发酵黄芪的菌种仅见有乳酸菌和灵芝菌的报道,且发酵方式均采用液态发酵方式(马伟,2012;朱新术,2008),生产效率低下。改善中药发酵工艺条件,提高有效成分产率是人们关注的焦点之一。发酵法能够提高中药有效成分的释放,主要是由于细菌产生的纤维素酶对细胞壁的降解作用。本试验结果证实,应用分离筛选的产纤维素酶解淀粉芽孢杆菌发酵黄芪,可有效提高黄芪中主要活性成分的提取率(尹珺伊,2016)。本研究是在筛选了黄芪固态发酵培养基的基础上,又对其固态发酵工艺进行了优化,优化的固态发酵方式更利于产业化生产,可大幅度提高产量。

解淀粉芽孢杆菌是一种较为理想的微生态菌,是农业部允许使用的益生菌饲料添加剂(张娟,2014;孙镇平,2014)。解淀粉芽孢杆菌养殖业中不仅可产生纤维素酶、淀粉酶等多种酶类(崔海洋,2014),而且还可用于动物疾病的防治,促进动物的生长,提高动物生产性能(张娟,2014),其应用领域广泛。孙镇平等(2014)应用固态发酵生产解淀粉芽孢杆菌动物益生菌制剂,但迄今尚未见解淀粉芽孢杆菌用于中药发酵的报道。本研究筛选的黄芪固态发酵工艺为其今后产业化生产奠定了技术基础。

参考文献

[1]康纪婷,吴翔,甘炳成,等. 纤维素酶活力测定方法[J]. 河北农业科学,2010,14(4):151-153.

[2]程仕伟,李坦坦,梁会会. 响应面优化金橙黄微杆菌 YT9 的发酵条件生产纤维素酶[J]. 中国酿造,2013,32(4):48-51.

[3]Jorgensen H,Morkeberg A,Krogh K BR,et al. Growth and enzyme production by three Penicillium species on monosaccharides[J]. Journal of Biotechnology,2004,109:309-313.

[4]王义甫,何艳玲,孔令娜. 饲用纤维素酶测定方法的探讨[J]. 新饲料,2007,02:33-35.

[5]吴琳,景晓辉,黄俊生. 产纤维素酶菌株的分离、筛选及酶活性测定[J]. 安徽农业科学,2009,37(17):7855-7857.

[6]杨婕,叶秀云,严芬,等. 产高温纤维素酶木霉菌株的筛选、鉴定及酶学性质

研究[J]. 中国生物工程杂志,2012,32(7):60-65.

[7]赵玉萍,杨娟. 四种纤维素酶酶活测定方法的比较[J]. 食品研究与开发, 2006,27(3):116-118.

[8]夏服宝,邱雁临,孙宪迅. 纤维素酶活力测定条件研究[J]. 饲料工业,2005, 26(16):23-25.

[9]张全国,张志萍,赵民善,等. 秸秆制氢过程中纤维素酶酶活测定方法研究 [J]. 热科学与技术,2011,10(2):128-132.

[10]焦巧芳. 中药渣微生物转化利用菌种筛选研究[D]. 杭州:浙江师范大 学,2010.

[11]朱新术,杨志强,李建喜,等. 发酵黄芪的乳酸菌的驯化及其与黄芪相互作 用研究[J]. 中国微生态学杂志,2008,20(5):450-455.

[12]李红亚,李术娜,王树香,等. 解淀粉芽孢杆菌 MN-8 对玉米秸秆木质纤维 素的降解[J]. 应用生态学报,2015,26(5):1404-1410.

[13]崔海洋,程仕伟,黄田红,等. 产纤维素酶的解淀粉芽孢杆菌分离鉴定及酶 学性质研究[J]. 食品科学技术学报,2014,32(3):43-47.

[14]王凯,蓝江林,刘波,等. 解淀粉芽孢杆菌 FJAT-8754 产纤维素酶和淀粉酶 特性及发酵条件优化[J]. 福建农业学报,2014,29(4):357-363.

[15]张娟,杨彩梅,曹广添,等. 解淀粉芽孢杆菌及其作为益生菌的应用[J]. 动 物营养学报,2014,26(4):863-867.

[16]王强,彭开松,严兵,等. 枯草芽孢杆菌源抗生素研究进展[J]. 动物医学进 展,2010,31(9):97-101.

[17]戴秀华,张荣胜,陈志谊. 解淀粉芽孢杆菌 LXG11 生物学特性研究[J]. 中 国生物防治学报,2014,30(4):573-580.

[18]朱芝秀,蒋新华,邓舜洲,等. 解淀粉芽孢杆菌的分离鉴定及其对嗜水气单 胞菌抑制作用研究[J]. 中国畜牧兽医,2015,42(3):734-740.

[19]东秀珠,蔡妙英. 常见细菌系统鉴定手册[M]. 北京:科学出版社,2001:620 -630.

[20]刘亚楠,习丙文,梁利国,等. 1 株嗜水气单胞菌的拮抗菌鉴定及其特性研究 [J]. 水生态学杂志,2014,35(3):82-87.

[21]朱芝秀,蒋新华,舜洲,等. 解淀粉芽孢杆菌的分离鉴定及其对嗜水气单胞 菌抑制作用研究[J]. 中国畜牧兽医,2015,42(3):734-740.

[22]陈成,崔堂兵,于平儒. 一株抗真菌的解淀粉芽孢杆菌的鉴定及其抗菌性研

究[J]. 现代食品科技,2011,27(1):36-39.

[23]王德培,孟慧,管叙龙,等. 解淀粉芽孢杆菌 BI2 的鉴定及其对黄曲霉的抑制作用[J]. 天津科技大学学报,2010,25(6):5-8.

[24]曹海鹏,何珊,刘丽玲,等. 鲟源病原性嗜水气单胞菌拮抗芽孢杆菌的鉴定及其生物学特性[J]. 微生物学通报,2011,38(9):1377-1378.

[25]车晓曦,李社增,李校. 一株解淀粉芽孢杆菌发酵培养基的设计及发酵条件的优化[J]. 安徽农业科学,2010,38(18):9402-9405.

[26]孙镇平,刘洪红,王忠敏,等. 解淀粉芽孢杆菌固体培养条件的研究[J]. 扬州大学学报(农业与生命科学版)究,2014,35(1):27-30.

[27]单哲,李敬盼,孙镇平,等. 解淀粉芽孢杆菌液体发酵动态变化规律的研究[J]. 饲料研究,2015,7:65-69.

[28]孙波,陈静,刘江,等. 黄芪多糖在动物饲料添加剂与免疫增强剂中的应用[J]. 动物医学进展,2014,35(7):111-114.

[29]郭晓奎,袁杰利. 益生菌安全性的现状与对策[J]. 中国微生态学杂志,2009,21(6):576-577.

[30]张娟,杨彩梅,曹广添,等. 解淀粉芽孢杆菌及其作为益生菌的应用[J]. 动物营养学报,2014,26(4):863-867.

[31]黄虎翔,张万明. 解淀粉芽孢杆菌的流行状况及毒素作用[J]. 国际检验医学杂志,2010,31(3):243-244.

[32]朱芝秀,蒋新华,邓舜洲,等. 解淀粉芽孢杆菌的分离鉴定及其对嗜水气单胞菌抑制作用研究[J]. 中国畜牧兽医,2015,42(3):734-740.

[33]栗素军,邢焕,孙永波,等. 解淀粉芽孢杆菌在畜禽养殖中的应用研究进展[J]. 中国畜牧兽医,2016,43(10):261-2620.

[34]王苇,秦瑶,李爽,等. 枯草芽孢杆菌微生态制剂的研究进展[J]. 中国畜牧兽医,2013,40(11):217-220.

[35]尹珺伊,侯美如,王岩,等. 周产纤维素酶解淀粉芽孢杆菌分离株的生物学特性研究[J]. 动物医学进展,2016,26(4):479-482.

[36]张新雄,彭峰,毛广平,等. 饲用芽孢杆菌研究与应用进展[J]. 应用与环境生物学报,2013,19(5):891-897.

[37]申莉莉,王凤龙,钱玉梅,等. 解淀粉芽孢杆菌 Ba33 对烟草的促生及抗 TMV 作用[J]. 吉林农业大学学报,2010,32(4):383-386.

[38]农业部颁发《新兽药一般毒性试验技术要求》农业部兽药评审中心. 兽药研

究技术指导原则汇编(2006—2011 年)[M].北京:化学工业出版社,2012.

[39]中华人民共和国卫生部.保健食品检验与评价技术规范[S].北京:卫生部,2003.

[40] Vesterlund S, Vankerckhoven V, Saxelin M, et al. Safety assessment of Lactobacill us strains:Presence of putative risk factors in faecal, blood and probiotic isolates[J]. Int J Food Microbiol,2007,3:325-331.

[41]杜威,黄琴,付爱坤,等.解淀粉芽孢杆菌 SC06 对免疫抑制小鼠肠道细菌酶活性和肠黏膜屏障功能的影响[J].动物营养学报,2014,26(3):819-826.

[42]解傲,袁杰利.乳酸菌 DM9054、DM9057 的安全性评价[J].中国微生态学杂志,2011,23(9):774-779.

[43]刘淑英,孟军,汪勇沛,等.动物微生态制剂菌种的毒性试验[J].上海畜牧兽医通讯,2009,2:2-3.

[44]张保全,朱年华.芽孢杆菌在畜牧业中应用的研究进展[J].江西畜牧兽医杂志,2007,1:2-3.

[45]李晶,杨谦,等.枯草芽孢杆菌 B29 菌株防治黄瓜枯萎病的田间效果及安全性评价初报[J].中国蔬菜,2009,2:30-33.

[46]王慧敏,张艳丽,王建辉.生防菌株 E26 对部分生态因子的影响[J].中国农业科学,2002,35(1):38-41.

[47]曹海鹏,安健,陈百尧,等.鳄源嗜水气单胞菌拮抗解淀粉芽孢杆菌的安全性分析[A].2012 年中国水产学会学术年会论文摘要集[C].2012.

[48]曹海鹏,周呈祥,何珊,等.具有降解亚硝酸盐活性的解淀粉芽孢杆菌的分离与安全性分析[J].环境污染与防治,2013,35(6):16-20.

[49]王景会,李达,姜媛媛,等.枯草芽孢杆菌 JAASB4 的安全性评价[J].吉林农业科学,2015,40(5):102-103.

[50]张玉芹,高加明,张成省,等.枯草芽孢杆菌菌株 Tpb55 的安全性毒理学研究[J].中国生物防治学报,2013,29(4):601-606.

[51]李文明,谷医林,王远宏,等.解淀粉芽孢杆菌 LJ1 对实验鼠的急性毒性研究[J].农药学学报,2013,15(4):434-438.

[52]李剑欣,张绪梅,徐琪寿.色氨酸的生理生化作用及其应用[J].氨基酸和生物资源,2005,27(3):58-62.

[53]刘勇,张勇,张和平.世界益生菌安全性评价方法[J].中国食品学报,2011,11(6):141-151.

［54］Nishina P M, Freedland R A. Effects of propionate on lipid biosynthesis in isolated rat hepatocytes［J］. JNutri,1990,120(7):668-670.

［55］徐进,刘秀梅,杨宝兰,等. 中国常用益生菌菌种的耐药性研究［J］. 卫生研究,2008,5:30-32.

［56］安健,曹海鹏,陈百尧,等. 解淀粉芽孢杆菌的安全性分析［J］. 动物医学进展,2013,34(1):16-19.

［57］丁自勉,石凤敏. 中国中草药饲料添加剂的现状与展望［J］. 世界科学技术-中医药现代化,2013,15(3):30-31.

［58］于莲,马丽娜,杜妍,等. 微生态制剂研究进展［J］. 中国微生态学杂志,2012,24(1):43-46.

［59］康纪婷,吴翔,甘炳成,等. 纤维素酶活力测定方法［J］. 北农业科学,2010,14(4):151-153.

［60］陈永强,徐春,徐凯,等. 微生物发酵转化甘草提高其药效的研究［J］. 四川大学学报,2007,44(5):1147-1150.

［61］黄艳,覃拥灵,凌敏,等. 不同碳源诱导康氏木霉产纤维素酶的研究［J］. 中国酿造,2008,15(8):41-44.

［62］罗晓妙,王英. 纤维素酶的产生及其食品工业中的应用［J］. 中国食品添加剂,2003(6):90-92. PHam

［63］吴敏峰,耿秀蓉,祝小,等. 产纤维素酶芽孢杆菌的分离鉴定［J］. 词料工业,2006,27(20):21-24.

［64］王凯,蓝江林,刘波,等. 芽孢杆菌在农作物糖秆资源化利用方面的研究进展［J］. 福建农业学报,2013,28(11):1180-1184.

［65］肖春玲,徐常新. 微生物纤维素酶的应用研究［J］. 微生物学杂志,2002,22(2):33-35.

［66］夏服宝,邱雁临,孙宪迅. 纤维素酶活力测定条件研究［J］. 饲料工业,2005,26(16):23-25.

［67］赵玉萍,杨娟. 四种纤维素酶酶活测定方法的比较［J］. 食品研究与开发,2006,27(3):116-118.

［68］姜心,陈伟,周波,等. 纤维素酶活测定影响因素的研究［J］. 食品工业科技,2010,31(5):265-268.

［69］杨婕,叶秀云,严芬,等. 产高温纤维素酶木霉菌株的筛选、鉴定及酶学性质研究［J］. 中国生物工程杂志,2012,32(7):60-65.

[70] Mary ES, Louis MAA, Dirk H, et al. Safety assessment of probiotics for human use[J]. Gut Microbes, 2010, 1(3): 164-185.

[71] 杨秀荣, 刘水芳, 孙淑琴, 等. 生防细菌 B579 的活性稳定性及其对作物安全性研究[J]. 植物保护, 2008, 34(3): 58-60.

[72] 王涛. 一株芽孢杆菌的鉴定及遗传稳定性的研究[J]. 词料博览, 2009, 18(2): 28-29.

[73] 张崇, 赵秀香, 宋影, 等. 枯草芽孢杆菌 SN-02 发酵液的抑菌谱及稳定性研究[J]. 开发与应用, 2007, 17(4): 71-73.

[74] 徐进, 刘秀梅, 杨宝兰, 等. 中国常用益生菌菌种的耐药性研究[J]. 卫生研究, 2008, 5(3): 30-32.

[75] 吕晓静, 孟小宾, 王小武, 等. 黄芪多糖的免疫作用机制研究进展[J]. 中国兽药杂志, 2014, 48(5): 66-69.

[76] 张丽霞, 高文远, 王海洋. 微生物技术在中药炮制中的应用[J]. 中国中药杂志, 2012, 37(24): 3695-3700.

[77] YOSHIDA S, HIRADATE S, TSUKAMOTO T, et al. Antimicrobial activity of culture filtrate of *Bbacillus amyloliquefaciens* RC-2 isolated from mulberry leaves [J]. *Biol Control*, 2001(91): 181-187.

[78] 张娟, 杨彩梅, 曹广添, 等. 解淀粉芽孢杆菌及其作为益生菌的应用[J]. 动物营养学报, 2014, 26(4): 863-867.

[79] 陈成, 崔堂兵, 于平儒. 一株抗真菌的解淀粉芽孢杆菌的鉴定及其抗菌性研究[J]. 现代食品科技, 2011, 27(1): 36-39.

[80] 郑立颖, 魏彦明, 陈龙. 纤维素酶在黄芪有效成分提取中的应用[J]. 甘肃农业大学学报, 2005, 40(1): 94-96.

[81] 李红亚, 李术娜, 王树香, 等. 解淀粉芽孢杆菌 MN-8 对玉米秸秆木质纤维素的降解[J]. 应用生态学报, 2015, 26(5): 1404-1410.

[82] 崔海洋, 程仕伟, 黄田红, 等. 产纤维素酶的解淀粉芽孢杆菌分离鉴定及酶学性质研究[J]. 食品科学技术学报, 2014, 32(3): 43-47.

[83] 郁帅陆, 何旬, 陆利霞, 等. 黄芪固态发酵中有效成分的变化[J]. 食品与药品, 2007, 9(3): 8-11.

[84] 吕晓静, 孟小宾, 王小武, 等. 黄芪多糖的免疫作用机制研究进展[J]. 中国兽药杂志, 2014, 48(5): 66-69.

[85] 郑立颖, 魏彦明, 陈龙. 纤维素酶在黄芪有效成分提取中的应用[J]. 甘肃农

业大学学报,2005,40(1):94-96.

[86]张丽霞,高文远,王海洋.微生物技术在中药炮制中的应用[J].中国中药杂志,2012,37(24):3695-3700.

[87]许秀平,周业飞,储瑞华,等.芝芪菌质增强肉鸡免疫力和促进生长的试验报告[J].中国家禽,2007,29(15):57-58.

[88] YOSHIDA S, HIRADATE S, TSUKAMOTO T, et al. Antimicrobialactivity of culture filtrate of Bbacillus amyloliquefaciens RC－2 isola－ted from mulberry leaves [J]. Biological Control,2001 (91):181-187.

[89]马伟,贾艳姝,刘秀波,等.保加利亚乳杆菌发酵黄芪工艺优化[J].中医药学报,2012,40(6):44-46.

[90]朱新术,杨志强,李建喜,等.发酵黄芪的乳酸菌的驯化及其与黄芪相互作用研究[J].中国微生态学杂志,2008,20(5):450-451.

[91]尹珺伊,侯美如,王岩,等.产纤维素酶解淀粉芽孢杆菌分离株的生物学特性研究[J].动物医学进展,2016,37(6):45-48.

[92]张娟,杨彩梅,曹广添,等.解淀粉芽孢杆菌及其作为益生菌的应用[J].动物营养学报,2014,26(4):863-867.

[93]孙镇平,李洪红,王忠敏,等.解淀粉芽孢杆菌固体培养条件的优化[J].扬州大学学报(农业与生命科学版),2014,35(1):42-45.

[94]崔海洋,程仕伟,黄田红,等.产纤维素酶的解淀粉芽孢杆菌分离鉴定及酶学性质研究[J].食品科学技术学报,2014,32(3):43-47.

第三章　发酵黄芪成分分析

第一节　紫外分光光度法检测黄芪多糖含量

黄芪为豆科植物蒙古黄芪或膜荚黄芪的干燥根(徐丽莉,2011)。其化学成分众多,主要的活性成分包括皂苷类、多糖类(仝欣,2011)。其中,黄芪多糖已经作为免疫增强剂和抗病毒药物在动物保健和疾病防治方面得到应用(郭振军,2008),能否对其进行快速、有效的质量控制就成为稳定市场、打击假药劣药的关键。多糖含量的测定方法有很多,如紫外分光光度法、滴定法、高效液相色谱法、气相色谱法、薄层扫描法(于晓辉,2008),在这些检测方法中,紫外分光光度法设备造价低廉、操作简便、更易于推广,可成为快速检测的首选方法,因此,本试验采用紫外分光光度法测定黄芪药材中的黄芪多糖含量,为保证药材质量,区分假药劣药提供有效手段。

一、材料及设备

(一)试剂

苯酚、浓硫酸、无水乙醇均为分析纯。

(二)对照品

D(+)-无水葡萄糖,上海金穗生物科技有限公司,批号:20160302,纯度:98%。

(三)样品

黄芪,河北凯达药业有限公司。

(四)实验仪器

实验所用的主要仪器设备见表3-1。

表3-1　实验所用主要仪器

所用仪器	仪器型号	厂家
电子天平	WT-1003H	赛多利斯科学仪器有限公司
恒温磁力搅拌器	ZNCL-S	上海羌强仪器设备有限公司
帕恩特标准试剂级超纯水机	PINE-TREE	北京湘顺源科技有限公司
双束紫外可见分光光度计	UV-1900PC/UV-1901	上海佑科仪器仪表有限公司
恒温水浴锅	HHS21-4	北京长安科学仪器厂

二、方法

(一)黄芪多糖提取

称取黄芪粉1 g,加入10mL超纯水,放置于微量振荡器上,振荡1 h,离心取上清,弃沉淀,向上清中加入乙醇至终浓度为75%,静置过夜,离心,收集沉淀,沉淀加水后于70 ℃水浴,溶解并稀释至合适的浓度,用于多糖含量的测量。

(二)无水葡萄糖及黄芪多糖全波长扫描

取经105 ℃干燥恒重的无水葡萄糖标准品用超纯水制成40 μg/mL水溶液,黄芪多糖提取方法的黄芪多糖经适当稀释,以超纯水为空白对照,置于1 cm石英吸收池中,用双光束紫外分光光度计在400~700 nm波长间对两者进行扫描,扫描间隔1.0 nm,绘制紫外吸收图谱,选取最适吸收峰。

(三)标准曲线的绘制

精密称取经105 ℃干燥恒重的葡萄糖标准品0.1 g,置于100 mL容量瓶中,加水溶解至稀释刻度,摇匀,即得标准品溶液(每1 mL含无水葡萄糖1 mg)。

精密称取标准品溶液0.25mL、0.5 mL、1.0 mL、2.0 mL、3.0 mL、4.0 mL、5.0 mL共7组,分别置50 mL容量瓶中,加水至刻度,摇匀,精密吸取2 mL,加入5%苯酚溶液 1 mL,混匀,迅速加入浓硫酸 5 mL,振荡 5 min,置沸水浴加热 15 min,取出,迅速置冰浴中冷却 30 min,取出,以蒸馏水为空白,在选取的最适吸收峰进行吸光度值测定。

(四)稳定性试验

配制浓度为 60 μg/mL、40 μg/mL、20 μg/mL 的无水葡萄糖溶液,按"标准曲线的绘制"中方法进行,分别于反应 0 min、5 min、10 min、20 min、30 min 对吸光度进行测定。

(五)回收率试验

取黄芪粉 1 g 共 6 份,分别加入不同量的无水葡萄糖溶液 0.5mL、0.6 mL、0.7 mL、0.8 mL、0.9 mL、1 mL(每 1 mL 含无水葡萄糖 1 mg),加入超纯水定容 10 mL,参照"黄芪多糖提取"项下样品溶液制备方法制备样品,参照"标准曲线的绘制"项下测定方法测定并计算多糖含量。

(六)样品测定

取 3 批黄芪样品粗粉 5.0 g,精密称定,按供试品溶液制备方法制备样品溶液,按"标准曲线的绘制"方法测定并计算黄芪样品中的多糖含量。

三、结果

(一)无水葡萄糖标准品及黄芪多糖提取物全波长扫描

由吸收光谱可知无水葡萄糖在 400~700 nm 扫描区间,在 430.0 nm、491.0 nm 处有最大吸收峰,扫描图谱见图 3-1;黄芪多糖在 430 nm、487 nm 处有最大吸收峰,峰值情况见表 3-2,扫描图谱见图 3-2。

表 3-2　无水葡萄糖标准品及黄芪多糖紫外吸收峰值

无水葡萄糖标准品		黄芪多糖提取物	
波长(nm)	吸光度(Abs)	波长(nm)	吸光度(Abs)
430	0.232	430	0.051
491	0.545	487	0.094

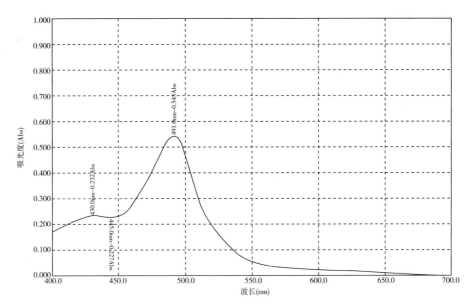

图 3-1 无水葡萄糖紫外吸收光谱图

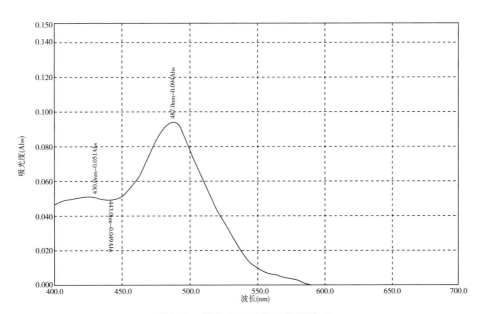

图 3-2 黄芪多糖紫外吸收光谱图

无水葡萄糖标准品及黄芪多糖在 430 nm 处均有吸收峰,但峰值小于 491 nm 或 487 nm 处峰值,同时黄芪多糖在 $OD_{491\ nm}$ 值为 0.094,$OD_{487\ nm}$ 值为 0.093,对样品的测定影响不大,为此选择 491 nm 为测定波长。

(二)标准曲线的绘制

以 491 nm 为检测波长,对倍比稀释液进行吸光度测定结果见表 3-3。

表 3-3　标准品溶液的吸光度

浓度(μg/mL)	吸光度(Abs)
1.25	0.089
2.5	0.157
5	0.285
10	0.545
15	0.820
20	1.083
25	1.386

将以上数据以无水葡萄糖浓度为 x 轴,吸光值为 y 轴进行回归分析,其回归曲线见图 3-3。

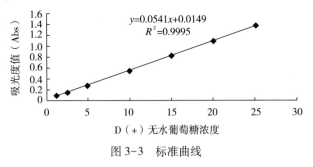

图 3-3　标准曲线

回归方程为:$y = 0.0541x + 0.0149$　$R^2 = 0.9995$

试验结果表明,在 1.25~25 μg/mL 浓度范围内,吸收度与浓度呈良好的线性关系。

（三）稳定性试验

3 种不同浓度的无水葡萄糖溶液在 0 min、5 min、10 min、20 min、30 min 稳定性试验结果见表 3-4，结果表明显色反应在 30 min 内，溶液吸收度无明显变化，稳定性较好。

表 3-4　稳定性试验

| 样品 | 时间（min） | | | | | RSD（%） |
	0	5	10	20	30	
样品 1（60 μg/mL）吸收度	0.820	0.820	0.819	0.819	0.817	0.1495
样品 2（40 μg/mL）吸收度	0.545	0.545	0.545	0.544	0.543	0.1643
样品 3（20 μg/mL）吸收度	0.285	0.285	0.285	0.284	0.283	0.3145

（四）回收率试验

6 份不同含量样品的回收率见表 3-5。

表 3-5　回收率试验

样品编号	加入黄芪多糖（mg）	葡萄糖加入量（mg）	测出量（mg）	回收率（%）	平均回收率（%）	RSD（%）
1	1.85	0.5	2.34	99.57		
2	1.83	0.6	2.45	100.82		
3	1.87	0.7	2.56	99.61	99.94	0.5274
4	1.81	0.8	2.60	99.62		
5	1.90	0.9	2.79	99.64		
6	1.79	1	2.80	100.36		

（五）样品含量测定

3 批黄芪中黄芪多糖含量测定结果，如表 3-6 所示。

表 3-6　黄芪中黄芪多糖含量测定　　　　　　　　　　　　　　　　mg/g

批次	黄芪多糖含量	平均含量
20170402	1.509	
20170426	1.503	1.508±0.042
20170513	1.511	

四、讨论

黄芪多糖含量的检测方法有很多,其中比色法(紫外分光光度法)为经典的检测方法之一,包括苯酚—浓硫酸及蒽酮—浓硫酸两种。

本文选取了苯酚—硫酸法,该方法测定黄芪多糖的原理是:糖在浓硫酸作用下,脱水生成的糠醛或羟甲基糠醛,能与苯酚缩合成一种橙红色化合物,其颜色深浅与糖的含量呈正比(于晓辉,2008),在一定波长下有最大吸收峰,本实验对无水葡萄糖及黄芪多糖在400~700 nm扫描,选取491 nm为测定波长,紫外分光光度法方法简单,仪器普及程度高,试剂易得价格低廉,稳定性及灵敏度高,实验时基本不受蛋白质存在的影响,便于临床应用推广。

第二节　黄芪发酵中黄芪甲苷含量检测

黄芪系常用扶正中药之一,具有益气固表,补气养血,利水消肿,脱毒,敛疮生肌等功能(徐丽莉,2011),被广泛应用于人类及动物疾病的预防与治疗中。随着对黄芪制剂研究的逐步深入,运用微生物发酵手段替代传统炮制技术的研究也取得了一定的进展(徐荣芳,2011)。由于黄芪发酵产物受发酵物料组分、发酵菌种及发酵工艺等因素的影响,因此其有效活性成分的含量也不相同。黄芪中的主要活性成分是黄芪甲苷,黄芪甲苷也是《中国药典》中黄芪质量标准检测的标志物(国家药典委员会,2015)。由于药典中使用的检测方法是薄层扫描法(国家药典委员会,2000)与HPLC-WLSD(国家药典委员会,2015)检测法,这些方法在含量测定中存在着试剂腐蚀性强,实验误差大、蒸发光散射器普及面不广等问题。为丰富黄芪发酵程度及产品质量评价方法,本节运用HPLC-UV法检测黄芪甲苷含量,同时,比较黄芪固态发酵对黄芪甲苷含量的影响,为发酵黄芪制品的质量控制提供数据支持,为生产应用提供质量保障。

一、材料与设备

(一)实验仪器

实验所用的主要仪器设备见表3-7。

表 3-7 实验所用主要仪器

所用仪器	仪器型号	厂家
电子天平	WT-1003H	赛多利斯科学仪器有限公司
紫外检测器	SPD-20A	日本岛津公司
二元泵	LC-20AT	日本岛津公司
色谱工作站	Labsolution	日本岛津公司
恒温磁力搅拌器	ZNCL-S	上海羌强仪器设备有限公司
帕恩特标准试剂级超纯水机	PINE-TREE	北京湘顺源科技有限公司
超声清洗仪	KQ5200B	昆山市超声仪器有限公司
恒温水浴锅	HHS21-4	北京长安科学仪器厂
恒温振荡器	HZQ-FX	哈尔滨市东联电子技术开发有限公司

（二）菌株与试剂

产纤维素酶解淀粉芽孢杆菌 SSY1 株,由本研究室分离鉴定并保存;黄芪甲苷标准品(含量:98%,批号:20160924),上海金穗生物科技有限公司产品;黄芪,河北凯达药业有限公司产品;乙腈(色谱纯,批号:20161210)、甲醇(色谱纯,批号:20161108),天津市科密欧化学试剂有限公司产品。

二、方法

（一）标准品制备

精密称取 4.8 mg 黄芪甲苷标准品,置于 10 mL 容量瓶中,加入适量流动相,超声溶解,定容至刻度,备用。

（二）发酵黄芪及对照品制备

黄芪的发酵:按照黄芪粉 30%、黄豆粉 10%、$CaCO_3$ 0.2%、水 59.8%组分制备发酵培养基。取解淀粉芽孢杆菌种子液,以 2%接种量接种黄芪发酵培养基,在 37 ℃发酵培养 72 h,发酵物中活菌数约为 $7.67×10^8$ CFU/g。

对照品:另外取无菌肉汤,按 2%接种量接种黄芪固态发酵培养基,按照发酵黄芪制备方法进行发酵培养。

（三）有效成分的提取

取发酵组及对照组固体培养基各 5 g，分别加水 50 mL，置于微量振荡器上混匀 1 h，离心取上清，分别置于分液漏斗中，加入正丁醇 50 mL，进行萃取。弃液再次用正丁醇萃取，合并正丁醇萃取液，加入 1%NaOH 溶液 100 mL，洗涤 3 次，除色素后用超纯水洗至中性，收集正丁醇溶液，置 70 ℃ 水浴挥干溶剂，加甲醇溶解，待完全溶解后定容至 5 mL，摇匀，经 0.45 μm 滤膜过滤，超声除气，备用。

（四）色谱条件

Inertsustain C18 色谱柱（150 mm×4.6 mm，5 μm），流动相:乙腈：水（32：68），检测波长 203 nm，柱温:25 ℃，流速:1 mL/min，进样量:20 μL。

（五）系统适应性实验

分别取标准品、发酵黄芪组及对照组黄芪甲苷提取液，经超声，过 0.45 μm 滤膜后进样 20 μL，对方法系统适应性进行考察。

（六）线性关系考察

用流动相稀释黄芪甲苷标准品溶液，稀释浓度分别为 0.48 mg/mL、0.36 mg/mL、0.24 mg/mL、0.12 mg/mL、0.06 mg/mL，摇匀，经 0.45 μm 滤膜过滤，超声除气，备用。按上述色谱条件对黄芪甲苷含量进行测定，以液相色谱峰峰面积（A）对浓度（C）绘制标准曲线。

（七）精密度试验

精密吸取黄芪甲苷标准品溶液 20 μL，重复进针 6 次，测定的黄芪甲苷峰面积，对方法精密度进行考察。

（八）稳定性试验

取黄芪甲苷标准品分别于 0 h、2 h、4 h、6 h、8 h、10 h 进样 1 次，对方法稳定性进行考察。

（九）加样回收率试验

精密称取已知含量的黄芪粉末各 3 份，分别加入黄芪甲苷标准品溶液

0.5 mL、0.25 mL、0.125 mL,按有效成分的提取方法进行操作,测定峰面积,计算回收率

(十)样品含量测定

取黄芪发酵组及对照组黄芪甲苷提取液各 20 μL,按上述色谱条件对黄芪甲苷含量进行测定。

三、结果

(一)系统适应性实验

由图 3-4 可知,标准品、发酵黄芪组及对照组黄芪甲苷提取液分别在 2.149 min、2.165 min 及 2.157 min 的保留时间出现独立峰。

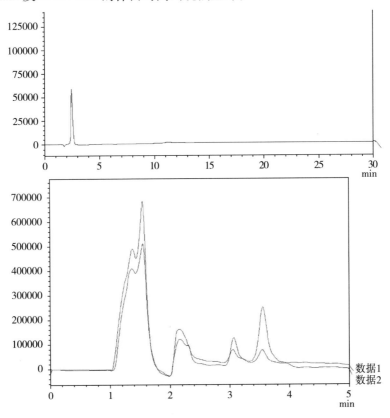

图 3-4 黄芪甲苷标准品(A)、对照组及发酵组黄芪甲苷(B)色谱图
注:(1)黄芪甲苷标准品;(2)发酵组黄芪甲苷;(3)对照组黄芪甲苷

(二)线性关系考察

以液相色谱峰峰面积(A)对浓度(C)绘制标准曲线,结果见图 3-5,其回归曲线为 $A = 2034519.61C - 4711.54$,相关系数 $R^2 = 0.9993$,线性范围为 $0.06 \sim 0.48$ mg/mL,结果表明线性回归较好。

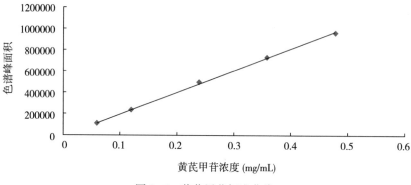

图 3-5 黄芪甲苷标准曲线

(三)精密度试验

黄芪甲苷标准品溶液,重复进针 6 次,测定的黄芪甲苷峰面积分别为 700587、683752、712945、694757、705461,RSD 为 1.58%,表明方法精密度符合要求。

(四)稳定性试验

对黄芪甲苷标准品于不同时间点进针,测得峰面积分别为 700587、723413、695423、687562、713549,RSD 为 2.04%,结果表明,黄芪甲苷在 10 h 内稳定性良好。

(五)加样回收率试验

由表 3-8 可以看出,该方法回收率高,稳定性强,平均回收率可达 99.75%。

表 3-8 回收率试验结果

编号	样品黄芪甲苷含量(mg)	对照品加入量(mg)	测得量(mg)	回收率(%)	平均值(%)	RSD(%)
1	0.138	0.24	0.381	100.79		
2	0.138	0.24	0.373	98.68		

编号	样品黄芪 甲苷含量(mg)	对照品加入量 (mg)	测得量 (mg)	回收率 (%)	平均值 (%)	*RSD* (%)
3	0.138	0.24	0.379	100.26		
4	0.138	0.12	0.26	100.78		
5	0.138	0.12	0.255	98.84		
6	0.138	0.12	0.263	101.94	99.75	2.03
7	0.138	0.06	0.203	102.53		
8	0.138	0.06	0.193	97.47		
9	0.138	0.06	0.191	96.46		

（六）样品含量测定

由表3-9可知,经37 ℃恒温培养72 h,黄芪发酵组与不接菌对照组黄芪甲苷质量分别为(6.336±0.0021) mg/g 和(4.593±0.0025) mg/g,发酵组黄芪甲苷含量明显高于对照组,较对照组高37.95%。

表3-9　发酵黄芪中总皂苷含量的变化(n=3)

组别	含量(mg/g)	平均含量(mg/g)	P 值
对照组	4.596		
	4.591	4.593±0.0025	
	4.594		
			<0.05
发酵组	6.337		
	6.334	6.336±0.0021	
	6.338		

注:*P*>0.05 为两组试验数据差异不显著,*P*<0.05 为两组试验数据差显著。

四、讨论

黄芪甲苷含量的检测方法有薄层色谱法、香草醛—比色法及高效液相色谱法等。已有报道中多采用薄层色谱法,且在2000版《中国药典》及2000年版《中国兽药典》均应用薄层色谱法检测黄芪甲苷含量,该方法能够提供图像用以直接观测并传达色谱结果,制备量大,成本低,速度快,但前处理步骤较多,人为影响因素大,排除干扰困难,准确度差,重现性不好(邬成华,2001)。香草醛—比色法所用试剂具有刺激性气味,腐蚀性强,操作人员需做好必要的防护。由于黄芪甲苷仅在波长 200 nm 处附近有末端吸收,因此,在《中华人民共和国药典》2010 年版 1 部及 2015 年版 1 部中均采用蒸发光散射器(HPLC—ELSD)对黄芪甲苷含量进行检测,但蒸发光散射器成本高,普及率低,还需要配置高压氮气或空气,且试验中还产生有害废气。紫外检测器为高相液相色谱的标准配置,不仅灵敏度高、噪音低、线性范围宽、有较好的选择性,且对环境温度、流动相组成变化和流速波动不太敏感,可等浓度洗脱,亦可梯度洗脱。因此,HLPC—UV 法更易被广泛地应用于黄芪甲苷的质量检测。

对于 HLPC—UV 方法中检测波长及流动相的选择上,由于黄芪甲苷在近紫外区仅在 200 nm 左右有末端吸收,文献中多在 200~210 nm 处选择检测波长,波长越长噪音越小,但灵敏度亦下降,常选用的波长为 200、203 及 205 nm 处,检测流动相多以乙腈—水,选取的浓度不尽相同(李欢欣,2003;李慧,2002;郑志仁,1999;杨春欣,2001;胡芳弟,2003)。通过对以往报道中的检测波长及浓度进行筛选,本文建立的 HPLC—UV 色谱检测条件采用了等浓度洗脱,流动相选择乙腈∶水(32∶68)、流速 1.0 mL/min、检测波长为 203 nm,试验证明,该条件下黄芪甲苷的峰形对称,尖锐,与样品本底有良好的分离,且该方法在 0.06~0.48 mg/mL 范围内线性关系良好,精密度及回收率高,稳定性好,适用于固态发酵黄芪中黄芪甲苷含量的检测。

本文应用分离的解淀粉芽孢杆菌对黄芪固体发酵 72 h,经液相色谱法测定,黄芪甲苷质量分数较对照组提高了 37.95%,这与许多学者的研究结果相一致。王士中(2008)等运用糙皮侧耳菌对黄芪进行发酵,经检测发现发酵后黄芪甲苷含量增加,但增加幅度不高,其推测是由于糙皮侧耳菌在发酵生产过程中产生的丰富酶系,如纤维素酶、半纤维素酶、漆酶和果胶酶等,对黄芪中木质纤维素、半纤维素、木质素和果胶等物质进行分解利用,将黄芪的活性成分充分释放,使黄芪甲苷含量增加。孙豪栋(2011)等通过筛选、诱变育种,获得可以将黄芪皂苷转化为黄芪甲苷的微生物菌株,以突变的伞枝犁头霉作为菌种,进行发酵处理,使黄芪甲苷率从 28.3% 增加至 31.1%,进一步优化培养条件,黄芪甲苷产率最高可达 42.86%。马伟(2013)等运用保加利亚乳酸杆菌发酵黄芪,其黄芪总皂苷质量分数显著升高,增长了 22%。而郁帅陆(2007)等运用灵芝液体种子液对黄芪固体培养基进行发酵,发现黄芪甲苷含量降低,其推测可能因高温灭菌,使连接苷元和多糖的多糖苷键部分断裂,并生成非极性皂苷元,而不能经极性较大的甲醇提取到,使检测结果降低。

由于发酵技术的影响因素是多方面的,受到发酵菌种,发酵成分,发酵条件等因素的影响,产生的活性物质也有所增加或减少,原因也各异,本试验仅对黄芪甲苷的含量变化进行了测定,而并未对其他成分变化进行检测。为探究引起成分增加的原因,笔者对本文分离得到的解淀粉芽孢杆菌产纤维素酶性质进行了研究,发现该菌种具有产纤维素酶的能力。有报道指出纤维素酶可提高黄芪有效成分的释放(郑立颖,2005),这可能是本试验发酵黄芪甲苷含量增加的原因之一。但本试验导致黄芪甲苷含量增加的原因,是解淀粉芽孢杆菌产纤维素酶分解细胞壁,使有效成分释放,或是由菌种将黄芪皂苷转化为黄芪甲苷,抑或是由非极性皂苷元转化为可溶于甲醇溶剂皂苷的结果,仍需进一步的实验和数据加以证实。

第三节　不同提取工艺对黄芪总皂苷的提取效果

中草药有效成分的释放量直接影响着其药效的发挥。根据中草药种类及其有效活性成分性质的不同,应选择较为适宜的提取工艺,以提升有效成分的提取率,提高中药疗效。中药提取有着久远的历史,冷浸渍法、回流法、煎煮法、索氏提取法等都是传统的提取分离手段(刘杨,2012)。然而这些提取工艺往往存在提取时间长、溶剂消耗大、提取效率低下、杂质含量大、操作流程复杂等缺点。随着中药发酵技术的不断开展,大量学者运用发酵技术以实现中药有效成分的释放,这不仅能提高中药有效成分的释放量,而且还可通过微生物对中药的纤维素、糖类、蛋白质等成分的利用和转化,产生包含多种活性成分的制剂或新药(徐荣芳,2012)。

黄芪总皂苷是中药黄芪中的重要生理活性成分,因此黄芪总皂苷常作为黄芪药材的定性定量指标(段亚丽,2005)。研究证实,黄芪中黄芪总皂苷是心脏正性肌力作用的主要有效成分,也是降压的有效成分之一(郭晓宇,2013)。目前,黄芪皂苷提取方法常采用超声波提取法、索氏提取器提取法、发酵法、酶解法、浸泡提取法和大孔树脂吸附法(段亚丽,2005;郭晓宇,2013;徐先祥,2008)。作者利用分离筛选的产纤维素酶解淀粉芽孢杆菌对中药黄芪进行了发酵,为检验生物发酵对中药活性成分释放量的影响,本文以黄芪总皂苷为考察指标,比较了生物发酵发与普通传统提取方法对黄芪皂苷的提取效果,旨在为黄芪活性成分提取提供更为简单、高效的方法。

一、材料与设备

（一）药品与试剂

黄芪，河北凯达药业有限公司产品；黄芪甲苷对照品（批号：20151213），上海金穗生物科技有限公司产品；其他试剂均为分析纯。

黄芪固态发酵培养基：黄芪粉（过40目筛）30 g、黄豆粉10 g、$CaCO_3$ 0.2 g、水59.8 mL。

解淀粉芽孢杆菌 SSYB 菌株，由本研究室分离鉴定并保存。

（二）仪器设备

实验所用的主要仪器设备见表3-10。

表3-10 实验所用主要仪器

所用仪器	仪器型号	厂家
电子天平	WT-1003H	赛多利斯科学仪器有限公司
恒温磁力搅拌器	ZNCL-S	上海羌强仪器设备有限公司
帕恩特标准试剂级超纯水机	PINE-TREE	北京湘顺源科技有限公司
双束紫外可见分光光度计	UV-1900PC/UV-1901	上海佑科仪器仪表有限公司
恒温水浴锅	HHS21-4	北京长安科学仪器厂
低速离心机	KA-1000	上海安亭科学仪器厂

二、方法

（一）总皂苷提取方法

1.发酵水浸法

取解淀粉芽孢杆菌 SSYB 菌株普通肉汤培养种子液，按2%接种量接种黄芪固态发酵培养基，置37 ℃环境培养72 h。取发酵黄芪样品100 g，加入超纯水500 mL，混匀，置振荡器中振荡浸泡60 min，以4000 r/min离心10 min，取上清液，置于500 mL容量瓶中定容。

2.水浸法

取含2%普通肉汤的黄芪固态发酵培养基，置37 ℃环境放置70~72 h，然后取未经发酵的黄芪固态发酵培养基 100 g,加入超纯水 500 mL,混匀,置振荡器中振荡浸泡 60 min,以 4000 r/min 离心 10 min,取上清液,置于 500 mL 容量瓶中定容。

3.发酵水煎法

取发酵的黄芪样品 100 g,加入超纯水 500 mL,混匀,浸泡 30 min,以武火煮沸后,再以文火煮 1 h,边水煎边补水。水煎黄芪固态发酵培养物经 4000 r/min 离心 10 min,取上清液,置于 500 mL 容量瓶中定容。

4.水煎法

取含 2% 普通肉汤的黄芪固态发酵培养基,置 37 ℃环境放置 70~72 h,然后取未经发酵的黄芪固态发酵培养基 100 g,加入超纯水 500 mL,混匀,浸泡 30 min,以武火煮沸后,再以文火煮 1 h,边水煎边补水。水煎黄芪固态发酵培养基经 4000 r/min 离心 10 min,取上清液,置于 500 mL 容量瓶中定容。

(二)样品中黄芪总皂苷的提取

参照文献方法(郑立莹,2005),取"总皂苷提取方法"所述四种方法的提取液各 50 mL,分别置于分液漏斗中,加入正丁醇 50 mL,进行萃取。弃液再次用正丁醇萃取,合并正丁醇萃取液,加入 1% NaOH 溶液 100 mL,洗涤 3 次,除色素后用超纯水洗至中性,收集正丁醇溶液,置 70 ℃水浴挥干溶剂,加甲醇溶解,定容于 25 mL 容量瓶中,备用。

(三)黄芪总皂苷的测定

取样品提取液 25 μL,置 70 ℃水浴中挥干溶剂,加入新配制的 5% 香草醛—冰醋酸溶液 0.2 mL,高氯酸 0.8 mL,70 ℃水浴作用 15 min,取出放冰水浴中,冷却,加入冰醋酸 5 mL,摇匀,以试剂作空白对照,测定波长 543 nm 处测定黄芪甲苷吸光度值,代入标准曲线及计算公式,得黄芪总皂苷提取量。

1.标准曲线: $A = 0.0241C + 0.0193$　　$R^2 = 0.9996$

式中:C——样品中甲苷质量浓度

　　　　A——样品吸光度值

2.计算公式: $X = (C \times V_0 \times V_1 \times N)/(M \times V_2 \times 1000)$

式中:X——样品中每克黄芪总皂苷含量(mg/g)

　　　　V_0——经萃取后的样品总皂苷提取液(mL)

　　　　V_1——显色反应体系体积(mL)

V_2——测定吸取体积(mL)

C——从标准曲线计算出的待测液中总皂苷浓度($\mu g/mL$)

M——样品中黄芪质量(g)

N——样品提取液与待萃取样品提取液的体积比

三、结果

不同工艺对黄芪总皂苷的提取效果,由表3-11可知,发酵水浸法黄芪总皂苷提取量最高,达到6.568 mg/g,其次为水浸法,为5.356 mg/g,水煎法最低,为4.007 mg/g。发酵水浸法较水浸法的总皂苷的提取量提高了22.63%,

水煎法组较水浸法组质量分数降低了33.67%,发酵水煎组较水煎法组总皂苷质量分数有所增加,但仍低于水浸法组。

表3-11 不同工艺对黄芪甲苷的提取效果($n=3$)

组别	发酵水浸法	水浸法	发酵水煎法	水煎法
总皂苷含量	6.568	5.356	4.843	4.007

四、讨论

目前,常用的定量测定黄芪中黄芪总皂苷的方法有薄层扫描法、高效液相色谱法、薄层色谱—分光光度法、比色法、紫外分光光度法等测定方法(张娟,2006)。紫外分光光度法不仅能测定有色物质,还能精确测定有共轭结构的无色物质,属于经典、成熟的方法。因其简便、灵敏、适应面广、常用于皂苷的分析(夏广萍,2008)。因此本试验采用紫外分光光度法测定总皂苷含量。

本试验结果表明,水煎法黄芪总皂苷的提取量均低于相应的水浸法,说明皂苷的热稳定性可能较差,长时间的高温处理会使皂苷受损而致含量下降,这与一些学者研究结果一致。黄芪甲苷在药材中主要是以其结构中C—3位木糖基上不同位置羟基的乙酰化物的形式存在,研究中发现,因黄芪甲苷乙酰化物的化学不稳定性,在制剂生产工艺过程中黄芪甲苷含量受不同处理条件影响较大(郁帅陆,2007)。郁帅陆等(2007)研究证实,黄芪经高温处理后,其皂苷含量降低了63.2%,推测是在高温处理的过程中,可能使极性皂苷中连接苷元和多糖的糖苷键部分断裂生成非极性的皂苷元,从而不能经极性较大的甲醇提取出来,同样本试验也采用了醇类作为萃取剂对黄芪皂苷进行萃取,因为导致皂苷提取量较低。

有关黄芪总皂苷热稳定性的研究报道较少,但对人参总皂苷热稳定性的研究相对较多。余潇苓等(2011)研究证实,对红参须中的5种皂苷高温处理后,其皂苷含量均有所下降,5种皂苷发生了不同程度的降解反应,并发现皂苷糖基的不同结构决定了降解速率的差异。林龙飞等(2012)对人参茎叶水提液中的两种皂苷的热稳定性进行了研究,发现两种皂苷均发生了不同程度的降解,并随加热时间延长和温度的升高,其降解速率也随之加快,在100 ℃、80 ℃和60 ℃条件下加热12 h,皂苷分别降至初始含量的20%、60%及80%,推测是加热条件下发生水解、脱掉糖基、生成皂苷元,使两种皂苷含量下降。由于黄芪总皂苷与人参总皂苷的组成成分及比例存在一定差异,高温引起总皂苷含量下降的原因也可能存在差异。高温处理引起黄芪皂苷含量降低是由于皂苷极性转变影响了测定结果,还是由于皂苷发生了降解或转化成其他物质,尚需进一步研究加以解释。

试验采用水浸法和水煎法两种工艺,比较了发酵黄芪对活性成分总皂苷释放的影响,结果表明,不论是水浸法还是水煎法,发酵黄芪总皂苷的提取量均显著高于非发酵黄芪。这说明黄芪经过产纤维素酶解淀粉芽孢杆菌发酵后,发酵菌产生的纤维素酶降解了中草药细胞壁的组成成分纤维素、木质素等,使包裹在细胞壁内活性成分得以释放,因此,应用产纤维素酶微生物发酵中药有利于活性成分的释放(张娟,2014)。中药发酵无须化学提取剂,工艺简单,成本低,且本试验采用解淀粉芽孢杆菌作为发酵菌种,安全性好,一些学者(沈勇涛,2011;杨敏馨,2016;王世琼,2015)将其作为益生菌添加剂添加到饲料,以提高动物生产性能,因此,发酵法在提高中药有效成分释放的同时,还可补充益生菌,两者协同作用,增强动物抗病力,提高动物生产性能。

第四节　黄芪发酵前后黄酮含量及指纹图谱比较的研究

黄芪是我国的一种传统药材,为豆科植物蒙古黄芪或膜荚的干燥根。性温,味甘,为常用补气药。黄芪含黄酮类、多糖类、皂苷类、氨基酸及多种微量元素等活性成分。其中,黄酮类是含量较高的一类成分,具有清除自由基、调节免疫、抗病毒等多方面的药理作用,是黄芪中重要的有效成分,因此黄酮类成分常作为黄芪药材的质量控制指标之一,黄酮化合物主要包括毛蕊异黄酮苷、毛蕊异黄酮、刺芒柄花苷及芒柄花素等(李小兵,2008)。为此本文选择以上4种黄酮作为参考指标,用于评价发酵对黄芪成分的影响。

中药发酵作为中药加工的一种炮制工艺已具有悠久的历史,目前,应用现代生物技术发酵转化中药也已成为中药领域的研究热点。应用具有分解和转化能力的微生物发酵中药,可保护中药活性成分免受煎、煮、熬、炼、蒸、浸等传统工艺造成的破坏,能够提高中药有效成分的提取率,降解中药大分子物质,产生新的活性物质,降低中药毒副作用(赵雯玮,2008;Amachandra S R,2002;张冬青,2005)。然而,发酵中药作为中药产品的一种新型制剂尚无规范性的质量标准,这严重影响了发酵中药质量的有效控制和临床应用。随着,液相色谱技术的发展,为探究中药发酵前后成分及含量的变化提供了有效手段。在适宜的色谱条件下,可将中药中不同成分在不同时间节点洗脱,并由检测器检测,从而直观的显示出中药不同成分及相对含量,这为比较发酵前后成分差异提供了可靠依据(戴焱)。本文应用 HPLC-UV 方法,对产纤维素酶解淀粉芽孢杆菌发酵黄芪散剂中 4 种黄酮含量及色谱图进行了比较,旨在为其质量控制提供技术支撑,为生产应用提供质量保障。

一、仪器与材料

(一)仪器

日本岛津 SPD-20A 紫外检测器,LC-20AT 二元泵,Labsolution 色谱工作站(日本岛津公司);KQ5200B 超声清洗仪(昆山市超声仪器有限公司);电子天平(梅特勒-托利多仪器(上海)有限公司);ZNCL-S 自能恒温磁力搅拌器(上海羌强仪器设备有限公司);PINE-TREE 帕恩特标准试剂级超纯水机(北京湘顺源科技有限公司);恒温振荡器 HZQ-FX 型(哈尔滨市东联电子技术开发有限公司)。

(二)菌株与试剂

产纤维素酶解淀粉芽孢杆菌 SSYB 株(由笔者所在研究室分离鉴定并保存);刺芒柄花苷、芒柄花黄素含量、毛蕊异黄酮苷含量、毛蕊异黄酮,含量均≥98%,批号分别为:R04J6F2、KO1014CB14、PS0912SA13、P29M6R2(上海源叶生物科技有限公司);黄芪(河北凯达药业有限公司);乙腈,色谱纯,批号:20161210(天津市科密欧化学试剂有限公司);甲醇,色谱纯,批号:20161108(天津市科密欧化学试剂有限公司)。

二、方法与结果

(一) 标准品制备

精密称取标准品毛蕊异黄酮苷 7.9 mg,刺芒柄花苷 3.2 mg,毛蕊异黄酮 2.9 mg,芒柄花素 6.1 mg,置于 10 mL 容量瓶中,加入适量甲醇,超声溶解,定容至刻度,备用。

(二) 发酵黄芪及对照品制备

发酵黄芪:按照黄芪粉 30%、黄豆粉 10%、$CaCO_3$ 0.2%、水 59.8%组分制备发酵培养基。取解淀粉芽孢杆菌种子液,以 2%接种量接种黄芪发酵培养基,在 37 ℃ 发酵培养 72 h,发酵物中活菌数约为 7.67×10^8 CFU/g。

对照黄芪:另外取无菌肉汤,按 2%接种量接种黄芪固态发酵培养基,按照发酵黄芪制备方法进行处理。

(三) 成分提取

取发酵黄芪与非发酵黄芪各 5 g,分别加入甲醇 30 mL,超声提取 30 min,重复提取 3 次,合并提取液,于 70 ℃水浴挥干溶剂,加 8 mL 甲醇溶液超声溶解,待完全溶解后定容至 10 mL,摇匀,经 0.45 μm 滤膜过滤,超声除气,备用。

(四) 检测方法建立

1.色谱条件

Inertsustain C18 色谱柱(150 mm×4.6 mm,5 μm),流动相:乙腈和水,检测波长:254 nm,柱温:25℃,流速:1 mL/min,进样量:20 μL,梯度洗脱程序见表 3-12。

表 3-12 梯度洗脱条件

时间(min)	乙腈(%)	水(%)
0	10.0	90.0
8	22.0	78.0
22	28.3	71.7
32	32.3	67.7
42	61.7	38.3

2.适应性考察

取标准品溶液,经超声,过 0.45 μm 滤膜后进样 20 μL,结果见图 3-6。毛蕊异黄酮苷、刺芒柄花苷、毛蕊异黄酮、芒柄花素标准品分别在 13.024 min、21.102 min、26.900 min、40.749 min 出现独立峰Ⅰ、Ⅱ、Ⅲ和Ⅳ。发酵组及对照组中的目标峰分离效果较好,且对不同成分峰的分离程度较为理想,可用于比较黄芪发酵前后成分的变化。

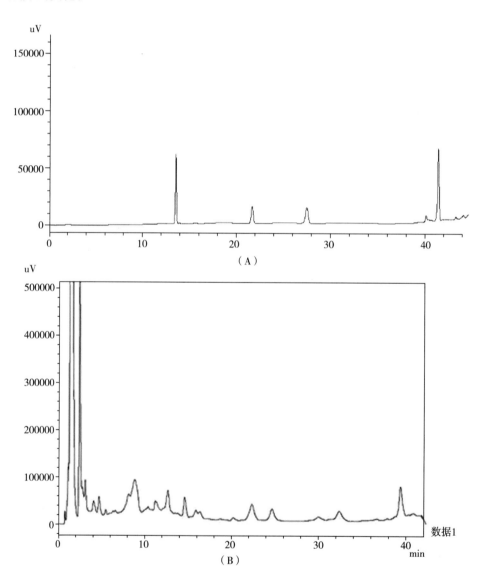

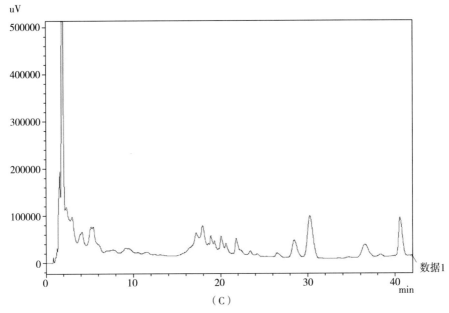

图 3-6　标准品(A)、黄芪发酵组(B)及黄芪对照组(C)色谱图
注:Ⅰ:毛蕊异黄酮苷;Ⅱ:刺芒柄花苷;Ⅲ:毛蕊异黄酮;Ⅳ:芒柄花素

3.线性关系考察

用甲醇稀释标准品溶液,分别为原浓度的 1、1/2、1/4、1/8、1/16、1/32、1/64 倍,摇匀,经 0.45μm 滤膜过滤,超声除气,备用。按上述色谱条件对毛蕊异黄酮苷、刺芒柄花苷、毛蕊异黄酮、芒柄花素 4 种黄酮含量进行测定,以液相色谱峰峰面积(A)对浓度(mg/L)(C)绘制标准曲线。建立回归方程,分别为:$A_{\mathrm{I}} = 640.91\ C + 246.75\ (r = 0.9992)$;$A_{\mathrm{II}} = 716.96\ C + 174.57\ (r = 0.9991)$;$A_{\mathrm{III}} = 119.86\ C + 253.17\ (r = 0.9995)$;$A_{\mathrm{IV}} = 1270.93\ C + 194.64\ (r = 0.9992)$。结果表明,4 种黄酮色谱峰面积与浓度呈良好线性的浓度范围分别是 12.34~790 mg/L、5.0~320 mg/L、4.53~290 mg/L、9.53~610 mg/L。

4.精密度试验

精密吸取标准品溶液 20 μL,重复进针 6 次,测定 4 种黄酮峰面积。RSD 分别为 1.21%、0.98%、1.64%和 1.12%。结果表明,进样精密度良好。

5.稳定性试验

取标准品溶液分别于放置 0 h、2 h、4 h、6 h、8 h、10 h 进针 1 次,测其峰面积。4 种黄酮峰面积的 RSD 分别为 1.42%、1.03%、1.83%和 1.34%。结果表明,供试品溶液在 10 h 内稳定。

（五）黄酮含量的测定

取发酵黄芪及对照黄芪提取液各 20 μL，按上述色谱条件对两种提取液样品中的黄酮含量进行测定。由表 3-13 可知，发酵黄芪与对照黄芪提取液中均含有黄酮中的 3 种成分，即毛蕊异黄酮苷、毛蕊异黄酮和芒柄花素。发酵黄芪含量分别为（12.236±0.232）mg/g、（0.201±0.021）mg/g 和（0.737±0.041）mg/g；对照黄芪含量分别为（0.327±0.013）mg/g、（5.453±0.078）mg/g 和（12.847±0.118）mg/g。发酵黄芪中毛蕊异黄酮苷含量显著高于对照黄芪（$P<0.01$），而毛蕊异黄酮和芒柄花素含量显著低于对照黄芪（$P<0.01$）。

表 3-13　黄芪发酵前后 4 种黄酮含量（X±SD，mg/g）

组别	毛蕊异黄酮苷	刺芒柄花苷	毛蕊异黄酮	芒柄花素
发酵组	12.236±0.232	—	0.201±0.021	0.737±0.041
对照组	0.327±0.013	—	5.453±0.078	12.847±0.118

注："—"未在相对保留时间出现色谱峰。

（六）发酵黄芪色图谱比对

发酵黄芪与对照黄芪色谱图比较发现，两者指纹图谱差异较大，相似度低，说明黄芪经发酵后成分发生了很大变化，见图 3-8。经比对分析可知，发酵黄芪与对照黄芪保留时间点一致的吸收峰（$RSD<1\%$）共有 15 个，占出峰总数的 30%~33%，但相同保留时间点的吸收峰面积差异较大，其中，在 0.928 h、1.326 h、9.017 h、14.762 h、22.538 h、24.850 h、41.657 h 7 个保留时间点，发酵黄芪的吸收峰面积均较对照黄芪有所增大，增大幅度为 170%~810%，差异极显著（$P<0.01$）。而另 8 个保留时间点的吸收峰面积均较对照黄芪缩小，其中，有 1 个保留时间点的吸收峰面积缩小 69.08%，其他 7 个保留时间点均缩小 90%以上。

以大于色谱峰总面积 2% 的单峰为目标峰，发酵黄芪中有 8 个，而对照黄芪有 15 个，其中，发酵黄芪在 1.560 h、1.752 h、2.604 h、3.279 h、8.338 h、39.546 h出现 6 个新的吸收峰，而在 1.675 h、1.965 h、2.417 h、5.240 h、7.779h、17.988 h、20.109 h 的 7 个原有吸收峰消失。此外，与对照黄芪比较，发酵黄芪在 1.560 h、1.752 h 新出现 2 个极高峰，其峰面积分别占总面积的 33.4%、22.2%，而在 1.965 h 点处峰面积占总面积 23.29% 的 1 个原有极高峰消失，见图 3-9、

图3-10。试验结果表明,黄芪发酵后产生了许多新的特征吸收峰,同时原有的多数吸收峰消失,这说明黄芪经发酵后,原有成分及含量发生了变化,一些原有成分消失,同时也产生了新的物质。

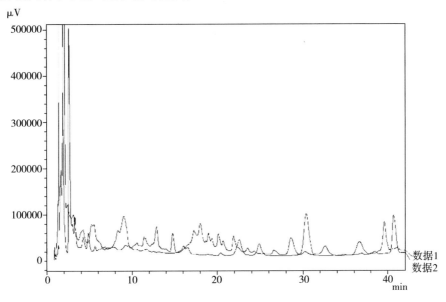

图3-8 黄芪发酵前后液相色谱对比图
注:数据1:发酵黄芪色谱图;数据2:对照黄芪色谱图

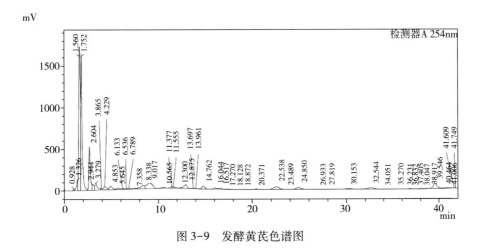

图3-9 发酵黄芪色谱图

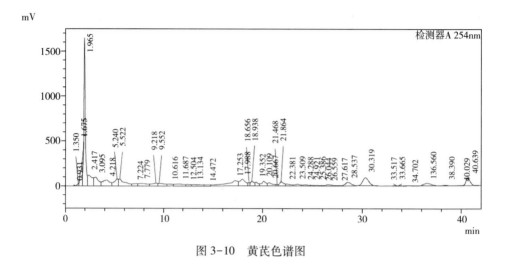

图 3-10　黄芪色谱图

三、讨论

中药发酵制品多以主要有效成分及其含量为质量控制制备,然而由于中药成分繁多,生物发酵过程复杂,仅以中药主要活性成分含量作为质量控制指标难以保证中药制品质量。一些学者提出,采用中药色谱指纹图谱技术,对中药及其制品进行整体性的质量控制与评价。史玉霞(2014)运用检测波长 254 nm,乙腈—磷酸为流动相,梯度洗脱,对何首乌提取液益生菌发酵前后化学成分进行研究,各共有峰相对保留时间的 *RSD* 均小于 0.7%,该方法稳定性好,为评价何首乌药材不同炮制品的质量奠定了基础。李岗(2015)等运用 HPLC 法对消栓口服液发酵前后指纹图谱进行比较,发现二者指纹图谱间差异较大,相似度低,采用国家药典委员会"中药色谱指纹图谱相似度评价系统"对 15 批样品进行相似度评价,结果符合指纹图谱研究的技术要求。本试验采用乙腈和水为流动相,梯度洗脱,检测波长 254 nm,柱温 25℃;流速 1 mL/min,在此条件下,检测发酵黄芪与对照黄芪样品,结果目标峰及其他成分峰分离效果好,适于比较发酵黄芪成分的变化。

依据标准品在液相色谱中形成的目标峰,可以判断样品对应色谱峰的物质(胡芳弟)。本文选择了黄芪中 4 种黄酮成分作为参考指标,评估生物发酵对黄芪成分及其含量的影响。在检测的 4 种黄酮成分中,发酵黄芪毛蕊异黄酮苷含量显著升高,而毛蕊异黄酮和芒柄花素含量显著降低。这说明黄芪发酵后,一些物质转化生成为毛蕊异黄酮苷,而毛蕊异黄酮和芒柄花素基本被转化为其他物质。黄芪经发酵后,虽然有 15 种成分未被全部转化利用,但其含量发生了显著变化,其中,有 7 种成分含量较对照黄芪升高了 1.7~8.1 倍,而另 8 种成分含量却显著降低,且其中 7 种成分近于消失。在单峰面积大于色谱峰总面积 2%的 15种成分中,黄芪经发酵后有 7 种成分消失,其中包括一种含量占 23.29%的主要物质,同时又生成 6 种新物质,且有两种新生主要物质,含量分别为 33.4%、22.2%,为进一步考察黄芪中其他主要成分的变化,本实验也分别运用紫外分光光度法及液相色谱法对黄芪多糖、黄芪甲苷发酵先后质量变化进行了测定,对比发现,发酵后黄芪多糖及黄芪甲苷的含量均有升高,分别为升高了 39.59%(侯美如,2017)、37.59%。由此推测,解淀粉芽孢杆菌生长代谢能将黄芪成分转化、利用,同时也产生了一些新物质,这一结果被许多学者研究证实。阮鸣等(2010)研究表明,在黄芪发酵过程中,黄芪甲苷被转化形成 6—O—B—D—葡萄糖基—环黄芪醇,该转化物具有显著的抗氧化效应,具有增效的作用。肖丽丽等(2006)经薄层层析检测证实,生物发酵可将黄芪总皂苷中的部分皂苷转化为黄芪甲苷。

发酵中药作为一种中药新产品尚无规范性的质量标准,这严重影响了发酵中药质量的有效控制和临床应用,本研究运用 HPLC 法,通过对解淀粉芽孢杆菌发酵黄芪有效成分及色谱图对比,发现黄芪发酵前后其成分发生了很大变化,但究竟转化利用了何物质,以及产生了何种新物质及其发生机理还有待进一步研究。中药成分复杂,要准确测定其各成分及含量难度较大,测定中药指纹图谱,可初步确定中药化学组成及含量差异。在中药指纹图谱测定中,高效液相色谱法具有流动相选择广、色谱柱可反复利用,简便,快速等特点,因此,本研究对产纤维素酶解淀粉芽孢杆菌发酵黄芪的一些成分及色谱图进行了研究,旨在为发酵黄芪制品质量控制提供技术参考。

第五节　解淀粉芽孢杆菌固态发酵黄芪中有效成分的变化

黄芪是我国传统中药材,始载于汉代《神农本草经》,为豆科多年生草本植物,为豆科植物蒙古黄芪或膜荚黄芪的干燥根(徐丽莉,2011),具有补气固表、利尿托毒、排脓、敛疮生肌之功效,主要成分有黄芪多糖、黄酮类和皂苷类(仝欣,2011)。随着黄芪用量和用途的逐年增加,黄芪的传统使用方式已不能满足社会的需求。许多新技术的出现,为黄芪的使用提供了更多的可能。其中,微生物发酵技术不仅可以提高中药活性成分含量、提高药效、降低毒副作用,同时中药中的成分可促进或抑制其次生代谢产物的产生,生产出包含多种活性成分的制剂或新药(刘亚明,2010)。本实验利用益生菌—解淀粉芽孢杆菌对中药黄芪进行固体发酵,探究发酵对黄芪中有效成分含量的影响,为黄芪固体发酵技术的进一步研究提供理论依据。

一、材料与设备

(一)试剂

黄芪购自河北凯达药业有限公司;黄芪甲苷对照品(批号:20151213)、D(+)-无水葡萄糖对照品(批号:20160302)、芦丁对照品(批号:20150702)均购自上海金穗生物科技有限公司,其他试剂均为分析纯。黄芪固态发酵培养基:黄芪粉(过40目筛)30 g、黄豆粉10 g、$CaCO_3$ 0.2 g、水59.8 mL。解淀粉芽孢杆菌SSYB菌株,由本研究室分离鉴定并保存。

(二)设备

表 3-14 实验所用主要仪器

所用仪器	仪器型号	厂家
电子天平	WT-1003H	赛多利斯科学仪器有限公司
恒温磁力搅拌器	ZNCL-S	上海羌强仪器设备有限公司
帕恩特标准试剂级超纯水机	PINE-TREE	北京湘顺源科技有限公司
双束紫外可见分光光度计	UV-1900PC/UV-1901	上海佑科仪器仪表有限公司
恒温水浴锅	HHS21-4	北京长安科学仪器厂
低速离心机	KA-1000	上海安亭科学仪器厂
紫外检测器	SPD-20A	日本岛津公司
二元泵	LC-20AT	日本岛津公司
色谱工作站	Labsolution	日本岛津公司
超声清洗仪	KQ5200B	昆山市超声仪器有限公司

二、方法

(一)黄芪发酵

取解淀粉芽孢杆菌SSYB菌株普通肉汤培养种子液,按2%接种量接种黄芪固态发酵培养基,共 9 份,为发酵组(SSYB 组),另外取无菌肉汤,按 2%接种量接种黄芪固态发酵培养基,共 9 份,为对照组(C 组),置于 37 ℃恒温培养箱中培养 72 h。

(二)固体发酵黄芪中有效成分的提取

1.固体发酵黄芪中多糖的提取

取发酵组及对照组样品各 3 份,参照参考文献(郁帅陆,2007)分别加入 100 mL 超纯水稀释,搅拌均匀,放置于微量振荡器中振荡 1 h,离心弃沉淀,取上清,加乙醇至终浓度为 75%,室温静置过夜,离心,收集沉淀,沉淀加水于 60 ℃水浴溶解,放于 500 mL 容量瓶中,加水定容至刻度,备用。

2.固体发酵黄芪中总皂苷的提取

取发酵组及对照组样品各 3 份,分别加入 500 mL 超纯水,混匀,放置于微量振荡器中振荡 60 min,以 5000 r/min 离心 10 min,收集上清液,定容至 500 mL,取上清提取液 50 mL,参照文献方法(郑立颖,2005),置于分液漏斗中,加入 50 mL 正丁醇,进行萃取。弃液再次用正丁醇萃取,合并正丁醇萃取液,加入 1%NaOH 溶液 100 mL,洗涤 3 次,除色素后用超纯水洗至中性,收集正丁醇溶液,置 70 ℃水浴挥干溶剂,加甲醇溶解,定容于 25 mL 容量瓶中,备用。

3.固体发酵黄芪中总黄酮的提取

取发酵组及对照组样品各 3 份,参照文献方法(李春红,2011;梁欣格,2016)分别加入 80%乙醇 150 mL,混匀,浸泡过夜,70 ℃水浴超声破碎 40 min,冷却,以 5000 r/min 离心 10 min,取上清液,定容于 250 mL 容量瓶中,备用。

(三)发酵黄芪主要成分含量的测定

1.发酵黄芪多糖含量测定

含黄芪多糖含量测定方法的标准曲线制备、稳定性试验、重复性试验及回收率试验等数据见本章第一节。

选用苯酚—硫酸法,取 7 支具塞试管,以蒸馏水为空白对照,其余 6 管各取样品多糖提取液 2.0 mL,加入 5%苯酚溶液 1 mL,混匀,迅速加入浓硫酸 5 mL,振荡 5 min,置沸水浴加热 15 min,取出,迅速置于冰浴中,冷却 30 min,取出,以蒸馏水为空白,检测波长为 491 nm,测定吸光度值,代入标准曲线中,计算样品中多糖浓度。

标准曲线方程:$A = 0.0541C + 0.0149$ $R^2 = 0.9995$。

2.黄芪总皂苷含量

含黄芪总皂苷含量测定方法的标准曲线制备、稳定性试验、重复性试验及回收率试验等数据见本章第二节。

吸取样品提取液 25 μL,分别放入干燥试管中,挥干溶剂,于 70 ℃ 水浴锅中挥干溶剂,按香草醛—高氯酸法显色试验,加入新鲜配制的 5% 香草醛冰醋酸溶液 0.2 mL,高氯酸 0.8 mL,置于 70 ℃ 水浴中作用 15 min,取出放冰水浴中,冷却,加入冰醋酸 5 mL,摇匀后以试剂作空白对照,于 UV—1900PC/UV—1901 双束紫外可见分光光度计上,测定波长为 543 nm,测定黄芪甲苷吸光度值。代入标准曲线及计算公式,得黄芪总皂苷提取量。

标准曲线方程:$A = 0.0241C + 0.0193$ $R^2 = 0.9996$。

计算公式:$X = (C \times V_0 \times V_1 \times N)/(M \times V_2 \times 1000)$

式中:X——样品中每克黄芪总皂苷含量,mg/g;

V_0——经萃取后的样品总皂苷提取液,mL;

V_1——显色反应体系体积,mL;

V_2——测定吸取体积,mL;

C——从标准曲线计算出的待测液中总皂苷浓度,μg/mL;

M——样品中黄芪质量,g;

N——样品提取液与待萃取样品提取液的体积比。

3.黄芪总黄酮含量

含黄芪总黄酮含量测定方法的标准曲线制备、稳定性试验、重复性试验及回收率试验等数据见本章第四节。

总黄酮质量分数的测定:取黄芪黄酮提取物 0.75 mL,加入 10 mL 容量瓶内,加入 1.25 mL 的 30% 乙醇溶液,摇匀;再加入 5% 亚硝酸钠溶液 0.5 mL,摇匀,室温作用 6 min;加入 10% 硝酸铝溶液 0.5 mL,室温作用 6 min 后;加入 4% 氢氧化钠溶液 4.0 mL,以蒸馏水定容至刻度,摇匀后,室温作用 15 min;随行试剂为空白,于波长 510 nm 测定吸光度值,代入标准曲线,并计算黄芪黄酮含量。

标准曲线:$A = 13.413C - 0.0055$ $R^2 = 0.9998$

(四)统计学方法

使用 SPSS 中的独立样本 T 检验对数据进行差异性分析。

三、结果

(一) 发酵黄芪总多糖含量变化

由表3-15,可知经37 ℃恒温培养72 h,发酵组与不接菌对照组黄芪多糖质量分别为(1.508±0.042) mg/g 和(2.105±0.005) mg/g,发酵组黄芪多糖含量高于对照组,较对照组高39.59%。

表3-15　发酵黄芪中多糖含量的变化($n=3$)

编号	含量(mg/g)	平均含量(mg/g)	编号	含量(mg/g)	平均含量(mg/g)	P 值
C1	1.509		SSYB1	2.101		
C2	1.503	1.508±0.042	SSYB2	2.110	2.105±0.005	<0.05
C3	1.511		SSYB3	2.104		

注: $P>0.05$ 为两组试验数据差异不显著, $P<0.05$ 为两组试验数据差显著。

(二) 发酵黄芪中总皂苷含量变化

由表3-16,可知经37 ℃恒温培养72 h,发酵组与不接菌对照组黄芪总皂苷质量分别为(6.568±0.0087) mg/g 和(5.356±0.0057) mg/g,发酵组黄芪总皂苷含量高于对照组,较对照组高22.63%。

表3-16　发酵黄芪中总皂苷含量的变化($n=3$)

编号	含量(mg/g)	平均含量(mg/g)	编号	含量(mg/g)	平均含量(mg/g)	P 值
C1	5.362		SSYB1	6.578		
C2	5.351	5.356±0.0057	SSYB2	6.566	6.568±0.0087	<0.05
C3	5.354		SSYB3	6.561		

注: $P>0.05$ 为两组试验数据差异不显著, $P<0.05$ 为两组试验数据差显著。

(三) 发酵黄芪总黄酮提取结果

由表3-17,可知经37 ℃恒温培养72 h,发酵组与不接菌对照组黄芪总黄酮质量分数分别为(3.183±0.0567) mg/g 和(2.248±0.0046) mg/g,发酵组黄芪总黄酮含量高于对照组,较对照组高41.59%。

表 3-17　发酵黄芪中总黄酮含量的变化（$n=3$）

编号	含量（mg/g）	平均含量（mg/g）	编号	含量（mg/g）	平均含量（mg/g）	P 值
C1	2.249		SSYB1	3.212		
C2	2.252	2.248±0.0046	SSYB2	3.118	3.183±0.0567	<0.05
C3	2.243		SSYB3	3.220		

注:$P > 0.05$ 为两组试验数据差异不显著,$P<0.05$ 为两组试验数据差显著。

四、讨论

经比色法对黄芪中的主要活性成分——黄芪多糖、总黄酮、总皂苷进行提取量测定,经解淀粉芽孢杆菌 37 ℃发酵 72 h 的黄芪较不添加菌黄芪培养基对照组其三种成分的含量均有提高,分别提高了 39.59%、41.59%、22.63%。其原因可能是解淀粉芽孢杆菌其生产过程中能产生抑菌活性物质和多种酶类,其中分泌的纤维素酶可裂解细胞壁纤维,有利于中药中有效成分释放,使黄芪多糖、总黄酮和总皂苷质量分数升高。有报道指出纤维素酶可提高黄芪有效成分(郑立颖,2005),同时本课题组对该分离株纤维素酶活性进行了测定,证实该株解淀粉芽孢杆菌具有产纤维素酶的能力,但为证明这种推测仍需进一步的试验和数据加以支持。

本实验与一些运用其他菌种进行发酵黄芪的结果稍有差异,马伟(2013)运用保加利亚乳杆菌对黄芪进行发酵处理,经发酵后黄芪总皂苷质量分数增加了 22%,总黄酮分数增加 13.6%,但总多糖含量分数有所下降,其原因可能是保加利亚乳杆菌在发酵过程中分解了黄芪中的大分子物质,使总黄酮和总皂苷质量分数升高,同时却消耗了黄芪中的多糖而使多糖质量分数呈现下降的趋势。而经朱新术(2005)筛选得到一株优良乳酸菌菌株 FGM1,对黄芪发酵后其粗多糖提取率比黄芪提取物中高 131%。推测为 GM 菌发酵过程中产生大量有机酸以及 GM 菌驯化后分泌新的胞外酶对黄芪细胞壁的水解作用,促使黄芪多糖从细胞壁或蛋白复合体中游离出来。这些结果的差异可能与菌种种类,菌种与中药之间的相互作用,菌种生长对营养来源的需求,培养基组成成分,中药有效成分释放原理等方面的不同有关。

解淀粉芽孢杆菌发酵黄芪过程中,由于菌种——解淀粉芽孢杆菌在代谢过程中发生的化学反应复杂多样,同时中药黄芪本身含有的活性成分比较复杂,经学者研究黄芪其主要药效成分是黄酮、皂苷和黄芪多糖,且目前从黄芪及其同属近缘植物中已分离出的皂苷类成分达 40 多种,黄酮类成分也多达 30 种(张亚莉,2011),这使整个发酵过程变得更为复杂,那么整个发酵过程中的活性成分发生了什么变化? 如药性的改变、药效的增减,物质的生成和转化,这些问题都尚不清楚,本实验仅对经解淀粉芽孢杆菌发酵的黄芪三种有效成分的质量分数进行了对比,其经发酵前、后物质的组成成分及各物质间的转化的问题仍有待进一步的研究。

参考文献

[1]徐丽莉,袁久林. 黄芪炮制历史沿革及现代研究思路[J]. 中华中医药学刊,2011,9(29):2071-2073.

[2]仝欣. 黄芪主要活性成分的药理作用[J]. 时珍国医国药,2011,22(5):1246.

[3]郭振军,刘莉,张伟璐,等. 大黄当归多糖对巨噬细胞甘露受体作用的研究[J]. 细胞与分子免疫学杂志,2008,24(5):514-516.

[4]于晓辉,万仁玲,欧阳林山,等. 黄芪多糖的分离纯化和含量测定研究进展[J]. 中国兽药杂志,2008,42(9):50-52.

[5]徐荣芳,薛慧清,闫润红,等. 黄芪药材的发酵研究进展[J]. 山西中药学院学报,2012,13(3):136-138.

[6]国家药典委员会. 中华人民共和国药典(一部)[M]. 北京:化工业出版社,2015:302-303

[7]国家药典委员会. 中华人民共和国药典(一部)[M]. 北京:化工业出版社,2000:249-250.

[8]中国兽药典委员会. 中华人民共和国兽药典(二部)[M]. 北京:化学工业出版社,2000:256-257.

[9]邬成华. 高效液相色谱-蒸发光散射检测法测定黄芪注射液中黄芪甲苷的含量[J]. 上海医药,2001,22(2):83-84.

[10]国家药典委员会. 中华人民共和国药典 一部[M]. 北京:化工业出版社,2010:283-284.

[11]李欢欣,郝桂明,赵春杰,等. 反相高效液相色谱法测定黄芪中黄芪甲苷的含量[J]. 中国药学杂志,2003,38(3):212-213.

[12] 李慧, 钟慧文. RP-HPLC 法测定益肝灵胶囊中黄芪甲苷的含量[J]. 中成药, 2002, 24(11): 882-883.

[13] 郑志仁, 宋纯清, 刘涤, 等. RP-HPLC 法测定黄芪毛状根中黄芪甲苷的含量[J]. 中草药, 1999, 30(2): 98-99.

[14] 杨春欣, 孙丽霞, 许根英. 薄层色谱-分光光度法测定黄芪粉针剂中黄芪甲苷的含量[J]. 中草药, 2001, 32(4): 312-314.

[15] 胡芳弟, 封士兰, 赵健雄, 等. HPLC 法测定黄芪中黄酮类成分和黄芪甲苷的含量[J]. 分析测试技术与仪器, 2003, 9(3): 173-177.

[16] 王士中. 黄芪的糙皮侧耳发酵及其发酵液的药效研究[D]. 兰州: 兰州大学, 2008.

[17] 孙豪栋. 黄芪总皂苷的微生物转化及其条件优化的研究[D]. 郑州: 河南大学, 2011.

[18] 马伟, 贾艳姝, 刘秀波, 等. 药用植物黄芪乳酸发酵成[J]. 东北林业大学学报, 2013, 41(1): 129-132.

[19] 郁帅陆, 何旬, 陆利霞, 等. 黄芪固态发酵中有效成分的变化[J]. 食品与药品, 2007, 9(3): 8-10.

[20] 郑立颖, 魏彦明, 陈龙. 纤维素酶在黄芪有效成分提取中的应用[J]. 甘肃农业大学学报, 2005, 40(1): 94-96.

[21] 刘杨. 中药有效成分分析的新方法新技术研究[D]. 上海: 复旦大学, 2012.

[22] 段亚丽, 谢梅冬. 黄芪化学成分及其有效成分黄芪甲苷含量测定的研究现状[J]. 中国兽药杂志, 2005, 39(3): 35-38.

[23] 郭晓宇, 陈建平, 汤化琪, 等. 中药材皂苷提取方法与工艺研究[J]. 内蒙古医科大学学报, 2013, 42(4): 12-14.

[24] 徐先祥, 张睿, 夏伦祝. 黄芪皂苷的三种提取方法对黄芪甲苷含量的影响[J]. 中国兽药杂志, 2008, 42(4): 12-14.

[25] 张娟, 路金才. 皂苷的提取方法及含量测定研究进展[J]. 中国现代中药, 2006, 8(3): 25-29.

[26] 夏广萍, 刘鹏, 韩英梅. 不同处理方法和不同产地黄芪药材中黄芪甲苷的含量测定[J]. 中药材, 2008, 31(3): 385-387.

[27] 余潇苓, 苗青, 方翠芬. 人参皂苷水溶液热稳定性研究[J]. 中国现代应用药学, 2011, 28(12): 1109-1112.

[28] 林龙飞, 杨培, 闫磊, 等. 人参茎叶水提液中人参皂苷热稳定性研究及其有

效期推算[J].中国实验方剂学杂志,2012,18(24):137-141.

[29]李红亚,李术娜,王树香,等.解淀粉芽孢杆菌 MN-8 对玉米秸秆木质纤维素的降解[J].应用生态学报,2015,26(5):1404-1410.

[30]张娟,杨彩梅,曹广添,等.解淀粉芽孢杆菌及其作为益生菌的应用[J].动物营养学报,2014,26(4):863-867.

[31]沈勇涛.芽孢杆菌对母猪仔猪微生态的影响及其生长条件优化[D].硕士学位论文.武汉:华中农业大学,2011.

[32]杨敏馨,寇涛,李悦,等.解淀粉芽孢杆菌 ES-2 对肉鸡屠宰性能和肉品质及肌肉抗氧化能力的影响[J].南京农业大学学报,2016,39(2):255-261.

[33]王世琼.解淀粉芽孢杆菌对肉仔鸡饲喂效果的研究[D].郑州:河南农业大学,2015.

[34]李小兵,谢晓梅,周铜水.高效液相色谱法同时测定黄芪中 4 种异黄酮的含量[J].安徽医药,2008,12(5):413-414.

[35]赵雯玮,陈祥贵,李鑫,等.微生物发酵在中药研究中的应用[J].生命科学仪器,2008,6(10):3-5.

[36]Amachandra S R, Ravishankar G A. Plantcell cultures: Chemical Facories of secondary metabolites[J]. Biotechnology Advances,2002,20(2):101-103.

[37]张冬青,揭广川.现代发酵技术在提高中药药用效能方面的作用[J].广东轻工职业技术学院学报,2005,4(1):34-37.

[38]戴焱.中草药混菌发酵生产新型生物制剂的研究[D].安徽:安徽农业大学,2013.

[39]史玉霞,周洪雷,王真,等.何首乌提取液益生菌发酵前后化学成分变化研究[J].山东中医药大学学报,2014,38(2):161-163.

[40]李岗,周洪累,史玉霞,等.不同制备工艺消栓口服液发酵前后 HPLC 指纹图谱的比较研究[J].时珍国医国药,2015,26(5):1127-1130.

[41]胡芳弟,赵健雄,封士兰,等.黄芪的高效液相色谱指纹图谱及主成分含量测定[J].中药材,2004,27(11):831-834.

[42]侯美如,刘宇,王岩,等.解淀粉芽孢杆菌固态发酵黄芪中有效成分的变化[J].中国兽医杂志,2017,53(3):64-68.

[43]阮鸣,张李阳,喻斌,等.黄芪双向性固体发酵过程中黄芪甲苷的转化研究[J].中药材,2010,33(3):339-343.

[44]肖丽丽,吴晓情,鱼红闪.黄芪皂苷生物转化物质的分离提取[J].大连轻工

业学院学报,2006,25(2):86-88.

[45]刘亚明.发酵技术在中医药中的应用[M].北京:中国中医药出版社,2010.

[46]李春红,田吉,何兵,等.紫外分光光度法测定黄芪总黄酮的含量[J].重庆医科大学学报,2011,36(8):954-956.

[47]梁欣格,吕卓红,王盼盼,等.紫外分光光度法测定黄芪总黄酮含量[J].亚太传统医药,2016,12(5):35-36.

[48]朱新术,杨志强,李建喜.发酵黄芪的乳酸菌的驯化及其与黄芪相互作用研究[J].中国微生态学杂志,2005,20(5):450-451.

[49]张亚莉.黄芪中主要化学成分的研究现状[J].临床合理用药,2011,4(2B):151-152.

第四章　发酵黄芪的安全性及稳定性

第一节　解淀粉芽孢杆菌固态发酵黄芪的安全性试验

黄芪(Astragalus)为豆科多年生草本植物,药用历史悠久,古有"补药之长"之称,其有效活性成分主要是皂苷、黄酮、多糖、生物碱、氨基酸及微量元素等(吴大真,1999)。现代药理学研究表明,黄芪具有提高机体免疫、抗菌、抗病毒、抗炎、增强体力、调节内分泌、抗肿瘤等功效(潘燕,2006)。黄芪本身药食同源,不仅是名贵的治病中药材,也是新兴的保健品原料之一。在人用保健品方面,已研制开发了黄芪功能保健茶、益生菌发酵黄芪饮料、黄芪酸奶等保健产品,由此可见,黄芪的用途日趋广泛。应用微生物发酵中药是现代中医药研究的新兴领域。微生物发酵中药不仅可以对中药的纤维糖类、蛋白质等成分加以利用和转化,同时中药一些成分还可促进或抑制其次生代谢产物的产生,生产出包含多种活性成分的新中药产品(徐荣芳,2012),因此,研究开发中药发酵产品,尤其是固态发酵黄芪的研究,具有一定的理论和现实意义。

益生菌具有改善机体肠道微生态平衡,增强机体免疫力等诸多功能。应用益生菌及其酶产物发酵降解中药,可将原本发生在体内由生理性益生菌承担的对中药功效成分的生物转化,移至体外在生产中完成。生物发酵中药不仅使中药的有效成分得以充分释放,产生新的活性成分,提高中药利用率,同时叠加益生菌的抗病保健作用,增强发酵中药防治疾病的功效。在畜牧业发展的今天,应用研制的发酵中药有望替代用于疾病预防的常用抗生素,能够减少养殖业用药量,生产安全绿色的畜禽产品,保障食品公共卫生安全,推进畜禽绿色养殖业健康发展。

笔者研究已经证实,利用分离筛选的产纤维素酶解淀粉芽孢杆菌 SSY1 株发酵中药黄芪,可有效提高黄芪有效成分的提取率,增强药物疗效(侯美如,2016)。在解淀粉芽孢杆菌安全性等前期研究工作基础上,本节对发酵黄芪制剂的安全性进行了评价,以期为临床应用试验提供安全保障。

一、材料与设备

(一)药品与动物

黄芪发酵散由笔者所在微生物研究室自制,含发酵黄芪 74.63%,解淀粉芽孢杆菌 SSY1 株 6.80×10^8 CFU/g。清洁级昆明系小白鼠,雌雄各半,体重 18~22 g,购自齐齐哈尔医学院实验动物中心。

(二)仪器与试剂

BC-2800 Vet 型血常规分析仪,购自深圳迈瑞生物医疗电子股份有限公司。VB1 型全自动生化分析仪、肝素锂抗凝管、生化检测盘,购自台湾天亮动物医疗股份有限公司。环磷酰胺,批号 C10059044,购自上海麦克林生化科技有限公司。

二、方法

(一)急性毒性试验

在预试验基础上,选取健康小鼠随机均分 5 组,每组 10 只,雌雄各半。在给药前 16~18 h 和给药后 4 h 内禁食,但不禁水。依据文献及最大耐受量法(中华人民共和国卫生部,2003;农业部兽药评审中心,2012;陆国才,2011),设计试验给药剂量,分为发酵黄芪高剂量组(20000 mg/kg·bw)、中剂量组(15000 mg/kg·bw)、低剂量组(10000 mg/kg·bw)、生药黄芪对照组(20000 mg/kg·bw)和生理盐水对照组。用 12 号灌胃针灌服小鼠,间隔 4 h 分 2 次灌服,灌服体积相同。在给药后 4~6 h 笼边观察,然后每天早晚各观察 1 次,观察 14 d。观察记录小鼠饮食、精神、行为及临床症状等变化,死亡小鼠剖检,试验结束时迫杀存活小鼠并进行剖检,出现病理变化的组织脏器制作组织切片。

(二)慢性毒性试验

健康试验小鼠每组 20 只,雌雄各半。依据文献(陆国才,2011;陈奇,1993)及发酵黄芪临床用量,分为发酵黄芪高剂量组(15000 mg/kg·bw)、中剂量组(10000 mg/kg·bw)、低剂量组(5000 mg/kg·bw)、生药黄芪对照组(15000 mg/kg·bw)和生理盐水对照组,每天分 2 次灌服,灌服体积相同,连续给药 3 个月。试验期间每天观察记录小鼠临床变化、发病及死亡情况,死亡鼠剖检。在末次给药后 1 d 和 28 d,各组迫杀半数试验鼠,剖检,测定血液学和血液生化学指标,以及肝、肾等脏器重量,计算脏器系数,公式如下:

脏器指数=脏器重量(g)/小鼠体重(g)。采集肝、肾、脾、胃肠等器官进行组织病理学检查。

(三)小鼠骨髓细胞微核试验

健康小鼠 50 只,随机分为 5 组,每组 10 只,雌雄各半,分别为发酵黄芪高剂量组(5000 mg/kg·bw)、中剂量组(2 500 mg/kg·bw)、低剂量组(1 250 mg/kg·bw)、生药黄芪(5000 mg/kg·bw)阴性对照组和环磷酰胺阳性对照组。试验组和阴性对照组间隔 24 h 灌服给药 3 次,阳性对照组一次性腹腔注射环磷酰胺,100 mg/kg·bw。在第 2 次给药后 6 h 处死小鼠,取两侧股骨骨髓,常规制片,自然干燥,甲醇固定,吉姆萨染色,油镜观察,至少观察计数 1000 个嗜多染红细胞(PCE),记录出现微核的嗜多染红细胞数,并计算微核形成率(张玉芹,2015;王沙沙,2016)。

微核率(‰)=(微核嗜多染红细胞数/检查红细胞数)×1000‰。

(四)数据分析

应用 spass17.0 软件进行统计分析,采用单因素分析方法,将试验组与对照组进行比较,以 $P < 0.05$ 判为差异具有显著性意义。

三、结果

(一)急性毒性试验结果

试验鼠灌服后,发酵黄芪高剂量组与生药黄芪对照组有个别小鼠蜷缩在角落,活动减少,但第 2 d 观察,小鼠活动、饮水和采食均恢复正常,其他未见异常变化。连续观察 14 d 后,小白鼠全部存活,各组间小白鼠增重未见显著差异($P > 0.05$)。试验结束时迫杀小鼠,剖检,肉眼观察组织脏器,均未见异常变化。

(二)慢性毒性试验结果

试验期间观察小鼠,均未发现异常变化,也未出现死亡现象。试验结束后剖检小鼠,均未发现组织病理学变化。脏器系数测定结果表明,停药时,发酵黄芪高剂量组、生药黄芪对照组的心脏系数、肾脏系数均明显高于盐水对照组($P < 0.01$)。在停药后 28 d,各组间小鼠脏器系数差异均不显著($P > 0.05$),见表 4-1。

停药时,发酵黄芪各剂量组的白细胞数、血清葡萄糖、钠和钾均明显低于盐水对照组($P<0.01$),总蛋白低于盐水对照组($P<0.05$),生药黄芪对照组的单核细胞数、嗜中性粒细胞数、血小板数、血清葡萄糖和钠明显低于盐水对照组($P<0.01$);停药28 d,各组间的血液学、生化学指标无显著差异,见表4-2、表4-3。

表4-1 试验小鼠脏器系数

组别	停药时间(d)	高剂量组	中剂量组	低剂量组	黄芪对照组	盐水对照组
心脏	1	0.0076±0.0007[A]	0.0069±0.0005[C]	0.0063±0.0003[C]	0.0097±0.0006[B]	0.0063±0.0003[C]
	28	0.0072±0.0002	0.0071±0.0002	0.0068±0.0004	0.0075±0.0005	0.0071±0.0003
肝脏	1	0.0421±0.0005	0.0415±0.0002	0.0413±0.0002	0.0421±0.0003	0.0415±0.0003
	28	0.0431±0.0005	0.0432±0.0005	0.0429±0.0006	0.0431±0.0008	0.0437±0.0004
脾脏	1	0.0035±0.0002	0.0037±0.0002	0.0036±0.0003	0.0038±0.0001	0.0038±0.0001
	28	0.0031±0.0003	0.0034±0.0002	0.0034±0.0002	0.0039±0.0005	0.0034±0.0003
肺脏	1	0.0071±0.0004	0.0072±0.0006	0.0069±0.0008	0.0071±0.0008	0.0065±0.0006
	28	0.0068±0.0002	0.0071±0.0003	0.0067±0.0004	0.0072±0.0005	0.0069±0.0003
肾脏	1	0.0205±0.0005[A]	0.0161±0.0004[A]	0.0154±0.0004[A]	0.0191±0.0008[A]	0.0139±0.0006[B]
	28	0.0169±0.0010	0.0164±0.0013	0.0159±0.0011	0.0156±0.0011	0.0151±0.0009

注:同行数据肩标不同小写字母表示差异显著($P<0.05$);肩标不同大写字母表示差异极显著($P<0.01$);肩标相同字母或无字母标注表示差异不显著($P>0.05$)。下同。

表4-2 慢性毒性试验小鼠血液学指标

组别	停药时间(d)	高剂量组	中剂量组	低剂量组	黄芪对照组	盐水对照组
白细胞/WBC (10^9/L)	1	6.89±0.05[A]	6.79±0.08[A]	7.25±0.03[A]	8.07±0.07[B]	8.42±0.42[B]
	28	7.98±0.30	7.92±0.28	7.92±0.32	7.98±0.28	8.01±0.15
淋巴细胞数/Lymph(10^9/L)	1	2.27±0.18	2.14±0.15	2.25±0.17	1.65±0.11	2.52±0.10
	28	2.12±0.19	2.43±0.29	2.22±0.46	1.95±0.53	2.13±0.32
单核细胞/Mon(10^9/L)	1	0.25±0.02[A]	0.23±0.03[A]	0.21±0.02[A]	0.14±0.03[B]	0.25±0.02[A]
	28	0.23±0.06	0.22±0.07	0.22±0.06	0.20±0.06	0.23±0.06
嗜中性粒细胞/Gran(10^9/L)	1	1.65±0.21[A]	1.69±0.21[A]	1.66±0.23[A]	1.16±0.14[B]	1.70±0.20[A]
	28	1.69±0.14	1.64±0.04	1.58±0.08	1.44±0.09	1.67±0.12
淋巴细胞百分比/Lymph%(%)	1	72.40±3.6[A]	73.00±1.02[A]	72.23±3.77[A]	60.94±4.64[B]	74.40±5.41[A]
	28	72.14±5.64	72.49±6.34	72.45±5.47	69.47±4.65	73.23±4.67
单核细胞百分比/Mon%(%)	1	2.95±0.32[A]	2.93±0.31[A]	2.90±1.21[A]	1.62±0.35[B]	2.93±0.22[A]
	28	2.63±0.13	2.35±0.21	2.13±0.23	2.01±0.15	2.65±0.13

续表

组别	停药时间(d)	高剂量组	中剂量组	低剂量组	黄芪对照组	盐水对照组
嗜中性粒细胞百分比 /Gran(%)	1	22.52±1.04[A]	22.35±2.06[A]	22.52±2.15[A]	16.53±2.54[B]	23.74±3.05[A]
	28	22.54±2.53	21.36±1.86	22.06±3.14	20.35±2.23	23.45±2.34
红细胞 /RBC(10^{12}/L)	1	9.83±1.42	9.80±1.07	9.87±2.07	9.70±1.16	9.87±1.27
	28	10.11±1.35	10.17±1.16	10.12±1.12	10.23±1.42	10.43±1.72
血红蛋白 /HGB(g/L)	1	133.25±2.05	134.36±3.27	131.35±5.58	130.21±4.05	135.58±2.06
	28	143.12±3.17	142.36±4.14	140.25±4.15	139.03±4.65	140.23±4.04
红细胞比积 /HCT(%)	1	35.46±4.67	35.58±2.24	36.51±4.05	35.05±3.24	36.81±2.17
	28	35.43±3.62	35.41±3.62	35.65±3.47	35.26±4.12	35.44±4.08
平均红细胞体积/MCV(fL)	1	51.04±2.54	51.53±2.35	50.25±2.23	49.05±3.06	52.07±2.65
	28	50.07±4.65	51.07±3.26	50.87±3.65	49.77±2.96	51.47±3.19
平均红细胞血红蛋白量 /MCH(pg)	1	16.82±2.35	16.32±2.52	16.94±2.04	16.08±3.77	16.84±2.34
	28	16.17±3.09	16.88±2.71	16.51±3.05	16.72±3.02	16.32±3.17
平均红细胞血红蛋白浓度 /MCHC(g/L)	1	315.52±7.48	317.57±6.57	318.25±6.25	313.24±7.76	318.65±8.65
	28	310.23±6.37	313.34±5.45	314.02±6.48	310.52±5.48	314.52±6.48
红细胞分布宽度 /RDW(%)	1	15.90±1.75	15.93±2.06	16.30±1.52	16.09±1.74	16.40±1.68
	28	15.13±1.35	15.12±2.56	15.89±1.32	15.06±1.26	15.90±1.45
血小板 /PLT(10^9/L)	1	726.26±9.54[A]	729.98±9.02[A]	728.65±8.65[A]	669.52±6.52[B]	731.56±5.56[A]
	28	715.34±10.36	716.38±9.74	710.23±9.64	706.12±9.19	720.26±9.78
平均血小板体积 /MPV(fL)	1	4.36±0.31	4.55±0.25	4.57±0.23	4.52±0.34	4.60±0.35
	28	4.17±0.63	4.26±0.53	4.34±0.19	4.57±0.63	4.39±0.52

表4-3　慢性毒性试验小鼠生化学指标

组别	停药时间(d)	高剂量组	中剂量组	低剂量组	黄芪对照组	盐水对照组
白蛋白 /ALB(g/dL)	1	3.56±0.35	3.59±0.58	3.66±0.46	3.65±0.26	3.75±0.56
	28	3.25±0.38	3.16±0.55	3.23±0.52	3.42±0.42	3.34±0.21
总蛋白 /TP(g/dL)	1	4.56±0.44[a]	4.59±0.41[a]	4.89±0.50[a]	5.73±0.13[b]	6.02±0.12[b]
	28	5.36±0.14	5.27±0.23	5.47±0.20	5.25±0.33	5.73±0.23

组别	停药时间(d)	高剂量组	中剂量组	低剂量组	黄芪对照组	盐水对照组
血清葡萄糖 /GLU(mg/dl)	1	96.62±2.38[A]	97.32±3.00[A]	97.56±2.20[A]	97.25±3.10[A]	100.62±2.62[B]
	28	99.84±2.16	99.62±1.38	100.28±2.40	99.62±2.28	100.05±2.45
碱性磷酸酶 /ALP(U/L)	1	105.62±7.05	108.62±6.02	109.65±7.02	108.53±6.64	110.61±8.54
	28	107.25±8.18	108.32±7.54	108.53±7.54	108.65±8.04	109.53±9.26
血清丙氨酸氨基转移酶 /ALT(U/L)	1	36.62±2.38	38.65±3.01	39.95±2.45	38.24±2.58	40.25±2.25
	28	38.09±4.28	38.86±4.26	39.57±3.12	39.45±3.54	39.58±2.38
总胆红素 /TBIL(mg/dl)	1	<0.4	<0.4	<0.4	<0.4	<0.4
	28	<0.4	<0.4	<0.4	<0.4	<0.4
淀粉酶 /AMY(U/L)	1	107.56±3.04	108.62±5.08	109.62±5.05	107.25±3.25	110.26±6.13
	28	109.54±6.57	108.24±6.54	108.59±4.57	107.56±3.68	108.59±4.58
尿素氮 /BUN(mg/dl)	1	18.05±2.26	17.95±3.26	19.55±1.53	18.92±1.19	20.08±2.55
	28	19.02±2.46	18.97±2.34	18.92±2.39	19.53±2.16	19.96±2.05
肌酐 /CREA(mg/dl)	1	0.54±0.06	0.58±0.08	0.51±0.05	0.53±0.13	0.58±0.12
	28	0.56±0.05	0.57±0.08	0.54±0.07	0.51±0.05	0.54±0.06
钙/Ca(mg/dl)	1	9.16±1.56	9.84±1.55	9.32±1.83	10.13±2.01	10.03±1.56
	28	9.64±1.37	9.44±2.06	9.76±1.34	9.86±1.48	9.98±1.67
钠/Na(mmol/L)	1	135.65±2.65[Aa]	135.54±2.56[Aa]	134.62±2.62[Aa]	133.25±2.70[Ab]	145.12±2.12[B]
	28	141.35±2.85	142.94±2.94	142.65±2.00	141.69±1.81	143.65±1.65
钾/K(mmol/L)	1	3.53±0.13[A]	3.41±0.29[A]	3.76±0.26[A]	4.81±0.19[B]	5.06±0.16[B]
	28	4.89±0.19	4.68±0.12	4.96±0.26	5.02±0.22	4.95±0.25

(三)骨髓细胞微核试验结果

发酵黄芪高、中、低剂量组小鼠的微核率分别为 2.2‰、1.8‰ 和 1.7‰，阴性对照组为 1.6‰，试验组与阴性对照组比较，差异均不显著($P>0.05$)。阳性对照组小鼠的微核率为 31.4‰，与阴性对照组及各发酵黄芪组比较，均有极显著性差异($P<0.01$)。试验结果表明，发酵黄芪对小鼠骨髓嗜多染红细胞微核率无明显影响，受试药物不存在致突变性，见表4-4。

表4-4 发酵黄芪对小鼠骨髓红细胞微核试验结果

组别	剂量(mg/kg·bw)	微核率(‰)
发酵黄芪高剂量组	5000	2.25±0.84

组别	剂量（mg/kg·bw）	微核率（‰）
发酵黄芪中剂量组	2500	1.42±0.55
发酵黄芪低剂量组	1250	1.85±0.84
阴性对照组	5000	1.67±0.49
阳性对照组	100	31.48±4.59

四、讨论

受试动物脏器系数是评价药物安全性的必要检测指标。在本研究慢性毒性试验停药时，发酵黄芪高剂量组及生药黄芪对照组的心脏系数和肾脏系数均明显高于盐水对照组，该结果与相关报道存在差异。刘阳等（2009）研究了黄芪煎剂对大鼠的长期毒性反应，大鼠连续灌服黄芪煎剂 90 d，在停药时各组大鼠的脏器系数与对照组均无显著差异。本研究发现，在灌服药物期间发酵黄芪组、生药黄芪组和盐水对照组的小鼠增重速度不一，其中发酵黄芪组小鼠增重最快，其次水盐水对照组。这与丁伯良等（2017）研究结果一致。丁伯良等研究表明，中、低剂量黄芪茎叶粉能促进试验鼠生长，高剂量组小鼠食量降低，对生长有负面影响。但刘阳等（2009）研究表明，大鼠灌服高、中、低剂量黄芪煎剂，连续灌服 90 d，大鼠增长、摄食量与对照组无显著性差异。造成试验结果不一的原因可能与药物的剂型有关。本试验给试验组小鼠之所以增重速度出现差异，笔者认为其原因主要是黄芪的损害作用、发酵黄芪中产纤维素酶发酵菌的促消化作用，以及大剂量灌服药物导致的小鼠营养摄入的差异。

在本研究慢性毒性试验中，综合比较衡量各试验组小鼠的实际体重、脏器重及脏器系数，认为其统计学检验结果与生物学意义并不完全一致，有的快速生长小鼠的高重量脏器，其脏器系数可能较小，由此可见，脏器系数只能作为药物安全性评价的参考指标。评价药物安全性时，在参考脏器系数的同时，还应结合其他检测指标，以及试验动物的临床症状、生产性能、病理检查结果进行综合判定，这也与一些学者的观点一致（袁本利，2003；孙建新，2016）。

在本试验停药时，发酵黄芪各剂量组的白细胞数、血清葡萄糖、钠、钾和总蛋白均低于盐水对照组；生药黄芪对照组的单核细胞数、嗜中性粒细胞数、血小板数、血清葡萄糖和钠明显低于盐水对照组，这说明灌服发酵黄芪或生药黄芪，均会引起试验鼠生理生化指标的个别变化，但具体变化指标与相关研究报道不一致,这可能与黄芪的剂型有关。韩蓉等(2010)证实,大鼠连续腹腔注射黄芪注射液 30 d 后,高剂量组的中性白细胞明显降低,淋巴细胞明显升高,小剂量和中剂量组的血清总胆红素和总胆固醇明显降低,小剂量组血清肌酐含量明显下降,其他指标未见明显异常。刘阳等(2009)研究表明,大鼠连续灌服黄芪煎剂 90 d,停药时除高剂量组谷氨酰转肽酶高于对照组外,其他各项生化指标与对照组比较均无显著性差异。陈继贵等(1997)研究表明,大鼠长期大剂量灌服黄芪煎剂,对心、肝会造成一定的损害,但对血液及肝、肾功能无影响,灌服低剂量黄芪煎剂,对心、肝有保护作用。比较不同学者研究结果,高剂量长时间使用黄芪,均会引起试验动物的血液学、生化学一些指标发生变化,这在本试验的发酵黄芪与生药黄芪试验种也得到证实。

在本研究急性毒性试验中,两高剂量组小鼠虽出现短暂的沉郁现象,但不久恢复,这可能是灌服发酵中药过多引起的不适所致,而并非毒性反应。在毒性试验中,临床及病理学检查均未发现试验小鼠出现组织病理学变化,小鼠骨髓细胞微核试验无致突变性。依据毒理学评价标准,在小白鼠急性毒性口服试验中,口服剂量>10000 mg/kg,观察 7 d 后,小白鼠安全存活,就认为该药安全无毒,属于无毒性物质(陈忠伟,2007;王静,2015),而本试验高剂量组已达20000 mg/kg·bw,灌服小鼠均健康存活,说明本研究的发酵黄芪制剂对小鼠安全无毒。

近年来,大量广泛使用抗生素的危害、食品安全及消费者健康问题日趋受到人们重视,抗生素替代品的研究随之活跃,为此笔者研发了黄芪发酵产品。本研究通过急性毒性、慢性毒性及骨髓细胞微核试验证实,固态发酵黄芪粉安全性良好,这为其今后临床应用提供了安全保障。

第二节　黄芪发酵散剂稳定性的研究

本试验根据散剂稳定性考察项目为检测指标,结合建立的黄芪甲苷检测方法,通过光照、温度、湿度 3 个因素对黄芪散剂稳定性进行研究。

一、材料与设备

(一)菌株与试剂

黄芪发酵散剂,自制,稳定性试验批号 20150601、20150604、20150612;模拟市售包装(铝箔+PE 复合包装袋密闭包装);黄芪甲苷标准品(含量:98%,批号:20150524,上海金穗生物科技有限公司);乙腈(天津市科密欧化学试剂有限公司,色谱纯);甲醇(天津市科密欧化学试剂有限公司,色谱纯)。

(二)实验仪器

实验所用的主要仪器设备见表 4-5。

表 4-5　实验所用主要仪器

所用仪器	仪器型号	厂家
药物稳定检查仪	WD-A	天津药典标准仪器厂
紫外检测器	SPD-20A	日本岛津公司
二元泵	LC-20AT	日本岛津公司
色谱工作站	Labsolution	日本岛津公司
超声清洗仪	KQ5200B	昆山市超声仪器有限公司
电子天平	ME55	梅特勒-托利多仪器(上海)有限公司
自能恒温磁力搅拌器	ZNCL-S	上海羌强仪器设备有限公司
帕恩特标准试剂级超纯水机	PINE-TREE	北京湘顺源科技有限公司
恒温振荡器	HZQ-FX	哈尔滨市东联电子技术开发有限公司

二、方法

(一)性状、粒度、外观均匀度检查

参照《中华人民共和国兽药典》(2015 年版)对指标进行检测,在自然光条件下白色背景中,通过肉眼直接观察黄芪发酵散剂性状;五号筛的粉末通过率对粒度考察;取供试品适量,置光滑纸上,平铺约 5 cm^2,将其表面压平,在明亮处观察,色泽是否均匀,有无花纹、色斑,对外观均匀度进行考察。

(二)含量的测定

1.色谱条件

Inertsustain C18 色谱柱(150 mm×4.6 mm,5 μm),流动相:乙腈∶水(32∶68),检测波长 203 nm,柱温:25 ℃,流速:1 mL/min,进样量:20 μL。

2.样品溶液的制备

取黄芪发酵散剂 5 g,分别加水 50 mL,置于微量振荡器上混匀 1 h,离心取上清,分别置于分液漏斗中,加入正丁醇 50 mL,进行萃取。弃液再次用正丁醇萃取,合并正丁醇萃取液,加入 1%NaOH 溶液 100 mL,洗涤 3 次,除色素后用超纯水洗至中性,收集正丁醇溶液,置 70 ℃水浴挥干溶剂,加甲醇溶解,待完全溶解后定容至 5 mL,摇匀,经 0.45 μm 滤膜过滤,超声除气,备用。

3.样品含量的质量标准

黄芪发酵散剂中黄芪甲苷含量应不低于本项目制定的质量标准草案规定标准,即不得低于 0.040%。

4.黄芪发酵散剂活菌数及质量标准

依据《中华人民共和国兽药典》(2015 版二部)活菌计数法第一法进行,黄芪发酵散剂中活菌数应不低于本项目制定的质量标准草案规定标准,即不得低于 10^9。

(三)影响因素实验

此项试验的目的是考察制剂处方的合理性与生产工艺及包装条件。取同一批黄芪发酵散剂进行试验,将黄芪发酵散剂置于培养皿,摊成 ≤5 mm 厚的薄层,放置以下环境内,进行考察。

1.高温试验

将上述样品 60 ℃温度下放置 10 d,于第 5 d 和第 10 d,考察其性状、粒度、外观均匀度、含量、活菌数及其他微生物检查项目。

2.高湿度试验

将上述样品在 25 ℃分别于相对湿度(90±5)%条件下放置 10 d,于第 5 d 和第 10 d 取样,考察其性状、粒度、外观均匀度、含量、活菌数及其他微生物检查项目。

3.强光照射试验

将上述样品放在装有日光灯的光照箱内,于照度为(4500±500)lx 的条件下放置 10 d,于第 5 d 和第 10 d,考察其性状、粒度、外观均匀度、含量、活菌数及其他微生物检查项目。

(四)加速试验

样品取 3 批,铝箔+PE 复合包装袋密闭包装,在温度(40±2) ℃、相对湿度(75±5)%的条件下放置 6 个月。在试验期间第 1 个月、2 个月、3 个月、6 个月末分别取样一次,考察其性状、粒度、外观均匀度、含量、活菌数及其他微生物检查项目。

（五）长期试验

样品取 3 批,铝箔+PE 复合包装袋密闭包装,在温度(25±2)℃,相对湿度(60±10)%的条件下放置 24 个月,每 3 个月取样一次,分别于 0 个月、3 个月、6 个月、9 个月、12 个月、18 个月、24 个月取样,考察其性状、粒度、外观均匀度、含量、活菌数及其他微生物检查项目,将结果与 0 个月比较,以确定药物的有效期。

三、结果

（一）影响因素试验

将黄芪发酵散剂分别放置于高温、高湿、强光照射等试验条件下,考察其性状、含量、粒度、外观均匀度、活菌数及其他微生物检测,其结果见表 4-6:

表 4-6　黄芪发酵散剂影响因素试验($n=3$)

试验	时间(d)	性状	粒度/过筛率(%)	外观均匀度	黄芪甲苷(mg/g)	黄芪甲苷变化(%)	活菌数/数量级	其他微生物
高温	0	棕黄色粉末	97±0.76	色泽均匀,无花纹、色斑	6.125±0.0027	—	10^{10}	未检出
	5	棕黄色粉末	98±0.25	色泽均匀,无花纹、色斑	5.638±0.0079aabb	92.05	10^{9} aabb	未检出
	10	棕黄色粉末	97±0.03	色泽均匀,无花纹、色斑	5.224±0.0056aabb	85.29	10^{8} aabb	未检出
高湿	0	棕黄色粉末	97±0.05	色泽均匀,无花纹、色斑	6.241±0.0007	—	10^{11}	未检出
	5	棕黄色粉末	76±0.25aabb	色泽均匀,无花纹、色斑	5.287±0.0043aabb	84.71	10^{10} aabb	未检出
	10	棕黄色粉末	57±0.16aabb	色泽均匀,无花纹、色斑	4.210±0.0052aabb	67.46	10^{8} aabb	未检出
强光照射	0	棕黄色粉末	98±0.02	色泽均匀,无花纹、色斑	6.194±0.0100	—	10^{10}	未检出
	5	棕黄色粉末	98±0.03	色泽均匀,无花纹、色斑	5.913±0.0093aabb	95.46	10^{9} aabb	未检出
	10	棕黄色粉末	97±0.31	色泽均匀,无花纹、色斑	5.745±0.0049aabb	92.75	10^{8} aabb	未检出

与初始值相比,标注(a)表示 $P<0.05$ 显著;(aa)表示 $P<0.01$ 极显著;同组

间相比,标注(b)表示 $P<0.05$ 显著;(bb)表示 $P<0.01$ 极显著;黄芪甲苷含量变化百分比(%)= 所测得含量/初始含量,活菌数以三次重复试验中最低值的数量级表示,下同。

试验结果表明高温、高湿及强光照射条件下,黄芪发酵散剂的性状、外观均匀度均及其他微生物检查项目无异常,高湿状态下粒度过筛率差异显著($P<0.01$),形成大小不一结块,黄芪甲苷含量及活菌数变化差异显著,高温、高湿、强光照射对黄芪散剂有效成分黄芪甲苷及活菌数均有不同程度的影响,湿度、温度对其影响相对较大,在工业生产中应选择隔湿、避光包装材料,为此选择了铝箔+PE 复合包装袋密闭包装作为黄芪发酵散剂的市售包装材料和工艺。

(二)加速试验

此项试验是在加速条件下进行。其目的是通过加速药物的化学或物理变化,探讨药物的稳定性,为制剂设计、包装、运输、贮存提供必要的资料。样品取 3 批,铝箔+PE 复合包装袋密闭包装,在温度(40±2) ℃、相对湿度(75±5)%的条件下放置 6 个月。在试验期间第 1 个月、2 个月、3 个月、6 个月末分别取样一次,依据质量标准草案考察其性状、粒度、外观均匀度、含量、活菌数及其他微生物检测,其结果见表 4-7。

表 4-7　黄芪发酵散剂加速试验($n=3$)

批次	时间(月)	性状	粒度/过筛率(%)	外观均匀度	黄芪甲苷(mg/g)	黄芪甲苷变化(%)	活菌数/数量级	其他微生物
	0	棕黄色粉末	97±0.45	色泽均匀,无花纹、色斑	6.146±0.0078	—	10^{10}	未检出
	1	棕黄色粉末	97±0.27	色泽均匀,无花纹、色斑	6.120±0.0057	99.57	10^{10}	未检出
20150601	2	棕黄色粉末	97±0.05	色泽均匀,无花纹、色斑	6.071±0.0077[ab]	98.78	10^{10}	未检出
	3	棕黄色粉末	97±0.09	色泽均匀,无花纹、色斑	6.094±0.0098	99.16	10^{10}	未检出
	6	棕黄色粉末	97±0.17	色泽均匀,无花纹、色斑	6.002±0.0028[ab]	97.65	10^{9aabb}	未检出

批次	时间（月）	性状	粒度/过筛率（%）	外观均匀度	黄芪甲苷（mg/g）	黄芪甲苷变化（%）	活菌数/数量级	其他微生物
20150604	0	棕黄色粉末	96±0.26	色泽均匀，无花纹、色斑	6.171±0.0120	—	10^{11}	未检出
	1	棕黄色粉末	96±0.18	色泽均匀，无花纹、色斑	6.128±0.0059	99.31	10^{11}	未检出
	2	棕黄色粉末	96±0.31	色泽均匀，无花纹、色斑	6.188±0.0043	100.27	10^{11}	未检出
	3	棕黄色粉末	96±0.52	色泽均匀，无花纹、色斑	6.074±0.0078[ab]	98.43	10^{10aabb}	未检出
	6	棕黄色粉末	96±0.47	色泽均匀，无花纹、色斑	5.871±0.0034[aabb]	95.14	10^{10aabb}	未检出
20150612	0	棕黄色粉末	98±0.53	色泽均匀，无花纹、色斑	6.255±0.0048	—	10^{10}	未检出
	1	棕黄色粉末	98±0.08	色泽均匀，无花纹、色斑	6.227±0.0008	100.04	10^{10}	未检出
	2	棕黄色粉末	98±0.27	色泽均匀，无花纹、色斑	6.198±0.0037	99.56	10^{10}	未检出
	3	棕黄色粉末	98±0.52	色泽均匀，无花纹、色斑	6.147±0.0065[ab]	98.74	10^{9aabb}	未检出
	6	棕黄色粉末	98±0.16	色泽均匀，无花纹、色斑	6.037±0.0046[ab]	96.98	10^{9aabb}	未检出

结果显示，其考察项性状、粒度、外观均匀度及其他微生物检查项目无异常，黄芪甲苷含量及活菌数三批次均有不同程度的变化，差异显著，但均未低于黄芪甲苷最低含量0.040%，活菌数在≥10^9限定范围内，综合其考察项在6个月内样品较稳定，符合规定。

（三）长期试验

长期试验室接近药物的实际贮存条件下进行，其目的是为制定药物有效期提供依据，样品取3批，铝箔+PE复合包装袋密闭包装，在温度（25±2）℃，相对湿度（60±10）%的条件下放置24个月，每3个月取样一次，分别于0个月、3个月、6个月、9个月、12个月、18个月、24个月取样，对取样的黄芪甲苷含量进行检测,将结果与 0 个月比较,以确定药物的有效期,其结果见表4-8。

表4-8 黄芪发酵散剂长期试验($n = 3$)

批次	时间(月)	性状	粒度/过筛率(%)	外观均匀度	黄芪甲苷(mg/g)	黄芪甲苷变化(%)	活菌数/数量级	其他微生物
20150601	0	棕黄色粉末	97±0.51	色泽均匀,无花纹、色斑	6.170±0.0072	—	10^{11}	未检出
	3	棕黄色粉末	97±0.32	色泽均匀,无花纹、色斑	6.154±0.0034	99.74	10^{11}	未检出
	6	棕黄色粉末	97±0.27	色泽均匀,无花纹、色斑	6.074±0.0053[ab]	98.44	10^{11}	未检出
	9	棕黄色粉末	97±0.41	色泽均匀,无花纹、色斑	6.055±0.0063[ab]	98.13	10^{11}	未检出
	12	棕黄色粉末	97±0.18	色泽均匀,无花纹、色斑	6.021±0.0071[ab]	97.59	10^{10ab}	未检出
	18	棕黄色粉末	97±0.11	色泽均匀,无花纹、色斑	5.873±0.0029[aabb]	95.20	$10^{9\ aabb}$	未检出
	24	棕黄色粉末	97±0.28	色泽均匀,无花纹、色斑	5.929±0.0072[ab]	96.09	$10^{9\ aabb}$	未检出
20150604	0	棕黄色粉末	96±0.07	色泽均匀,无花纹、色斑	6.197±0.0038	—	10^{11}	未检出
	3	棕黄色粉末	96±0.03	色泽均匀,无花纹、色斑	6.177±0.0090	99.68	10^{11}	未检出
	6	棕黄色粉末	96±0.15	色泽均匀,无花纹、色斑	6.157±0.0059	99.36	10^{11}	未检出
	9	棕黄色粉末	96±0.47	色泽均匀,无花纹、色斑	6.108±0.0049[ab]	98.57	10^{11}	未检出
	12	棕黄色粉末	96±0.73	色泽均匀,无花纹、色斑	6.081±0.0094[ab]	98.13	10^{11}	未检出
	18	棕黄色粉末	96±0.37	色泽均匀,无花纹、色斑	6.012±0.0024[ab]	97.02	$10^{10\ ab}$	未检出
	24	棕黄色粉末	96±0.83	色泽均匀,无花纹、色斑	5.909±0.0017[aabb]	95.36	$10^{10\ ab}$	未检出

批次	时间（月）	性状	粒度/过筛率（%）	外观均匀度	黄芪甲苷（mg/g）	黄芪甲苷变化（%）	活菌数/数量级	其他微生物
	0	棕黄色粉末	98±0.48	色泽均匀,无花纹、色斑	6.213±0.0005	—	10^{10}	未检出
	3	棕黄色粉末	98±0.35	色泽均匀,无花纹、色斑	6.221±0.0037	100.13	10^{10}	未检出
	6	棕黄色粉末	98±0.04	色泽均匀,无花纹、色斑	6.152±0.0052	99.02	10^{10}	未检出
20150612	9	棕黄色粉末	98±0.34	色泽均匀,无花纹、色斑	6.124±0.0076[ab]	98.57	10^{10}	未检出
	12	棕黄色粉末	98±0.28	色泽均匀,无花纹、色斑	6.091±0.0062[ab]	98.03	10^{10}	未检出
	18	棕黄色粉末	98±0.47	色泽均匀,无花纹、色斑	5.993±0.0038[aabb]	96.46	10^9[ab]	未检出
	24	棕黄色粉末	98±0.39	色泽均匀,无花纹、色斑	5.960±0.0053[aabb]	95.93	10^9[ab]	未检出

结果表明,其考察项目性状、粒度、外观均匀度及其他微生物检查项目均无异常现象,黄芪甲苷含量及活菌数在放置24个月均有显著变化,但均未低于黄芪甲苷最低含量0.040%,活菌数在≥10^9限定范围内,样品较为稳定,符合规定。

四、讨论

黄芪发酵散剂是以黄芪为主的固体培养基接种解淀粉芽孢杆菌发酵而成,两者发挥着主要药理活性作用,对药剂中黄芪有效成分黄芪甲苷含量及解淀粉芽孢杆菌活菌数的测定,对本品质量标准的制定有重要指导作用,同时对有效控制该药剂的内在质量,临床药效发挥都具有重要意义。参考已有黄芪甲苷含量测定方法,对其柱温、流速、流动相比例进行系统适用性试验以及波长的选择,试验证明以流动相乙腈∶水(32∶68),检测波长203 nm,柱温∶25 ℃,流速∶1 mL/min的色谱条件对黄芪甲苷的测定具有较强的专属性,与其他组分分离度较高、峰形对称、分析时间短、检测器更为普遍,便于作为该制剂含量测定研究。经试验证实,该株解淀粉芽孢具产纤维素酶能力(刘宇,2017),可有效裂解细胞壁,促进黄芪中有效成分释放(侯美如,2017),同时该株解淀粉芽孢杆菌还兼具益生作用(王岩,2017),可增强动物机体免疫力,提升机体体液免疫及细胞免疫水平,因此,对该制剂活菌数的考察,也是相当必要的。综合上述原因及《中国药典》对散剂稳定性考察项目的要求,选择对黄芪发酵散剂的性状、粒度、含量、外观均匀度、其他微生物检查及活菌数测定等项目为主要检测指标,用以评定该药剂稳定性。

经稳定性影响因素试验,发现黄芪散剂易受温度、湿度、光照等条件的影响,且以湿度和温度影响较大,考察项中以粒度、黄芪甲苷含量及活菌数变化明显,粒度易受到湿度的影响,黄芪甲苷及活菌数可受三种因素的影响,胡新奇等人(2013),对黄芪超微粉末稳定性影响因素试验,以黄芪甲苷为参考标准,也得到了同样的结果。解淀粉芽孢杆菌为抗逆性较强的菌类,在恶劣条件下,可促使其芽孢的形成,有效的抵抗外界的不良因素,本试验亦对该株解淀粉芽孢杆菌的生长特性做了研究,发现该菌株在 10~60 ℃环境均能生长,细菌培养 32 h 开始产生芽孢,培养 72 h 芽孢形成率可达 80.67%(尹珺伊,2016),为该株在临床上的应用提供了天然保障。

为了减少温度、湿度、光线因素对该药剂稳定性的影响,选用铝箔+PE 复合包装袋密闭包装为市售包装,并对其进行了加速试验及长期试验,经包装处理后的黄芪发酵散剂稳定性显著提高,粒度均合格,黄芪甲苷含量、活菌数有所下降,但均高于最低限度值,合理的包装及贮存方式可有效延长该制剂的保质期。

五、结论

黄芪发酵散剂稳定性影响因素试验显示,温度、湿度、光照对黄芪发酵散剂性状、外观均匀度、其他微生物检查项目影响较小,湿度对黄芪粒度影响较大,形成大小不一结块,三种因素对黄芪甲苷含量及活菌数均影响较大,在工业生产中应选择隔湿包装,在包装过程中也应控制环境湿度、温度。根据本试验加速、长期试验结果,建议可将黄芪发酵散剂的有效期暂定为 2 年,使用铝箔+PE 复合包装袋密闭包装,室温保存。试验通过对该制剂稳定性的研究,为进一步制定质量标准的建立提供理论数据,也为该新药的申报提供试验方法和试验数据,对该药物的进一步深入研究和有效开发利用奠定理论基础。

参考文献

[1]吴大真,余传隆,袁钟,等. 中医辞海:中册[M]. 北京:中国医药科技出版社,

1999:1226.

[2]潘燕,张硕,张岫美. 黄芪的药理作用与临床应用研究进展[J]. 食品与药品, 2006,8(9):5-7.

[3]徐荣芳,薛慧清,闫润红,等. 黄芪药材的发酵研究进展[J]. 山西中医学院学报,2012,13(3):88-91.

[4]侯美如,刘宇,王岩,等. 解淀粉芽孢杆菌固态发酵黄芪培养基的研究[J]. 中国兽医科学,2016,46(10):1328-1334.

[5]中华人民共和国卫生部. 保健食品检验与评价技术规范[S]. 2003 年版. 北京:卫生部,2003:22-34.

[6]农业部兽药评审中心. 兽药研究技术指导原则汇编(2006-2011 年)[M]. 北京:化学工业出版社. 2012.

[7]陆国才,袁柏俊. 新药研究与评价[M]. 上海:第二军医大学出版社,2011:76 -108.

[8]陈奇. 中药药理研究方法学[M]. 北京:人民卫生出版社,1993,112-119.

[9]张玉芹,高加明,张成省,等. 枯草芽孢杆菌菌株 Tpb55 的安全性毒理学研究[J]. 中国生物防治学报,2015,34(1):1-6.

[10]王沙沙,王莹,郭泽,等. 黄芪总黄酮对小鼠的急性毒性和致突变性研究[J]. 动物医学进展,2016,37(3):71-73.

[11]刘阳,张云鹏,孙影,等. 中药黄芪长期毒性试验研究[J]. 现代中西医结合杂志,2009,18(29):3545-3547.

[12]丁伯良,王宏伟,张联丽,等. 膜荚黄芪茎叶粉饲喂小鼠的毒性反应研究[J]. 西北农业学报,1994,3(4):50-52.

[13]袁本利. 药物安全评价中脏器系数的意义及不足[J]. 中国新药杂志,2003, 12(1):960-963.

[14]孙建新,安娟,连军. 影响实验动物脏器重量及脏器系数因素分析[J]. 实验动物科学,2016,50(9):49-51.

[15]韩蓉,朱路佳,潘建新,等. 黄芪注射液的急性毒性和长期毒性试验[J]. 中国野生植物资源,2010,23(4):50-53.

[16]陈继贵,张健,杨金声,等. 中药黄芪长期毒性试验研究[C]. 第一届世界中西医结合大会论文摘要集,北京,1997:370.

[17]陈忠伟,刘伟,赵武. 复方中药制剂对小白鼠的急性毒性试验[J]. 中国畜牧兽医,2007,34(6):112-113.

［18］王静,蒋万,何生虎,等. 自制中药复方片剂对小鼠的急性毒性试验［J］. 动物医学进展,2015,36(2):120-124.

［19］中国兽药典委员会. 中国兽药典 2015 版二部［M］. 北京:中国农业出版社,2010.

［20］刘宇,李阳,尹珺伊,等. 一株产纤维素酶的解淀粉芽孢杆菌的分离鉴定及其酶促反应适宜条件初步研究［J］. 家畜生态学报,2017,38(4):58-62.

［21］侯美如,刘宇,王岩,等. 解淀粉芽孢杆菌固态发酵黄芪中有效成分的变化［J］. 中国兽医杂志,2017,53(5):64-68.

［22］王岩,陈楠楠,侯美如,等. 解淀粉芽孢杆菌 SSY1 株的安全性试验［J］. 中国畜牧兽医 2017,44(3):928-934.

［23］胡新奇. 黄芪超微粉粉碎工艺及质量稳定性研究［D］. 福建:福建农林大学,2013.

［24］尹珺伊,侯美如,王岩,等. 产纤维素酶解淀粉芽孢杆菌分离株的生物学特性研究［J］. 动物医学进展,2016,37(6):45-48.

第五章 质量标准研究与制定

为保证发酵黄芪质量稳定,性能可靠,在进行了发酵黄芪制备工艺、成分检测方法和药效学等研究的基础上,对发酵黄芪的炮制工艺参数进行了量化,制定了科学规范的发酵炮制工艺。指明了发酵黄芪主要原料的鉴别方法,建立了发酵黄芪目标活性成分含量测定方法,制定了科学精确的质量标准,为客观控制和评价发酵黄芪的质量提供了科学依据和方法。现对黄芪发酵散剂的质量标准研究进行阐述。

一、性状

本品为黄棕色至棕褐色的粉末,气味类酒糟味。在气味描述中难以甄别,不易描述。

二、鉴别

(一) 显微鉴别

依据《中华人民共和国兽药典》(2015版二部)附录2001显微鉴别法粉末制品要求进行测定(见附录1)。供试品粉末过四或五号筛,挑取少许置载玻片上,加甘油醋酸试液,盖上盖玻片。必要时,在酒精灯上加热透化。显微鉴别结果见图5-1。

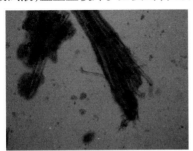 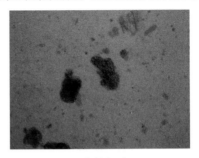

A 黄芪纤维束　　　　　　　　　　B 木栓细胞

图 5-1

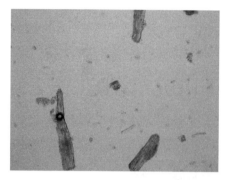 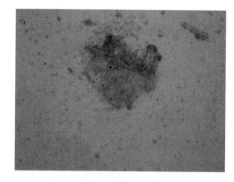

C 导管　　　　　　　　　　　　　　　　D 石细胞

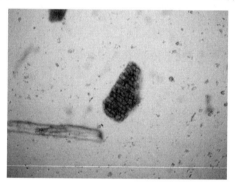

E 淀粉粒(薄壁细胞中含淀粉粒)

图 5-1　显微鉴别结果

(二)色谱鉴别

取本品粉末 3 g,加甲醇 20 mL,加热回流 1 h,滤过,滤液加于中性氧化铝柱(100~120 目,5 个,内径为 10~15 mm)上,用 40% 甲醇 100 mL 洗脱,收集洗脱液,蒸干,残渣加水 30 mL 使溶解,用水饱和的正丁醇振摇提取 2 次,每次 20 mL,合并正丁醇液,用水洗涤 2 次,每次 20 mL,弃去水层,正丁醇液蒸干,残渣加甲醇 0.5 mL 使溶解,作为供试品溶液。另取黄芪甲苷对照品,加甲醇制成每 1 mL 含 1 mg 的溶液作为对照品溶液。照薄层色谱法(附件 2)试验,吸取上述两种溶液各 2 μL,分别点于同一硅胶薄层上,以三氯甲烷∶甲醇∶水(13∶7∶2)的下层溶液为展开剂,展开,取出,晾干,喷以 10% 硫酸乙醇溶液,在 105 ℃加热至斑点显色清楚。供试品色谱中,在与对照品色谱相应的位置上,日光下显相同的棕褐色斑点;紫外光灯(365 nm)下显相同的橙黄色荧光斑点。结果见图 5-2。

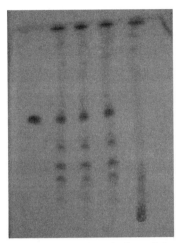

图 5-2　黄芪薄层色谱鉴别图

1:黄芪甲苷对照品;2、3、4:供试品;5:阴性对照品

(三)检查

按散剂项下有关的各项规定检查[《中华人民共和国兽药典》(2015 版二部)通则 0101,见附录 3]。

粒度测定:依据《中华人民共和国兽药典》(2015 版二部)附录 0941 第二法(见附录 4),单筛分法测定,规定本品通过五号筛的粉末重量,不得少于 95%,本品三批检测结果见表 5-1,均符合规定。

表 5-1　三批样品粒度测定

批号	通过率(%)	规定通过率(%)
170501	96.53	≥95
170502	96.34	≥95
170503	97.12	≥95

1.外观均匀度

取供试品适量,置光滑纸上,平铺约 5 cm²,将其表面压平,在明亮处观察,应色泽均匀,无花纹,色斑。本品三批检测结果均合格。结果见图 5-3。

2.水分

依据《中华人民共和国兽药典》(2015 版二部)附录 0832 水分测定法第一法烘干法测定(见附录 5),结果见表 5-2,符合规定。另有规定外,不得过 10.0%。

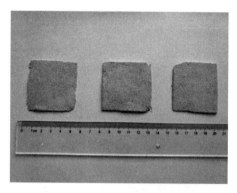

图 5-3　外观均匀度检测结果

表 5-2　水分检查结果

批号	含水量（%）	规定范围	结论
170501	6.64		符合规定
170502	7.34	≤10%	符合规定
170503	6.97		符合规定

3.总灰分

依据《中华人民共和国兽药典》（2015 版二部）附录 2302 测定（见附录 6），结果见表 5-3，符合规定。

表 5-3　总灰分测定

批号	灰分（%）	规定范围	结论
170501	4.54		符合规定
170502	4.25	≤5.0%	符合规定
170503	4.06		符合规定

4.重金属及有害元素

按照铅、镉、砷、汞、铜测定（通则 2321 原子吸收分光光度法或电感耦合等离子体质谱法）测定，铅不超过 5 mg/kg，镉不得超过 0.3 mg/kg，砷不得过 2 mg/kg；汞不得过 0.2 mg/kg；铜不得过 20 mg/kg。依据《中华人民共和国兽药典》（2015 版二部）附录 2321 铅、镉、砷、汞、铜测定法第一法操作（见附录 7）。

（1）铅的测定（石墨法）。

测定条件：波长 283.3 nm，干燥温度 100～120 ℃，持续 20 秒；灰化温度 400～750 ℃，持续 20～25 s；原子化温度 1700～2100 ℃，持续 4～5s。

铅标准储备液的制备:精密量取铅标准储备液适量,用2%硝酸溶液稀释,制成每1 mL含铅(Pb)1 μg的溶液,即得(0~5 ℃贮存)。

标准曲线的制备:分别精密量取铅标准储备液适量,用2%硝酸溶液制成每1 mL分别含铅0 ng、5 ng、20 ng、40 ng、60 ng、80 ng的溶液。分别精密量取1 mL,精密加含1%磷酸二氢铵和0.2%硝酸镁的溶液0.5 mL,混匀,精密吸取20 μL注入石墨炉原子化器,测定吸光度,以吸光度为纵坐标,浓度为横坐标,绘制标准曲线。

供试品溶液制备:取供试品粗粉0.5 g,精密称定,置聚四氟乙烯消解罐内,加硝酸3~5 mL,混匀,浸泡过夜,盖好内盖,旋紧外套,置适宜的微波消解炉内,进行消解(按仪器规定的消解程序操作)。消解完全后,取消解内罐置电热板上缓缓加热至红棕色蒸汽挥尽,并继续缓缓浓缩至2~3 mL,放冷,用水转入25 mL量瓶中,并稀释至刻度,摇匀,即得。同法同时制备试剂空白溶液。

测定法:精密量取空白溶液与供试品溶液各1 mL,精密加含1%磷酸二氢铵和0.2%硝酸镁的溶液0.5 mL,混匀,精密吸取10~20 μL,照标准曲线的制备项下方法测定吸光度,从标准曲线上读出供试品溶液中铅(Pb)的含量,计算,即得。结果见表5-4。

表5-4 样品中铅含量的测定

批号	取样量(g)	铅(mg/kg)	规定范围(mg/kg)	结论
170501	0.5	2.12		符合规定
170502	0.5	2.14	≤5	符合规定
170503	0.5	2.06		符合规定

(2)镉的测定(石墨炉法)。

测定条件:波长228.8 nm,干燥温度100~120 ℃,持续20 s;灰化温度300~500℃,持续20~25 s;原子化温度1 500~1 900 ℃,持续4~5 s。

镉标准贮备液的制备:精密量取镉单元素标准溶液适量,用2%硝酸溶液稀释,制成每1 mL含镉(Cd)1 μg的溶液,即得(0~5 ℃贮存)。

标准曲线的制备:分别精密量取镉标准贮备液适量,用2%硝酸溶液稀释制成每1mL分别含镉0 ng、0.8 ng、2.0 ng、4.0 ng、6.0 ng、8.0 ng的溶液。分别精密吸取10 μL,注入石墨炉原子化器,测定吸光度。以吸光度为纵坐标,浓度为横坐标,绘制标准曲线。

供试品溶液的制备:同铅测定项下供试品溶液的制备。

测定法:精密吸取空白溶液与供试品溶液各10~20 μL,照标准曲线的制备项下方法测定吸光度(若供试品有干扰,可分别精密量取标准溶液、空白溶液和供试品溶液各 1 mL,精密加含 1%磷酸二氢铵和 0.2%硝酸镁的溶液0.5 mL,混匀,依法测定),从标准曲线上读出供试品溶液中镉(Cd)的含量,计算,即得。结果见表 5-5。

表 5-5　样品中镉含量的测定

批号	取样量(g)	镉(mg/kg)	规定范围(mg/kg)	结论
170501	0.5	0.12		符合规定
170502	0.5	0.15	≤0.3	符合规定
170503	0.5	0.16		符合规定

(3)砷的测定(氢化物法)。

测定条件:采用适宜的氢化物发生装置,以含 1%硼氢化钠和 0.3%氢氧化钠溶液(临用前配制)作为还原剂,盐酸溶液(1→100)为载液,氮气为载气,检测波长为 193.7 nm。

砷标准贮备液的制备:精密量取砷单元素标准溶液适量,用 2%硝酸溶液稀释,制成每 1 mL 含砷(As)1 μg 的溶液,即得(0~5 ℃贮存)。

标准曲线的制备:分别精密量取砷标准贮备液适量,用 2%硝酸溶液稀释制成每 1 mL 分别含砷 0 ng、5 ng、l0 ng、20 ng、30 ng、40 ng 的溶液。分别精密量取 10 mL,置 25 mL 量瓶中,加 25%碘化钾溶液(临用前配制)1 mL,摇匀,加 10%抗坏血酸溶液(临用前配制)1 mL,摇匀,用盐酸溶液(20→100)稀释至刻度,摇匀,密塞,置 80 ℃水浴中加热 3 min,取出,放冷。取适量,吸入氢化物发生装置,测定吸收值,以峰面积(或吸光度)为纵坐标,浓度为横坐标,绘制标准曲线。

供试品溶液的制备:同铅测定项下供试品溶液的制备中的 A 法制备。

测定法:精密吸取空白溶液与供试品溶液各 10 mL,照标准曲线的制备项下,自"加 25%碘化钾溶液(临用前配制)1 mL"起,依法测定。从标准曲线上读出供试品溶液中砷(As)的含量,计算,即得。结果见表 5-6。

表 5-6　样品中砷含量的测定

批号	取样量(g)	砷(mg/kg)	规定范围(mg/kg)	结论
170501	0.5	0.21		符合规定
170502	0.5	0.28	≤2	符合规定
170503	0.5	0.31		符合规定

（4）汞的测定（冷蒸汽吸收法）。

测定条件：采用适宜的氢化物发生装置，以含0.5%硼氢化钠和0.1%氢氧化钠的溶液（临用前配制）作为还原剂，盐酸溶液（1→100）为载液，氮气为载气，检测波长为253 nm。

汞标准贮备液的制备：精密量取汞单元素标准溶液适量，用2%硝酸溶液稀释，制成每1 mL含汞（Hg）1 μg的溶液，即得（0~5 ℃贮存）。

标准曲线的制备：分别精密量取汞标准贮备液0 mL、0.1 mL、0.3 mL、0.5 mL、0.7 mL、0.9 mL，置50 mL量瓶中，加20%硫酸溶液10 mL、5%高锰酸钾溶液0.5 mL，摇匀，滴加5%盐酸羟胺溶液至紫红色恰消失，用水稀释至刻度，摇匀。取适量，吸入氢化物发生装置，测定吸收值，以峰面积（或吸光度）为纵坐标，浓度为横坐标，绘制标准曲线。

供试品溶液的制备：取供试品粗粉0.5 g，精密称定，置聚四氟乙烯消解罐内，加硝酸3~5 mL，混匀，浸泡过夜，盖好内盖，旋紧外套，置适宜的微波消解炉内进行消解（按仪器规定的消解程序操作）。消解完全后，取消解内罐置电热板上，于120 ℃缓缓加热至红棕色蒸汽挥尽，并继续浓缩至2~3 mL，放冷，加20%硫酸溶液2 mL、5%高锰酸钾溶液0.5 mL，摇匀，滴加5%盐酸羟胺溶液至紫红色恰消失，转入10 mL量瓶中，用水洗涤容器，洗液合并于量瓶中，并稀释至刻度，摇匀，必要时离心，取上清液，即得。同法同时制备试剂空白溶液。

测定法精密吸取空白溶液与供试品溶液适量，照标准曲线制备项下的方法测定。从标准曲线上读出供试品溶液中汞（Hg）的含量，计算，即得。结果见表5-7。

表5-7 样品中汞含量的测定

批号	取样量（g）	汞（mg/kg）	规定范围（mg/kg）	结论
170501	0.5	0.09		符合规定
170502	0.5	0.07	≤0.2	符合规定
170503	0.5	0.05		符合规定

（5）铜的测定（火焰法）。

测定条件：检测波长为324.7 nm，采用空气—乙炔火焰，必要时进行背景校正。

铜标准贮备液的制备：精密量取铜单元素标准溶液适量，用2%硝酸溶液稀释，制成每1 mL含铜（Cu）10 μg的溶液，即得（0~5 ℃贮存）。

标准曲线的制备：分别精密量取铜标准贮备液适量，用2%硝酸溶液制成每

1 mL 分别含铜 0 μg、0.05 μg、0.2 μg、0.4 μg、0.6 μg、0.8 μg 的溶液。依次喷入火焰,测定吸光度,以吸光度为纵坐标,浓度为横坐标,绘制标准曲线。

供试品溶液的制备:同铅测定项下供试品溶液的制备。

测定法:精密吸取空白溶液与供试品溶液适量,照标准曲线的制备项下的方法测定。从标准曲线上读出供试品溶液中铜(Cu)的含量,计算,即得。结果见表 5-8。

表 5-8　样品中铜含量的测定

批号	取样量(g)	铜(mg/kg)	规定范围(mg/kg)	结论
170501	0.5	3.25		符合规定
170502	0.5	3.54	≤20	符合规定
170503	0.5	3.62		符合规定

5.纤维素酶活力测定

依据中华人民共和国国家标准 GB/T 23881—2009 饲用纤维素酶活性的测定滤纸法对发酵黄芪散的纤维素酶活性进行测定(见附录8)。

待测酶液制备:称取试样4 g,加入 40 mL 柠檬酸盐缓冲液,磁力搅拌 30 min,再用柠檬酸盐缓冲液定容至 100 mL,在4℃条件下避光保存 24 h。摇匀,取 30 ~ 50 mL,以 3000 r/min 离心 3 min。取 5.00 mL 上清液,用柠檬酸盐缓冲液做二次稀释(稀释后的待测酶液中纤维素酶活性应控制在 0.04~0.18 U/mL)。液体样品用柠檬酸盐缓冲液进行稀释,定容稀释后的待测酶液中纤维素酶活性应控制在 0.04~0.18 U/mL。如稀释后的酶液 pH 值偏离5.5,需重新调节 pH 值为5.5,用柠檬酸盐缓冲液稀释定容。

标准曲线:分别量取葡萄糖标准溶液 0.00 mL、2.00 mL、3.00 mL、4.00 mL、6.00 mL、8.00 mL、10.00 mL,分别用柠檬酸盐缓冲液定容至 50mL,配成浓度为 0.00~2.00mg/mL 的葡萄糖标准系列。分别吸取葡萄糖标准溶液各 1.00 mL 于 25 mL 容量瓶中,各加 2.00 mL 水和 2.00 mL DNS 试剂,沸水浴 5 min。冷却至室温,用水定容至 25 mL,在 540 nm 波长下比色,以吸光度作横坐标,对应标准葡萄糖溶液含糖的毫克数为纵坐标,如图 5-4,列出直线回归方程。

酶活性的测定:吸取 10.0 mL 经过适当稀释的酶液,37℃平衡 10 min。在 25 mL 具塞比色管中加入滤纸条(滤纸条须对称剪成 32 片并全部放入),加 1.0 mL 柠檬酸盐缓冲液浸润滤纸片,37℃水浴平衡 10 min,再依次加入 2.00 mL DNS 试剂、0.50 mL 酶液、水 5 mL,电磁振荡 3~5 s,37℃水浴中保温 60 min,然后再沸水浴中

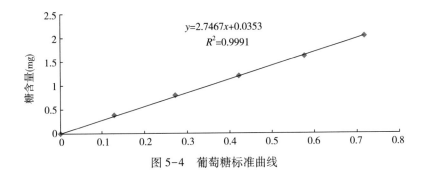

图 5-4　葡萄糖标准曲线

煮沸 5 min,冷却至室温,用水定容至 25 mL,在 540 nm 波长处测定校准值 A_0。

在 25 mL 具塞比色管中加入滤纸条(滤纸条须对称剪成 32 片并全部放入),加 1.0 mL 柠檬酸盐缓冲液浸润滤纸片,37℃水浴平衡 10 min,再依次加入 0.50 mL 酶液、水 5 mL、电磁振荡 3~5 s,37 ℃水浴中保温 60 min,加入 2.00 mL DNS 试剂,然后再沸水浴中煮沸 5 min,冷却至室温,用水定容至 25 mL,在 540 nm 波长处测定吸光度 A_1。

结果计算:试样中滤纸纤维素酶活性以 X 表示,单位为酶活性单位每克(U/g),按式计算:

$$X = \frac{m}{M \times t} \times 1000 \times n$$

式中:X——试样纤维素酶的活性,U/g;

　　　　m——根据标准曲线方程上计算得的($A_1 - A_0$)值对应的葡萄糖的质量,mg;

　　　　M——葡萄糖的摩尔质量,180.2 g/mol;

　　　　t——酶解反应时间,min;

　　1000——转化因子,1 mmoL = 1000 μmoL;

　　　　n——试样的总稀释倍数。

计算结果如表 5-9 所示。

表 5-9　发酵黄芪散中纤维素酶活性测定结果

批号	纤维素酶活性(U/g)
20170501	25.73
20170502	22.27
20170503	24.40

测定结果表明,发酵黄芪散中纤维素酶的含量基本稳定,故在平均含量的基础上,以总含量下浮20%为标准制定本制剂含量限度,限定每克发酵黄芪散中纤维素酶活性不得低于 19.31 U/g。

6.微生物检查

按微生物饲料添加剂技术通则及饲料微生物添加剂地衣芽孢杆菌标准有关的各项规定检查(中华人民共和国农业行业标准 NY/T 1444—2007,见附录 9;NY/T 1461—2007,见附录 10)

菌体形态检验:取菌液涂片染色,革兰氏染色为阳性。菌体细胞呈两端钝圆,多单在。细菌均能形成中生或次端生芽孢,芽孢椭圆形,芽孢直径不大于菌体。见图 5-5。

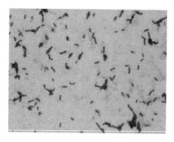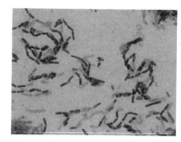

图 5-5 菌株形态(1000×)

菌落特性检验:在营养琼脂,30℃培养48 h,形成灰白色、干燥、不透明的大菌落,菌落表面粗糙,有褶皱,边缘不规则,有扩散。营养肉汤静置培养24 h,肉汤均澄清,不产生沉淀,肉汤表面形成灰白色菌膜,见图 5-6。

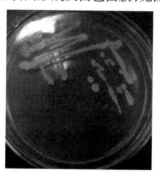

图 5-6 菌落特性检验结果

生理生化特征检验:参照《Bergey's Manual of Systematic Bacteriology》Vol. Ⅱ和《常见细菌系统鉴定手册》的有关内容进行。结果见表 5-10。

表 5-10　解淀粉芽孢杆菌生理生化特征

特征	结果	特征	结果
葡萄糖	+	丙二酸盐	−
蔗糖	+	麦芽糖	−
乳糖	−	尿素	−
覃糖	−	精氨酸双水解酶	−
甘露糖	−	水杨素	−
棉子糖	−	甲基红试验	−
甘露醇	−	V-P 反应	+

注:+为阳性反应;−为阴性反应。

7.微生物含量

每个样品取 1.0 mL,用各制品适宜的稀释液作 10 倍系列稀释,每个稀释度换一支吸管。具体方法是:先取一系列试管,每一管中加入 9.0 mL 稀释液,然后准确吸取菌液 1.0 mL,放入盛有稀释液的第 1 支试管中(不接触液面),将菌液混合均匀,另取 1 支吸管吸取 1.0 mL 放入第 2 管中,依次稀释至最后一管。根据对样品含菌量的估计,选择适宜稀释度,吸取最终稀释度的菌液接种适宜的琼脂培养基平板 3 个,每个板 0.1 mL,使菌液散开,置 37 ℃晾干后,翻转平板,培养 24~48 h。

菌落计算:肉眼观察菌落,并在平板底面点数,算出 3 个平板的平均菌落数,乘以稀释倍数(表面培养法应再乘以 10),即为每 1.0 mL 原液所含的总菌数。最终稀释度一般选择每个平板菌落数为 40~200 CFU 的稀释度。如果有片状菌落生长,或同一稀释度平板间菌落数相差 50%以上时,应重检。结果见表 5-11。

表 5-11　菌落计算结果(CFU/g)

批次	菌落数
	1.94×10^9
20170501	1.87×10^9
	1.81×10^9
	1.34×10^9
20170502	1.51×10^9
	1.42×10^9

续表

批次	菌落数
	$1.93×10^9$
20170503	$1.78×10^9$
	$1.83×10^9$

注:解淀粉芽孢杆菌$≥1×10^9$ CFU/g。

8.其他微生物检测

致病菌(肠道致病菌和致病性球菌)不得检出(GB/T13091 见附录 11,GB/T 4789.5 见附录 12,GB/T4789.10 见附录 13);大肠杆菌(100 g 或 100 mL 产品中)$≤$ 400 个(GB/T4789.3 见附录 14);霉菌总数(每克或每毫升产品中)$≤2×10^4$ CFU (GB/T13092 见附录 15)。结果见表 5-12。

表 5-12　其他微生物检测结果

批号	致病菌	霉菌(CFU/g)	大肠杆菌(CFU/100 g)	结论
20170501	未检出	—	—	符合规定
20170502	未检出	—	—	符合规定
20170503	未检出	—	—	符合规定
规定范围	不得检出	$≤2×10^4$	$≤400$	

(四)浸出物检查

按浸出物测定法规定检查(《中华人民共和国兽药典》(2015 版二部)通则 2201,见附录 16)水溶性浸出物测定法,测定用的供试品须粉碎,使能通过 2 号 筛,并混合均匀。

冷浸法:取供试品约 4 g,精密称定,置 250~300 mL 的锥形瓶中,精密加水 100 mL,密塞,冷浸,前 6 h 内时时振摇,再静置 18 h,用干燥滤器迅速滤过,精密 量取续滤液 20 mL,置已干燥至恒重的蒸发皿中,在水浴上蒸干后,于 105 ℃干燥 3 h,置干燥器中冷却 30 min,迅速精密称定重量。除另有规定外,以干燥品计算 供试品中水溶性浸出物的含量(%)。结果见表 5-13。

表 5-13　浸出物检查结果

批号	水溶性浸出物(%)	规定范围(%)	结论
20170501	22		符合规定
20170502	21	≥17	符合规定
20170503	23		符合规定

（五）鉴别方法

1.仪器与试药

RE52CS 型旋转蒸发器(上海亚荣生化仪器厂);AS3120A 型超声波清洗器(天津奥特赛恩斯仪器有限公司);BDS1 型电热三用水箱(北京市医疗设备厂);BP310s 型电子天平(Saitorius 公司);定量毛细管(Drummond 公司);硅胶 G 薄层板(青岛海洋化工厂)。

黄芪甲苷对照品(中国药品生物制品检定所,批号:110781-200613);发酵黄芪散(自制,批号:170501,170502,170503);所用试剂均为分析纯。

2.方法

（1）方法 A。

取本品粉末 3 g,加甲醇 20 mL,加热回流 1 h,滤过,滤液加于中性氧化铝柱(100~120 目,5 个,内径为 10~15 mm)上,用40%甲醇 100 mL 洗脱,收集洗脱液,蒸干,残渣加水 30mL 使溶解,用水饱和的正丁醇振摇提取 2 次,每次 20 mL,合并正丁醇液,用水洗涤 2 次,每次 20 mL,弃去水层,正丁醇液蒸干,残渣加甲醇 0.5 mL 使溶解,作为供试品溶液。另取黄芪甲苷对照品,加甲醇制成每 1 mL 含 1 mg 的溶液作为对照品溶液。照薄层色谱法(附录 2)试验,吸取上述两种溶液各 2 μL,分别点于同一硅胶薄层上,以三氯甲烷∶甲醇∶水(13∶7∶2)的下层溶液为展开剂,展开,取出,晾干,喷以 10%硫酸乙醇溶液,在 105 ℃加热至斑点显色清楚。供试品色谱中,在与对照品色谱相应的位置上,日光下显相同的棕褐色斑点;紫外光灯(365 nm)下显相同的橙黄色荧光斑点。见图 5-7。

（2）方法 B。

取本品粉末 2 g,加乙醇 30 mL,加热回流 20 min,滤过,滤液蒸干,残渣加 0.3%氢氧化钠溶液 15 mL 使溶解,滤过,滤液用稀盐酸调节 pH 值至 5~6,用乙酸乙酯 15 mL 振摇提取,分取乙酸乙酯液,用铺有适量无水硫酸钠的滤液滤过,滤液蒸干。残渣加乙酸乙酯1 mL使溶解,作为供试品溶液。另取黄芪对照药材 2 g,同法制成对照品药材溶液。照薄层色谱法(附录2)试验,吸取上述两种溶液 各10 μL,分别点于同一硅胶G薄层板上,以三氯甲烷:甲醇(10:1)为展开剂, 展开,取出,晾干,置氨蒸汽中熏后,置紫外光灯下检视。供试品色谱中,在与对 照药材色谱相应的位置上,显相同颜色的荧光主斑点。见图5-7。

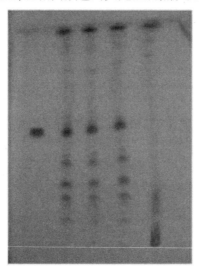

图5-7 黄芪薄层色谱鉴别图
注:1.黄芪甲苷对照品;2、3、4:供试品;5:阴性对照品

(六)含量测定

1.仪器与试药

日本岛津SPD-20A紫外检测器,LC-20AT二元泵,Labsolution色谱工作站 (日本岛津公司);RE52CS型旋转蒸发器(上海亚荣生化仪器厂);发酵黄芪散 (自制,批号:170501,170502,170503);黄芪甲苷及毛蕊异黄酮葡萄糖苷对照品 (中国药品生物制品检定所,批号:110807-200205);水为重蒸馏水,乙腈、甲醇为 色谱纯,其他所用试剂均为分析纯。

2.黄芪甲苷测定 照高效液相色谱法测定,见附录17

(1)色谱条件和适应性试验。

以十八烷基硅烷键合硅胶为填充剂;以乙腈:水(32:68)为流动相;蒸发光 散射检测器检测。理论塔板数按黄芪甲苷峰计算应不低于4000。

（2）对照品的制备。

取黄芪甲苷对照品适量，精密称定，加甲醇制成每 1 mL 含 0.5 mg 的溶液，即得。

（3）供试品溶液的制备。

取本品中粉约 4 g，精密称定，置索式提取器中，加甲醇 40 mL，冷浸过夜，再加甲醇适量，加热回流 4 h，提取液回收溶剂并浓缩至干，残渣加水 10 mL，微热使溶解，用水饱和的正丁醇振摇提取 4 次，每次 40 mL，合并正丁醇液，用氨试液充分洗涤 2 次，每次约 40 mL，弃去氨液，正丁醇液蒸干，残渣加水 5 mL 使溶解，放冷，通过 D101 型大孔吸附树脂柱（内径 1.5 cm，柱高为 12 cm），以水 50 mL 洗脱，弃去水液，再用 40%乙醇 30 mL 洗脱，弃去洗脱液，继用 70%乙醇 80 mL 洗脱，收集洗脱液，蒸干，残渣加甲醇溶液，转移至 5 mL 量瓶中，加甲醇至刻度，摇匀，即得。

（4）测定法。

分别精密吸取对照品溶液 10 μL、20 μL，供试品溶液 20 μL，注入液相色谱仪测定，即得。

按《兽用中药、天然药物质量标准分析方法验证指导原则》进行相关方法验证试验。

（5）线性关系考察。

分别精密吸取上述对照品溶液 1 mL、2 mL、3 mL、4 mL、5 mL、6 mL 置 10 mL 容量瓶中，加甲醇定容，分别吸取 20 μL 注入色谱仪中，按上述色谱条件重复进样 3 次，测定峰面积值，以进样量（μg）为横坐标，以色谱峰面积为纵坐标进行回归分析，得回归方程为 $y = 4071.1x + 255.51$，$R^2 = 0.9997$，表明黄芪甲苷在 8.33 ~ 50.00 μg 范围内线性关系良好。结果见表 5-14，图 5-8。

表 5-14 黄芪甲苷线性关系考察结果

序号	进样量（μg）	峰面积平均值
1	50.00	203869.93
2	25.00	101475.43
3	16.67	69697.95
4	12.50	49738.93
5	10.00	40615.63
6	8.33	34839.91

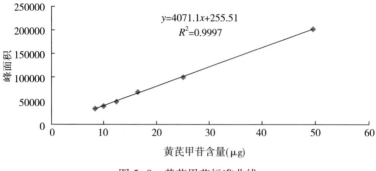

图 5-8　黄芪甲苷标准曲线

（6）精密度试验。

取同一供试品溶液,重复进样 5 次,记录色谱峰峰面积,5 次测定峰面积的相对标准偏差（Relative standard deviation, *RSD*）为 1.50%,证明精密度较好。结果见表 5-15。

表 5-15　精密度试验结果

序号	峰面积	平均值	*RSD*（%）
1	109796. 43		
2	110476. 36		
3	114783. 76	110656. 3	1. 50
4	105492. 32		
5	116732. 41		

（7）重复性试验。

平行处理同一批样品 5 份,按样品供试品溶液的制备方法操作,各取 20 μL 进样,结果见表 5-16。其 *RSD*=0.44%,表明重现性良好。

表 5-16　重现性试验结果

序号	黄芪甲苷含量（mg/g）	平均值（mg/g）	*RSD*（%）
1	2. 975		
2	2. 956		
3	2. 987	2. 9704	0. 44
4	2. 958		
5	2. 760		

（8）稳定性试验。

分别取放置 0 h、3 h、6 h、9 h、12 h 的供试品溶液,测定黄芪甲苷含量,以考察其稳定性。$RSD = 1.02\%$,表明供试品溶液至少在 12 h 内稳定,测定结果见表 5-17。

表 5-17 稳定性试验结果

时间(h)	峰面积	平均值	$RSD(\%)$
0	108467.23		
3	110031.28		
6	109874.74	109191	1.02
9	110013.58		
12	107567.94		

（9）加样回收率试验。

精密称取批号为 170501 的样品共 6 份,分别加入已知含量的对照品,按样品供试品溶液制备法制备,按上述色谱条件测定,计算回收率,回收率=[(实测值-样品中含量)/对照品加入量]×100%。结果见表 5-18。

表 5-18 加样回收率试验结果

序号	取样量(g)	黄芪甲苷含量(mg)	加入量(mg)	实测值(mg)	回收率(%)	平均回收率(%)	RSD(%)
1	1.0126	3.012	1.137	4.150	1.0002		
2	0.9978	2.968	1.137	4.110	1.0012		
3	1.0002	2.975	2.274	5.269	1.0038		
4	1.0234	3.044	2.274	5.301	0.9968		
5	1.0286	3.060	3.411	6.481	1.0015	1.0004	0.25
6	1.0652	3.168	3.411	6.569	0.9985		

（10）样品测定。

按本品质量标准方法操作,制备供试品溶液,测定 3 批黄芪甲苷的含量,测定结果见表 5-19。

本品按干燥品计算,含黄芪甲苷($C_{41}H_{68}O_{14}$)不得少于 0.040%。

表 5-19　发酵黄芪散中黄芪甲苷含量测定结果

批号	黄芪甲苷含量(mg/g)
20170501	6.249±0.022
20170502	6.376±0.034
20170503	6.411±0.041

对不同主产地(甘肃、陕西、内蒙古)黄芪制备的黄芪发酵散共 10 批次,40 份样品,测定黄芪甲苷含量,结果表明,发酵黄芪散中黄芪甲苷的含量基本稳定,故在平均含量的基础上,以总含量下浮 20% 为标准制定本制剂含量限度,限定每克发酵黄芪散含黄芪甲苷的量不得低于 0.040%。

3.毛蕊异黄酮葡萄糖苷 照高效液相色谱法(附录 17)测定

(1)色谱条件与系统适用性试验。

以十八烷基硅烷键合硅胶为填充物;以乙腈为流动相 A,以 0.2% 甲酸溶液为流动相 B,按表 5-20 中的规定进行梯度洗脱;检测波长为 260 nm。理论塔板数按毛蕊异黄酮葡萄糖苷峰计数应不低于 3000。

表 5-20　梯度洗脱条件

时间(min)	流动相 A(%)	流动相 B(%)
0~20	20→40	80→60
20~30	40	60

(2)对照品溶液的制备。

取毛蕊异黄酮葡萄糖苷对照品适量,精密称定,加甲醇制成每 1 mL 含 50 μg 的溶液,即得。

(3)供试品溶液的制备。

取本品粉末约 1 g,精密称定,置圆底烧瓶中,加甲醇 50 mL,称定重量,加热回流 4 h,放冷,再称定重量,用甲醇补足减失的重量,摇匀,滤过,精密量取过滤液 25 mL,回收溶剂至干,残渣加甲醇溶解,转移至 5 mL 量瓶中,加甲醇至刻度,摇匀,即得。

(4)测定法。

分别精密吸取对照品溶液与供试品溶液各 10 μL,注入液相色谱仪,测定,即得。

(5)线性关系考察。

分别精密吸取上述对照品溶液 1 mL、2 mL、3 mL、4 mL、5 mL、6 mL 置 10 mL 容量瓶中,加甲醇定容,分别吸取 20 μL 注入色谱仪中,按上述色谱条件重复进样 3 次,测定峰面积值,以进样量(μg)为横坐标,以色谱峰面积为纵坐标进行回归分析,得回归方程为 $y=12240x-529.54$,$r=0.9997$,表明黄芪甲苷在 8.33 μg~50 μg 范围内线性关系良好。结果见表 5-21,图 5-9 。

表 5-21　黄芪毛蕊异黄酮葡萄糖苷线性关系考察结果

序号	进样量(μg)	峰面积平均值
1	50.00	609810.5
2	25.00	308033
3	16.67	208480.7
4	12.50	150144.3
5	10.00	118966.5
6	8.33	100807.8

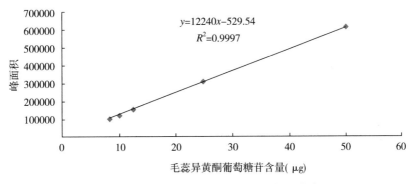

图 5-9　黄芪毛蕊异黄酮葡萄糖苷标准曲线

(6)精密度试验。

取同一供试品溶液,重复进样 5 次,记录色谱峰峰面积,5 次测定峰面积的相对标准偏差(RSD)为 0.34%,证明精密度较好。结果见表 5-22。

表 5-22　精密度试验结果

序号	峰面积	平均值	RSD(%)
1	308033.21		
2	307895.59		
3	310078.63	309008	0.34
4	309021.86		
5	310012.08		

（7）重复性试验。

平行处理同一批样品 5 份，按样品供试品溶液的制备方法操作，各取 20 μL 进样，结果见表 5-23。其 RSD=0.81%，表明重现性良好。

表 5-23　重现性试验结果

序号	毛蕊异黄酮葡萄糖苷含量（mg/g）	平均值（mg/g）	RSD（%）
1	11.89		
2	11.67		
3	11.69	11.728	0.81
4	11.73		
5	11.66		

（8）稳定性试验。

分别取放置 0 h、3 h、6 h、9 h、12 h 的供试品溶液，测定毛蕊异黄酮葡萄糖苷含量，以考察其稳定性。RSD=0.62%，表明供试品溶液至少在 12 h 内稳定，测定结果见表 5-24。

表 5-24　稳定性试验结果

时间（h）	峰面积	平均值	RSD（%）
0	308033.21		
3	310987.67		
6	309865.38		
9	306483.51	309223	0.62
12	310745.93		

（9）加样回收率试验。

精密称取批号为 170703 的样品共 9 份，分别加入已知含量的对照品，按样品供试品溶液制备法制备，按上述色谱条件测定，计算回收率，回收率=（实测值-样品中含量）/对照品加入量×100%。结果见表 5-25。

表 5-25　加样回收率试验结果

序号	取样量（g）	毛蕊异黄酮葡萄糖苷含量（mg）	加入量（mg）	实测值（mg）	回收率（%）	平均回收率（%）	RSD（%）
1	1.0182	11.8722	5.67	17.49	99.70		

序号	取样量（g）	毛蕊异黄酮葡萄糖苷含量(mg)	加入量（mg）	实测值（mg）	回收率（%）	平均回收率(%)	RSD(%)
2	1.0087	11.7614	5.67	17.53	100.57		
3	0.9987	11.6448	5.67	17.25	99.63		
4	1.0210	11.9048	11.34	23.11	99.42		
5	1.0110	11.7882	11.34	23.32	100.83	100.09	0.59
6	0.9891	11.5329	11.34	22.79	99.64		
7	1.0412	12.1403	17.01	29.46	101.06		
8	1.0112	11.7905	17.01	28.85	100.17		
9	0.9781	11.8722	17.01	28.82	99.78		

（10）样品测定。

按本品质量标准方法操作，制备供试品溶液，测定 3 批毛蕊异黄酮葡萄糖苷的含量，测定结果见表 5-26。

表 5-26　发酵黄芪散中黄芪毛蕊异黄酮葡萄糖苷含量测定结果

批号	毛蕊异黄酮葡萄糖苷含量(mg/g)
20170501	11.67
20170502	11.74
20170503	11.59

对不同主产地（甘肃、陕西、内蒙古）黄芪制备的黄芪发酵散共 10 批次，40 份样品，测定黄芪毛蕊异黄酮葡萄糖苷含量，结果表明，发酵黄芪散中黄芪毛蕊异黄酮葡萄糖苷的含量基本稳定，故在平均含量的基础上，以总含量下浮 20% 为标准制定本制剂含量限度，限定每克发酵黄芪散含黄芪甲苷的量不得低于 0.020%。

黄芪发酵散剂

【处方】黄芪粉 150 g，黄豆粉 50 g，无水碳酸钙 1 g。

【制法】取上述处方加入 300 mL 水制备发酵培养基，以 2% 接种量接种解淀粉芽孢杆菌种子液于黄芪发酵培养基，37 ℃发酵培养 72 h，自然干燥，即得。

【性状】本品为黄棕色至棕褐色的粉末，气味微苦。

【鉴别】

（1）取本品粉末3 g，加甲醇20 mL，加热回流1 h，滤过，滤液加于中性氧化铝柱（100~120目，5个，内径为10~15mm）上，用40%甲醇100 mL洗脱，收集洗脱液，蒸干，残渣加水30 mL使溶解，用水饱和的正丁醇振摇提取2次，每次20 mL，合并正丁醇液，用水洗涤2次，每次20 mL，弃去水液，正丁醇液蒸干，残渣加甲醇0.5 mL使溶解，作为供试品溶液。另取黄芪甲苷对照品，加甲醇制成每1 mL含1 mg的溶液作为对照品溶液。按照薄层色谱法（附录2）试验，吸取上述两种溶液各2 μL，分别点于同一硅胶薄层上，以三氯甲烷—甲醇—水（13：7：2）的下层溶液为展开剂，展开，取出，晾干，喷以10%硫酸乙醇溶液，在105 ℃加热至斑点显色清楚。供试品色谱中，在与对照品色谱相应的位置上，日光下显相同的棕褐色斑点；紫外光灯（365 nm）下显相同的橙黄色荧光斑点。

（2）取本品粉末2 g，加乙醇30 mL，加热回流20 min，滤过，滤液蒸干，残渣加0.3%氢氧化钠溶液15 mL使溶解，滤过，滤液用稀盐酸调节pH值至5~6，用乙酸乙酯15 mL振摇提取，分取乙酸乙酯液，用铺有适量无水硫酸钠的滤液滤过，滤液蒸干。残渣加乙酸乙酯1 mL使溶解，作为供试品溶液。另取黄芪对照药材2 g，同法制成对照品药材溶液。照薄层色谱法（附录2）试验，吸取上述两种溶液各10 μL，分别点于同一硅胶g薄层板上，以三氯甲烷—甲醇（10：1）为展开剂，展开，取出，晾干，置氨蒸汽中熏后，置紫外光灯下检视。供试品色谱中，在与对照药材色谱相应的位置上，显相同颜色的荧光主斑点。

【检查】应符合散剂项下有关的各项规定（附录1）。

【微生物检验】按微生物饲料添加剂技术通则及饲料微生物添加剂地衣芽孢杆菌标准有关的各项规定检查（中华人民共和国农业行业标准 NY/T1444—2007；NY/T 1461—2007）。

解淀粉芽孢杆菌含量应不低于$1×10^9$ CFU/g，致病菌（肠道致病菌和致病性球菌）不得检出；大肠杆菌（100 g或100 mL产品中）小于等于400个；霉菌总数（每克或每毫升产品中）小于等于$2×10^4$ CFU。

【含量测定】黄芪甲苷按照高效液相色谱法（附录17）测定。

色谱条件和适应性试验 以十八烷基硅烷键合硅胶为填充剂；以乙腈—水（32：68）为流动相；蒸发光散射检测器检测。理论塔板数按黄芪甲苷峰计算应不低于4000。

对照品的制备：取黄芪甲苷对照品适量，精密称定，加甲醇制成每1 mL含0.5m g的溶液，即得。

供试品溶液的制备：取本品中粉约4 g，精密称定，置索式提取器中，加甲醇

40 mL,冷浸过夜,再加甲醇适量,加热回流 4 h,提取液回收溶剂并浓缩至干,残渣加水 10 mL,微热使溶解,用水饱和的正丁醇振摇提取 4 次,每次 40 mL,合并正丁醇液,用氨试液充分洗涤 2 次,每次约 40 mL,弃去氨液,正丁醇液蒸干,残渣加水 5 mL 使溶解,放冷,通过 D101 型大孔吸附树脂柱(内径 1.5 cm,柱高为 12 cm),以水 50 mL 洗脱,弃去水液,再用 40% 乙醇 30 mL 洗脱,弃去洗脱液,继用 70% 乙醇 80 mL 洗脱,收集洗脱液,蒸干,残渣加甲醇溶液,转移至 5 mL 量瓶中,加甲醇至刻度,摇匀,即得。

测定法:分别精密吸取对照品溶液 10 μL、20 μL,供试品溶液 20 μL,注入液相色谱仪,测定,用外标两点法对数方程计数,即得。

本品按干燥品计算,含黄芪甲苷($C_{41}H_{68}O_{14}$)不得少于 0.040%。

毛蕊异黄酮葡萄糖苷:照高效液相色谱法(附录 17)测定。

色谱条件与系统适用性试验　以十八烷基硅烷键合硅胶为填充物;以乙腈为流动相 A,以 0.2% 甲酸溶液为流动相 B,按表 5-27 中的规定进行梯度洗脱;检测波长为 260nm。理论塔板数按毛蕊异黄酮葡萄糖苷峰计数应不低于 3000。

表 5-27　梯度洗脱试验

时间(min)	流动相 A(%)	流动相 B(%)
0~20	20→40	80→60
20~30	40	60

对照品溶液的制备:取毛蕊异黄酮葡萄糖苷对照品适量,精密称定,加甲醇制成每 1 mL 含 50 μg 的溶液,即得。

供试品溶液的制备:取本品粉末约 1 g,精密称定,置圆底烧瓶中,加甲醇 50 mL,称定重量,加热回流 4 h,放冷,再称定重量,用甲醇补足减失的重量,摇匀,滤过,精密量取续滤液 25 mL,回收溶剂至干,残渣加甲醇溶解,转移至 5 mL 量瓶中,加甲醇至刻度,摇匀,即得。

测定法:分别精密吸取对照品溶液与供试品溶液各 10 μL,注入液相色谱仪,测定,即得。

本品按干燥品计算,含毛蕊异黄酮葡萄糖苷($C_{22}H_{22}O_{10}$)不得少于 0.020%。

【功能与主治】补气升阳,固表止汗,利水消肿,托毒排脓,敛疮生肌。

【用法与用量】牛 50 g/头,猪 0.5% 发酵黄芪,禽 1% 发酵黄芪。

【贮藏】置通风干燥处,防潮,防蛀。

第六章　发酵黄芪的应用

第一节　发酵黄芪对肉鸡生长及免疫性能的影响

黄芪是中草药中最常用的补气药之一,含有多糖、黄酮、皂苷、生物碱等多种生物活性物质。黄芪具有补气升阳,益卫固表,利水消肿,脱疮生肌等功效。现代药理学研究表明,黄芪具有增强机体免疫力、抗脂质过氧化损伤、增加红细胞数量、保肝、抗病毒、抗疲劳、抗肿瘤等多种生物学功效(吕晓静,2014)。大量试验表明,黄芪可提高动物的生长速度,改善畜禽生产性能,促进胸腺、脾脏、法氏囊等免疫器官的生长发育,提高动物机体免疫力(薛剑,2015),因此,黄芪有望被开发成为一种中草药保健饲料添加剂。

黄芪为豆科植物,其细胞壁主要是由纤维素、半纤维素、果胶质和木质素等成分构成的致密结构。黄芪有效成分大多包裹在致密细胞壁内,提纯时不易析出。为提高黄芪有效成分的提取率,用纤维素酶预处理,能显著提高黄芪甲苷和黄芪多糖的收率(郑立颖,2005)。应用可降解纤维素的微生物发酵中药,微生物代谢过程中分泌的纤维素酶可裂解细胞壁纤维,从而有利于中药有效成分向胞外释放,提高中药成分的提取率,同时发酵过程中还可以产生新的活性物质,增强疗效(张丽霞,2012)。解淀粉芽孢杆菌具有易生长、抗逆性强等优点,一些菌株还能产生抑菌物质和多种酶类,该菌不仅可用于动物疾病的防治,而且还能促进动物生长,提高生产性能,是一种较为理想的益生菌(YOSHIDA S,2001)。侯美如等(2016)利用分离筛选的1株产纤维素酶解淀粉芽孢杆菌发酵黄芪,可明显提高黄芪皂苷、黄酮和多糖等活性物质的提取率。为进一步确定其应用效果,本研究以肉鸡为试验对象,探讨淀粉芽孢杆菌发酵黄芪对肉鸡生长和免疫性能的影响,为其在生产实践中的推广应用提供科学依据。

一、材料与设备

(一)药品与试验动物

黄芪,河北凯达药业有限公司;生药黄芪粉,由研究室自制,黄芪饮片经中药粉碎机粉碎后过 80 目筛获得;黄芪发酵粉,由黑龙江省兽医科学研究所微生物研究室自制,含发酵黄芪 74.63%,解淀粉芽孢杆菌 SSY1 株 6.80×10^8 CFU/g。1日龄健康白羽肉鸡 120 只,购自齐齐哈尔市德禹牧业有限公司。

(二)主要试剂与仪器

鸡白介素 2(IL-2)ELISA 试剂盒,鸡 γ-干扰素(IFN-γ)ELISA 试剂盒,鸡补体蛋白 3(C3)ELISA 试剂盒,均购自泉州科诺迪生物科技有限公司。BC-2800Vet 型酶标仪、电子天平,购自深圳迈瑞生物医疗电子股份有限公司。

二、方法

(一)动物分组

白羽肉鸡饲养至 2 周龄时,选择健康肉鸡随机分为 3 组,每组设 6 个重复,每个重复 6 只,分别为发酵黄芪组、生药黄芪组和对照组。发酵黄芪组在基础日粮中添加 1% 发酵黄芪粉,生药黄芪组在基础日粮中添加 1% 黄芪粉,对照组无添加。试验期 28 d。采用 3 层笼养方式,自然通风,自由采食和饮水。饲喂饲料不含药物及微生态制剂,在雏鸡 7 日龄时进行新城疫疫苗点眼免疫。

(二)生长性能测定

在试验前及试验的第 1、2、3、4 周末早上,各试验组肉鸡在饲喂前空腹称重,并统计试验鸡每周的平均采食量及增重,计算每周平均增重和料肉比。

(三)免疫性能检测

在试验结束时,空腹称重后剖杀试验鸡,采集血液样品,摘取脾脏和法氏囊。血样分离血清,置-20 ℃保存,待检。脾脏和法氏囊分别称重,计算免疫器官系数,免疫器官系数(mg/g)= 免疫器官鲜重/宰前鸡空腹活重。应用 ELISA 试剂盒检测 IL-2、IFN-γ 和 C3 水平。应用血凝抑制试验检测新城疫病毒抗体效价,效价以 log2 的几何均值表示。

(四)统计与分析

试验数据采用 SPSS 17.0 的 One-Way Avova 进行单因素方差 ANOVA 处理和 LSD 多重比较,试验结果以(平均值±标准差)表示。

三、结果

(一)发酵黄芪对肉鸡生长性能的影响

发酵黄芪对肉鸡生长性能的影响见表 6-1。由表 6-1 可知,在试验第 1 周,各组鸡采食量、增重和料肉比均无明显差异;第 2 周各试验组采食量虽无明显差异,但发酵黄芪组的增重明显高于对照组,料肉比明显低于对照组($P<0.05$),而生药黄芪组的增重明显低于对照组,料肉比明显高于对照组($P<0.05$);第 3 周各组鸡采食量、增重和料肉比均无明显差异;第 4 周,各试验组采食量虽无明显差异,但发酵黄芪组、生药黄芪组的增重均显著高于对照组,料肉比均极显著低于对照组($P<0.01$),其中发酵黄芪组的增重显著高于生药黄芪组,料肉比极显著低于生药黄芪组($P<0.01$)。从整个试验看,虽然各试验组鸡的采食量无明显差异,但发酵黄芪组的增重显著高于对照组,料肉比极显著低于对照组($P<0.01$),生药黄芪组与对照组之间差异不显著。

表 6-1　发酵黄芪对肉鸡生产性能的影响

时间(w)	组别	采食量(g)(ADFI)	增重(g)(ADG)	料肉比(F/G)
1	发酵黄芪组	2550.00±30.34	1465.83±28.67	1.74±0.27
	生药黄芪组	2543.33±36.33	1386.67±34.12	1.83±0.24
	对照组	2546.67±38.16	1417.50±36.42	1.80±0.12
2	发酵黄芪组	3525.00±36.33	1638.33±32.04[Aa]	2.15±0.06[Aa]
	生药黄芪组	3525.83±25.96	1436.67±30.47[Bb]	2.46±0.13[Bb]
	对照组	3535.83±19.08	1556.67±39.89[c]	2.27±0.09[c]
3	发酵黄芪组	4105.23±21.50	1824.17±42.80	2.25±0.08
	生药黄芪组	4103.56±20.56	1860.00±25.69	2.20±0.13
	对照组	4106.65±25.95	1865.83±40.94	2.20±0.16

续表

时间(w)	组别	采食量(g)(ADFI)	增重(g)(ADG)	料肉比(F/G)
4	发酵黄芪组	4620.51±20.23	3590.00±52.92^A	1.29±0.12^A
	生药黄芪组	4623.43±19.50	2518.00±26.12^B	1.83±0.13^B
	对照组	4624.63±20.65	2250.00±91.65^C	2.06±0.08^C
总计	发酵黄芪组	14795.00±45.00	8518.66±64.87^A	1.74±0.05^A
	生药黄芪组	14789.16±41.32	7201.34±41.46^B	2.05±0.07^B
	对照组	14802.50±17.32	7090.00±56.71^B	2.09±0.15^B

注:同列肩标字母相同或无肩标字母表示差异不显著($P>0.05$),肩标不同小写字母表示差异显著($P<0.05$),肩标不同大写字母表示差异极显著($P<0.01$),下同。

(二)发酵黄芪对肉鸡免疫性能的影响

1.发酵黄芪对肉鸡免疫器官系数的影响

试验结束时解剖试验鸡,均未见组织器官异常变化。发酵黄芪对肉鸡免疫器官系数的影响见表6-2。由表6-2可知,发酵黄芪组与生药黄芪组间的脾脏系数无显著差异,但均极显著低于对照组($P<0.01$);发酵黄芪组的法氏囊系数极显著低于生药黄芪组和对照组($P<0.01$),但黄芪生药组和对照组的法氏囊系数差异不显著($P>0.05$)。

表6-2 发酵黄芪对肉鸡免疫器官系数的影响

组别	体重(g)	脾重(mg)	脾系数(mg/g)	法氏囊重(mg)	法氏囊系数(mg/g)
发酵黄芪	1670.83±45.32^A	2840.41±23.32^A	1.70±0.09^A	2055.12±37.35^A	1.23±0.03^A
生药黄芪	1451.67±38.85^B	2554.94±38.46^B	1.76±0.07^A	2714.62±57.19^B	1.87±0.13^B
对照组	1432.51±45.62^B	2721.77±24.63^C	1.90±0.14^B	2707.44±48.72^C	1.89±0.09^B

2.发酵黄芪对肉鸡细胞免疫指标的影响

发酵黄芪对肉鸡细胞免疫指标的影响见表6-3。由表6-3可知,发酵黄芪组与对照组的白细胞介素2含量无显著差异,但生药黄芪组的白细胞介素2含量明显低于发酵黄芪组($P<0.05$)和对照组($P<0.01$);各组间γ-干扰素含量无显著差异($P>0.05$)。

表 6-3 发酵黄芪对肉鸡细胞免疫指标的影响

组别	白细胞介素 2(pg/mL)	γ 干扰素(pg/mL)
发酵黄芪组	26.30±2.14^{ABa}	17.36±1.63
生药黄芪组	22.63±3.38^{Ab}	17.22±2.91
对照组	27.58±2.19^{Ba}	18.87±0.92

3.发酵黄芪对肉鸡体液免疫指标的影响

发酵黄芪对肉鸡体液免疫指标的影响见表 6-4。由表 6-4 可知,发酵黄芪组补体蛋白 3 含量极显著高于对照组和生药黄芪组($P<0.01$),而生药黄芪组的补体蛋白 3 含量极显著低于对照组($P<0.01$)。发酵黄芪组的新城疫病毒抗体效价高于生药黄芪组和对照组,但统计分析结果表明,其差异不显著($P>0.05$)。

表 6-4 发酵黄芪对肉鸡体液免疫指标的影响

组别	补体蛋白 3(μg/mL)	新城疫抗体滴度(log₂)
发酵黄芪组	15.29±0.28^{A}	2.50±0.05
黄芪生药组	12.71±0.24^{B}	2.00±0.13
对照组	13.34±0.49^{C}	2.17±0.11

四、讨论

本研究结果显示,虽然各组鸡采食量无明显差异,但与对照组比较,发酵黄芪组体重增加 20.14%($P<0.01$),料肉比降低 16.75%,说明发酵黄芪有显著的促生长作用。本试验结果与张凯等(2011)、刁南等(2014)报道的发酵黄芪能够促进动物生长,提高动物生产性能结果相符。张凯等(2011)试验证实,将肉鸡分为正常日粮、添加生药黄芪、发酵黄芪提取物和黄芪多糖组,饲喂 28 d,与对照组比较,仅发酵黄芪组体重提高了 3.62%,而生药黄芪组下降 9.62%,黄芪多糖组下降 1.95%,但差异均不显著。分析发酵黄芪能够促进动物生长的原因,可能是发酵黄芪不仅含有更高含量的游离有效成分,而且其中的发酵菌可能还具有益生作用,因而促进了动物的生长。本试验黄芪发酵菌是解淀粉芽孢杆菌,该菌能够产生纤维素酶,不仅促进了黄芪有效成分的释放,而且还能降解纤维素,从而促进了动物的消化吸收,利于动物生长。动物免疫器官是免疫活性细胞增殖发育的场所,免疫器官系数可反映试验动物的免疫功能状态(孙建新,2009)。迄今,多数学者研究结果均证实,发酵黄芪和生药黄芪均能提高试验动物脾脏和法

氏囊的脏器系数(薛剑,2015;刁南,2014;王凤霞,2009;赵银丽,2004),但也有不同试验结果。本研究表明,虽然发酵黄芪组的脾脏绝对重量显著高于对照组,但脾脏系数却明显低于对照组,而生药黄芪组的脾脏绝对重量和脾脏系数均低于对照组;发酵黄芪组的法氏囊绝对重量、法氏囊系数均明显低于生药黄芪组和对照组,但黄芪生药组和对照组的法氏囊系数差异不显著,这与史洪涛(2014)和张凯等(2011)的研究结果基本相符。史洪涛(2014)研究表明,饲喂高剂量黄芪发酵液试验鸡的脾脏和法氏囊脏器系数与对照组比较有所降低。张凯等(2011)证实,饲喂生药黄芪试验鸡的脾脏指数显著低于对照组。通常认为,免疫器官的脏器系数越高,该器官的免疫机能越好。但免疫器官的脏器系数能否科学地反映该器官的免疫机能,有待进一步研究。现已证实,同一动物不同年龄的脾脏和胸腺系数变异较大(2003),而随着日龄的增长,鸡法氏囊会逐渐萎缩,且在鸡生长过程中法氏囊系数也是呈波浪式变化(曙光,2009)。此外,相同日龄不同体重动物的同一脏器绝对重量与其脏器系数也不成正相关,这在本试验中也得到验证。由此可见,在相同日龄不同体重动物之间,脏器绝对重量大的动物其脏器系数并不一定较高,因此,利用动物脏器系数评价其免疫机能并不绝对科学,建议应结合脏器的绝对重量进行综合评估。张凯等(2011)研究表明,发酵黄芪提取物组肉鸡的IgG含高,但生药黄芪组的IgG含量降低。史洪涛(2014)也证实,饲喂低剂量黄芪发酵液组的新城疫病毒抗体效价高于对照组,而高剂量却低于对照组组。从本试验细胞和体液免疫结果看,发酵黄芪组仅补体蛋白3含量明显高于对照组,虽然新城疫抗体效价也高于对照组,但差异不显著,但生药黄芪免疫指标均低于对照组,这与一些学者研究结果基本一致,但与薛剑等(2015)、赵银丽(2004)等、史洪涛(2014)及陈海蛟(2007)证实黄芪能够刺激鸡新城疫抗体效价增高的结果有差异。笔者认为,本研究中试验鸡7日龄免疫新城疫疫苗,至42日龄测定抗体时已在免疫后35 d,此时已至抗体衰减末期,抗体效价较低,可能会对试验效果产生不良影响。本试验各组鸡的白细胞介素2、γ-干扰素和补体蛋白3指标均在正常范围内。动物在健康情况下,免疫指标能够科学反映动物的免疫机能,但动物的免疫指标高低主要取决于炎性感染的状态,在炎性感染激发状态下,免疫机能指标才能异常升高。参照有关报道,本试验仅测定了动物健康情况下的免疫指标,因而有可能导致试验结果评估不尽科学。

五、结论

饲料中添加1%发酵黄芪,能显著促进肉仔鸡的生长,对肉鸡的免疫功能具有积极作用,而生药黄芪与对照组不存在明显差异,发酵黄芪有望成为一种绿色安全的保健饲料添加剂。

第二节　发酵黄芪蛋鸡的应用

随着减抗、禁抗的政策实施,养殖行业急需寻求一种绿色、安全的替抗产品。在此背景下,生物饲料逐步开始兴起(漠纵泉,2018)。生物饲料是使用国家相关法规所允许使用的微生物制剂对饲料原料进行发酵,将饲料中的抗营养因子以及不易吸收的大分子物质分解成小分子物质,以提高家畜对饲料的消化吸收的新型饲料(宁艳春,2019)。已有研究表明,微生物发酵饲料可以改进饲料的消化吸收,提高蛋鸡的生产性能,增加蛋鸡生产的经济效益。孙汝江等(2012)研究发现,在蛋鸡基础日粮中添加微生物发酵饲料能提高蛋鸡产蛋率,降低料蛋比,提高饲料报酬。朱风华等(2015)试验表明,日粮中添加乳酸菌发酵饲料,可以提高蛋鸡的产蛋率,降低料蛋比。崔卫涛等(2018)在蛋鸡基础日粮中添加 4% 发酵棕榈粕,发现蛋鸡日产蛋量提高 6.62%,料蛋比降低 4.56%。夏圣奎等(2019)研究发现,在基础日粮中额外添加 2.5% 发酵饲料,能延缓产蛋率下降幅度,降低次蛋率和死淘率。研究显示,发酵饲料除了能提高蛋鸡生产性能外,还能有效改善鸡蛋品质。易春霞等(2020)使用 10% 发酵饲料替代 10% 基础日粮,发现鸡蛋的蛋白高度和哈氏单位均显著提高。王一平(2020)研究表明,使用菌渣发酵饲料代替基础日粮中等量的豆粕,可以改善蛋壳厚度与哈夫单位。黄竹等(2019)试验表明,在蛋鸡基础日粮中分别添加 5% 或 8% 的发酵饲料,可以显著提高鸡蛋的蛋壳强度与哈氏单位。

本章节主要阐述饲喂发酵黄芪对蛋鸡生产性能、蛋品质、机体抗氧化能力的影响。

一、材料与设备

(一)药品

黄芪,河北凯达药业有限公司;生药黄芪粉,由研究室自制,黄芪饮片经中药粉碎机粉碎后过 80 目筛获得;黄芪发酵粉,由研究室自制,含发酵黄芪 74.63%,解淀粉芽孢杆菌 SSY1 株 6.80×10^8 CFU/g。

（二）主要试剂与仪器

血清超氧化物歧化酶（SOD）、总抗氧化能力（T-AOC）、谷胱甘肽过氧化物酶（GSH-Px）、丙二醛（MDA）含量活性均用试剂盒,购自南京建成生物工程研究所；BC-2800Vet 型酶标仪、电子天平,购自深圳迈瑞生物医疗电子股份有限公司；EMT5200 型蛋品质分析仪测定、蛋壳强度测定采用蛋壳强度测试仪测定,购自 Robotmation 公司。

二、方法

（一）试验动物与分组

选取健康且体重和产蛋率相近的 42 周龄罗曼粉壳蛋鸡 2 160 只（购自四川圣迪乐村生态食品有限公司）,分为 4 组,每组 5 个重复,每个重复 108 只。各组饲喂基础饲粮,试验组分别在饮水中按 0.2%、0.5% 和 1.0% 剂量添加黄芪发酵散,预试验期 1 周,试验期 4 周。饲粮配制参照 NRC《家禽营养需要》（1994）,见表 6-5。

表 6-5 基础饲粮组成及营养水平

饲粮组成(%)	含量	营养水平(%)	含量
玉米	64.00	代谢能(MJ/kg)	11.52
豆粕	24.00	粗蛋白	16.38
豆油	1.00	钙	3.50
磷酸氢钙	1.20	有效磷	0.40
石粉	8.50	蛋氨酸	0.35
食盐	0.30	蛋氨酸+半胱氨酸	0.64
预混料	1.00	赖氨酸	0.80
合计	100.00		

注：预混料为每千克饲粮提供：维生素 A 2000 IU,维生素 D 3 300 IU,维生素 E 10 IU,维生素 K 0.50 mg,维生素 B$_{12}$ 0.01 mg,生物素 0.10 mg,叶酸 0.45 mg,烟酸 20 mg,泛酸 5 mg,吡哆醇 3.5 mg,核黄素 3.5 mg,硫胺素 1.8 mg,Cu 8 mg,I 0.35 mg,Fe 70 mg,Mn 60 mg,Se 0.30 mg,Zn 80 mg；计算值。

蛋鸡采用常规阶梯式三层笼养,自动投料,按 114 g/只·d 给料,试验组饮水加药时间为 9：00~11：00,其后自由饮水,9：00 收蛋,试验期不进行疫苗免疫。专职人员进行饲养管理。

(二)测定指标

1.生产性能指标测定

试验期间每天按重复记录产蛋总数、总蛋重、采食量、次品蛋(软壳、畸形、薄壳、沙壳蛋)数,统计产蛋率、平均蛋重、次品蛋率和料蛋比。

2.蛋品质指标测定

试验结束时,每组随机抽取 25 个鸡蛋(每重复 5 个),用于测定蛋壳强度、蛋黄颜色及蛋白高度,计算哈夫单位。蛋品质测定采用 EMT5200 型蛋品质分析仪测定,蛋壳强度测定采用蛋壳强度测试仪测定(均为 Robotmation 公司生产)。

3.血清样本采集

试验结束时,每组随机选择 25 只(每重复 5 只)体重相近的已产蛋蛋鸡翅静脉采血,置于离心管中,4 ℃ 3000 r/min 离心 10 min,分离血清,生化指标检测用血清 4 ℃保存并于 24 h 内使用,抗氧化检测用血清保存于−20 ℃。

4.血清抗氧化指标的测定

血清超氧化物歧化酶(SOD)、总抗氧化能力(T-AOC)、谷胱甘肽过氧化物酶(GSH-Px)、丙二醛(MDA)含量活性均用试剂盒(南京建成生物工程研究所)测定,试剂的配制和试验操作均按说明书进行。

5.血液生化指标的测定

血清中钙(Ca)采用络合滴定法,磷(P)采用磷钼酸紫外法,甘油三酯(TG)、总胆固醇(TC)采用酶法测定。

(三)统计与分析

试验数据采用 SPSS 17.0 的 One-Way Avova 进行单因素方差 ANOVA 处理和 LSD 多重比较,试验结果以(平均值±标准差)表示。

三、结果

(一)生产性能指标测定

由表 6-6 可知,与对照组相比,0.5%和 1.0%组产蛋率显著提高($P<0.05$),0.2%组产蛋率提高但差异不显著($P>0.05$)。与对照组相比,3 个剂量组都有降低料蛋比的趋势,且 0.5%和 1.0%组显著降低($P<0.05$)。与对照组相比,1.0%组次蛋率显著降低($P<0.05$)。各组平均蛋重在试验期内均无显著差异($P>0.05$)。

表 6-6　黄芪发酵散对蛋鸡生产性能的影响

组别	产蛋率(%)	料蛋比	次蛋率(%)	平均蛋重(g)
对照	80.57±0.64[b]	2.27±0.02[a]	3.42±0.10[a]	62.31±0.22
0.2%	81.13±0.19[b]	2.25±0.02[a]	3.41±0.18[a]	62.33±0.28
0.5%	85.27±0.44[a]	2.13±0.04[b]	3.35±0.29[ab]	62.85±0.22
1.0%	85.37±0.30[a]	2.13±0.03[b]	2.75±0.27[b]	62.73±0.33

注:同列数据肩标不同小写字母表示差异显著($P<0.05$),不同大写字母表示差异极显著($P<0.01$),相同字母或未标母者差异不显著($P>0.05$),下同。

(二)蛋品质指标测定

由表 6-7 可知,与对照组相比,1.0%组蛋壳强度显著增加($P<0.05$)。各组蛋白高度、哈夫单位、蛋黄颜色无显著差异($P<0.05$)。

表 6-7　黄芪发酵散对蛋鸡蛋品质的影响

组别	蛋壳强度	蛋白高度	蛋黄颜色	哈夫单位
对照	4.13±0.28[b]	6.89±0.31	13.16±0.12	82.07±1.91
0.2%	4.28±0.28[ab]	6.89±0.49	13.33±0.21	82.07±4.08
0.5%	4.46±0.12[ab]	6.75±0.37	13.39±0.24	80.97±2.82
1.0%	4.81±0.21[a]	7.16±0.15	13.38±0.14	83.69±0.68

(三)血清抗氧化指标的测定

血清超氧化物歧化酶(SOD)、总抗氧化能力(T-AOC)、谷胱甘肽过氧化物酶(GSH-Px)、丙二醛(MDA)含量活性。由表 6-8 可知,与对照组相比,0.2%、0.5%和1.0%组在 TAOC、SOD 和 GSH-Px 水平上均显著提高($P<0.05$),MDA 水平无显著差异($P>0.05$)。

表 6-8　发酵黄芪散对蛋鸡血浆抗氧化性能影响

组别	SOD(IU/mL)	T-AOC(IU/mL)	GSH-Px(IU/mL)	MDA(IU/mL)
对照	235.61±28.52[b]	16.94±1.79[b]	908.16±142.82[b]	4.05±0.74
0.2%	261.22±22.80[a]	20.33±1.78[a]	1 157.92±126.70[a]	3.76±0.68
0.5%	276.02±23.85[a]	18.32±1.97[a]	1 367.10±182.60[a]	4.11±0.83
1.0%	288.60±26.35[a]	20.47±2.86[a]	1 355.96±276.34[a]	4.52±0.76

(四)血液生化指标的测定

血清中钙(Ca)、磷(P)、甘油三酯(TG)、总胆固醇(TC),表6-9可知,与对照组相比,0.2%组 Ca 和 P 水平显著提升($P<0.05$),0.2%、0.5%、1.0%组血清中 TG 水平均极显著降低($P<0.01$),0.5%、1.0%组 TC 水平显著降低($P<0.05$)。

表6-9 发酵黄芪散对蛋鸡血液生化指标的影响

组别	Ca(mmol/L)	P(mmol/L)	TG(mmol/L)	TC(mmol/L)
对照	7.10±0.28[b]	1.79±0.07[b]	23.72±2.03[B]	3.88±0.25[b]
0.2%	7.70±0.30[a]	2.14±0.15[a]	17.63±1.84[A]	3.41±0.21[ab]
0.5%	7.21±0.26[ab]	2.00±0.12[ab]	16.13±1.47[A]	3.18±0.17[a]
1.0%	7.08±0.41a[b]	1.85±0.07[ab]	17.21±1.57[A]	3.13±0.21[a]

四、结论

试验结果表明,与对照组比较,试验组蛋鸡的平均蛋重提高了 5.59%($P<0.05$),产蛋率上升 1.67%($P>0.05$),料蛋比降低($P>0.05$);蛋壳强度极显著增强,蛋黄颜色极显著加深($P<0.01$),蛋白高度显著升高($P<0.05$);血清中 GSH-Px 极显著升高($P<0.01$),T-AOC 含量显著升高($P<0.05$),MDA 含量显著降低($P<0.05$)。试验证实,发酵黄芪能显著提高蛋鸡生产性能,改善蛋品质,提高机体抗氧化能力。

第三节 发酵黄芪对仔猪生长及免疫性能的影响

黄芪是中草药中最常用的补气药之一,含有多糖、黄酮、皂苷、生物碱等多种生物活性物质。研究表明,黄芪能够提高动物的生长速度,改善畜禽生产性能,促进胸腺、脾脏、法氏囊等免疫器官的生长发育,提高动物机体免疫力(薛剑,2015),因此,黄芪有望被开发成为一种中草药保健饲料添加剂。黄芪为豆科植物,其有效成分大多包裹在致密的细胞壁内,常规情况下有效成分难以游离出细胞发挥作用。将黄芪用纤维素酶预处理,能显著提高黄芪甲苷和黄芪多糖的提取率(郑立颖,2005)。据此,笔者应用筛选的可降解纤维素的解淀粉芽孢杆菌发酵中药黄芪,明显提高了黄芪皂苷、黄酮和多糖等活性物质的提取率(侯美如,2016)。由此可见,微生物代谢过程中分泌的纤维素酶可裂解细胞壁纤维,从而有利于中药有效成分向胞外释放,提高中药有效活性成分的利用率,同时发酵过程中还可以产生新的活性物质,增强中药疗效(张丽霞,2012)。

日前,笔者研究了解淀粉芽孢杆菌发酵黄芪对肉鸡生长性能及免疫功能的影响,并取得了理想效果(尹珺伊,2017)。为进一步确定发酵黄芪对其他畜禽的应用效果,本节研究了其对仔猪生长性能及免疫功能的影响。

一、材料与设备

(一)药品与动物

黄芪,购自河北凯达药业有限公司;黄芪发酵粉,由研究室自制,含发酵黄芪75%,解淀粉芽孢杆菌 SSY1 菌株 $6.80×10^8$ CFU/g。33~36 日龄不同胎次、体重相近的杜长大三元杂种断奶健康仔猪 90 头,由哈尔滨美狮养殖有限公司提供。

(二)试剂与仪器

免疫球蛋白(IgG、IgA)检测试剂盒,泉州科诺迪生物科技有限公司生产(批号:2016021);BC-2800Vet 型酶标仪,深圳迈瑞生物医疗电子股份有限公司生产。

二、方法

(一)试验设计

2017 年 7~8 月,在哈尔滨美狮养殖有限公司进行。采用单因素随机化设计,将试验猪随机分为 3 组,每组设 3 个重复,每个重复 10 头仔猪,公母各半。两个试验组分别在基础饲粮中添加 0.3%、0.5%的发酵黄芪粉,对照组饲喂基础饲粮。预试期 7 d,正式试验期 28 d。

(二)饲养管理

猪舍为半开放式,自然通风,地面喂养,鸭嘴式自动饮水器饮水。试验猪在同一猪舍由同一饲养员饲养管理,自由采食,自由饮水。试验猪的免疫与消毒均按照猪场常规消毒防疫操作规程进行。试验基础饲粮参照 NRC(1998)营养需求推荐及饲养标准进行配制,饲粮配方及营养水平见表 6-10。

表 6-10　试验基础饲粮组成及营养水平

原料组成	配比(%)	营养指标	营养水平
玉米	64.70	消化能(MJ/kg)	14.00
豆粕	22.00	粗蛋白质(%)	16.76
麸皮	9.00	赖氨酸(%)	0.86
石粉	1.30	(蛋+胱)氨酸(%)	0.58
磷酸氢钙	0.80	钙(%)	0.65
赖氨酸	0.90	总磷(%)	0.52
食盐	0.30		
预混料	1.00		

(三)生长性能测定

在试验前及试验的第 28 d 早上,各试验组在饲喂前空腹称重。试验期间每天记录并统计试验猪的采食量,计算各试验组头均采食量、头均增重和料重比。

(四)腹泻频率测定

试验期间,每天观察试验猪精神状况及粪便情况,记录仔猪临床变化、腹泻猪头数,计算腹泻频率。腹泻判断依据:粪便不成形,含水量大于 10%(宋延飞,2017)。

腹泻率=[试验期间每天腹泻猪头数的总和/(试验猪头数×试验天数)]×100%。

(五)细胞免疫指标测定

在试验第 14 d 及试验结束时,每组每个重复随机选择 5 头猪,早上空腹采血,待血液凝固析出血清后分离血清,置-20 ℃冰箱保存,待测。按照免疫球蛋白检测试剂盒说明书方法,测定各组仔猪血清的免疫球蛋白(IgA、IgG)含量。

(六)统计分析

试验数据采用 SPSS 17.0 的 One-Way Anova 进行单因素方差 ANOVA 处理和 LSD 多重比较,试验结果以(平均数±标准差)表示。

三、结果

(一)对仔猪生长性能的影响

由表6-11可知,使用发酵黄芪饲喂仔猪虽然各试验组仔猪的头均采食量无明显差异,但饲喂0.5%和0.3%发酵黄芪组的仔猪头均增重均极显著高于对照组,料重比均极显著低于对照组。与对照组相比,0.5%和0.3%发酵黄芪组的仔猪末重分别极显著提高12.97%和11.70%,而0.5%发酵黄芪组与0.3%发酵黄芪组仔猪末重差异不显著。各组间仔猪头均采食量差异不显著。而各组间料重比差异极显著($P<0.01$),且0.5%发酵黄芪组料重比极显著低于0.3%发酵黄芪组,0.3%发酵黄芪组料重比极显著低于对照组。试验结果说明,发酵黄芪能显著提高仔猪生长性能。

表6-11 仔猪生长性能的影响

组别	平均始重 (kg/头)	平均末重 (kg/头)	平均增重 (kg/头)	平均采 食量(kg/头)	料重比
0.5%发酵黄芪	12.56±0.15	28.40±0.36[A]	15.84±0.21[A]	15.92±0.59	1.0050±0.0019[A]
0.3%发酵黄芪	12.55±0.21	28.08±0.38[A]	15.53±0.18[A]	15.89±0.38	1.0232±0.0012[B]
对照组	12.58±0.24	25.14±0.35[B]	12.56±0.19[B]	15.38±0.46	1.2245±0.0014[C]

注:同行肩标不同小写字母表示差异显著($P<0.05$),不同大写字母表示差异极显著($P<0.01$),含相同字母或无肩标表示差异不显著($P>0.05$),下同。

(二)对仔猪腹泻的影响

临床检查表明,饲喂发酵黄芪的试验仔猪皮肤红润,毛皮发亮,精神良好。0.5%发酵黄芪组、0.3%发酵黄芪组和对照组腹泻频率分别为3.45%、3.33%和3.81%。虽然两试验组的腹泻频率差异不显著($P>0.05$),0.5%发酵黄芪组的腹泻频率与对照组比较差异不显著($P>0.05$),但0.3%发酵黄芪组的腹泻频率显著低于对照组($P<0.05$),结果见表6-12。试验结果说明,发酵黄芪对仔猪腹泻有一定的防治作用,但效果不明显。

表6-12 发酵黄芪对仔猪腹泻的影响

组别	腹泻频率(%)
0.5%发酵黄芪	(3.45±0.20)%

续表

组别	腹泻频率(%)
0.3%发酵黄芪	(3.33±0.21)%[b]
对照组	(3.81±0.21)%[c]

(三)对血清免疫球蛋白含量的影响

在试验第 14 d,0.5%发酵黄芪组仔猪血清 IgG 和 IgA 含量显著高于 0.3%发酵黄芪组和对照组,0.3%发酵黄芪组与对照组之间差异不显著。在试验第 28 d,0.5%发酵黄芪组仔猪血清 IgG 显著高于 0.3%发酵黄芪组,极显著高于对照组;0.5%发酵黄芪组仔猪血清 IgA 含量极显著高于 0.3%发酵黄芪组和对照组,而 0.3%发酵黄芪组与对照组仔猪血清 IgA 含量差异不显著,结果见表 6-13。从总体试验结果看,仔猪饲喂发酵黄芪有助于提高机体免疫力,尤其是饲喂 0.5%发酵黄芪的效果更为理想。

表 6-13 各试验组仔猪血清 IgG、IgA 含量

免疫球蛋白	时间(d)	0.5%发酵黄芪组(g/L)	0.2%发酵黄芪组(g/L)	对照组(g/L)
	0	2.35±0.16	2.39±0.15	2.35±0.21
IgG	14	2.85±0.16[a]	2.49±0.15[b]	2.35±0.21[b]
	28	4.33±0.13[Aa]	3.89±0.14[b]	3.86±0.18[B]
	0	0.058±0.021	0.059±0.023	0.056±0.030
IgA	14	0.109±0.02[a]	0.069±0.021[b]	0.057±0.031[b]
	28	0.362±0.029[A]	0.286±0.023[B]	0.268±0.016[B]

四、讨论

黄芪作为扶本固正类中草药,在畜禽养殖中广泛应用。从本试验结果可以看出,发酵黄芪对仔猪生长的促进作用非常明显,0.5%发酵黄芪组比对照组仔猪末重提高 12.97%,这与发酵黄芪促进肉鸡生长试验结果相近。尹珺伊等(2017)用发酵黄芪饲喂 14 日龄肉鸡,至试验结束肉鸡 42 日龄时,虽然各组鸡采食量无明显差异,但与对照组比较,发酵黄芪组肉鸡体重较对照组增加了 20.14%,发酵黄芪有显著促进肉鸡生长的作用,这说明发酵黄芪促仔猪及肉仔鸡生长作用效果确实。有学者证实(申卫平,2009),在试验仔猪饲料中添加 1%黄芪,试验组平

均日增重比对照组提高 23.6%,差异极显著。然而笔者曾试验证实,生药黄芪对肉鸡增重并不明显,仅较对照组体重增高 1.57%,说明生药黄芪并没有明显促肉鸡生长作用(尹珺伊,2017)。同样,张凯等(2011)试验证实,肉鸡分别饲喂生药黄芪、发酵黄芪提取物和黄芪多糖,饲喂期 28 d,与对照组相比,仅发酵黄芪组末重提高了 3.62%,而生药黄芪组下降 9.62%,黄芪多糖组下降 1.95%,但差异均不显著。为分析发酵黄芪的促生长作用,笔者还比较了发酵菌菌液对肉鸡的促生长作用效果,结果发现,与对照肉鸡比较,试验鸡末重仅增加了 2.78%,这说明促生长效果是发酵黄芪的复合作用结果。发酵黄芪是应用产降纤维素酶的菌株发酵而成的,黄芪发酵后其有效活性成分充分释放,同时也产生一些新的活性物质,加之菌株的自身作用,由此发酵黄芪产生了较好的促生长作用效果。由于受饲料更换、饲养环境条件改变等应激因素的影响,断奶仔猪易发生腹泻等疾病。断奶期间饲喂一些保健药物,有利于提高机体抗病力,促进动物生长。本试验结果表明,发酵黄芪对仔猪腹泻的防治作用虽不明显,但从仔猪外观看,饲喂发酵黄芪仔猪的精神等外观状态明显好于对照组仔猪。IgG 是体液免疫应答产生的主要抗体,具有吞噬沉淀抗原、中和病毒毒素的作用,参与组织和体表的防御(林柏全,2015)。IgA 既能发挥抗菌、抗病毒作用,又可在机体消化道、呼吸道等局部黏膜免疫中发挥免疫作用(邓惠丹,2013)。本试验免疫球蛋白测定结果表明,饲喂发酵黄芪仔猪血清中 IgG 和 IgA 含量明显高于对照组仔猪,这说明发酵黄芪能够提高血清中免疫球蛋白含量,增强机体的免疫力,提高机体的抗病能力。

五、结论

在饲料中添加 0.3%~0.5%发酵黄芪,能显著促进仔猪的生长,对仔猪的免疫功能具有积极作用。

第四节　发酵黄芪奶牛应用试验

早在 1986 年瑞典就开始禁止在养殖业中使用抗生素生长促进剂。2006 年欧盟正式禁止在养殖业中使用抗生素生长促进剂(李延清,2016)。2015 年农业部也发布了《全国兽药(抗菌药)综合治理五年行动方案》(2015~2019 年),要求动物产品兽药残留合格率应达到 97%以上。这就要求在优化饲养的同时,加快研发可替代抗生素的安全、无药残的替代产品,这是保障养殖业健康、绿色、持续发展的急迫技术需求。饲料中添加药物是养殖业预防疾病的常态措施,但长期大量用药将导致畜禽产品药物残留、耐药及超级细菌产生,尤其是抗生素的滥用,会产生环境污染和食品安全问题,这就需要加快研发可替代抗生素的安全药物。黄芪是常用的补气中草,具有增强机体免疫力、抗病毒、抗应激等多种功效(吕晓静,2014)。中草药有效成分多被包裹在难以降解的纤维细胞内,不易被畜禽机体吸收,严重影响了药效的发挥,因此,如何提升药效是目前中药加工业急需解决的问题。益生菌发酵中药技术是在传统中药发酵炮制的基础上,结合现代微生态学、生物工程学等新技术应运而生的。与传统中药发酵方法比较,益生菌发酵中药不仅能够提高有效成分释放量,产生丰富的次生代谢产物,提高药物利用率,增强中药效能,而且还能叠加益生菌效能,产生双重功效。研究探讨饲喂发酵黄芪对奶牛泌乳性能和乳体细胞数的影响,旨在为发酵黄芪在奶牛养殖中的推广应用提供参考。

一、材料与设备

(一)药品与试剂

黄芪,河北凯达药业有限公司;黄芪发酵粉,由研究室自制,含发酵黄芪约75%;解淀粉芽孢杆菌 SSY1 株 6.80×10^8 CFU/g 以上。免疫球蛋白(IgG、IgA)检测试剂盒,泉州科诺迪生物科技有限公司生产(批号:2016021)。

(二)主要仪器

BC—2800Vet 型酶标仪、电子天平,深圳迈瑞生物医疗电子股份有限公司生产;PD—POS581 型牛奶体细胞测定仪,上海湃达电子科技有限公司。

二、方法

(一)试验分组

试验泌乳奶牛源自富裕领康奶牛饲养专业合作社。选取年龄、泌乳时间及产奶量相近的泌乳健康荷斯坦奶牛 60 头,随机分为发酵黄芪高剂量组、发酵黄芪低剂量组和对照组,每组 20 头。高剂量组每天饲喂发酵黄芪 50 g/头,低剂量组每天饲喂发酵黄芪 25 g/头,对照组不添加,连续饲喂 28 d,基础日粮组成与营养水平见表6-14。各组奶牛饲养条件、日常饲养管理及保健措施均相同。预试验期 7 d,正试试验期 28 d。

表 6-14 基础日粮组成与营养水平

日粮组成	质量含量(%)	营养水平	含量
玉米青贮	47.7	消化能(MJ/kg)	20.32
玉米	21.40	干物质(%)	75.60
豆粕	6.44	粗蛋白(%)	11.65
羊草	20.50	粗脂肪	4.10
磷酸氢钙	0.15	粗纤维	21.42
小苏打	0.33	钙(%)	0.65
食盐	0.28	磷(%)	0.44
浓缩料	3.20		

(二)检测指标及周期

试验期间每天测量记录每头奶牛的日产奶量、采食量,统计计算 1~14 d、15~28 d 及整个试验期的平均日产奶量、平均日采食量及料奶比。每天采集各试验组的牛乳样品,应用牛奶体细胞测定仪分别测定各组乳样中的体细胞数。

三、结果

(一)对奶牛平均头日产奶量的影响

从平均日产奶量的试验结果看,在试验的第 1~14 d,发酵黄芪高剂量组的平均日产奶量较对照组显著提高($P<0.05$),但低剂量组的差异不显著。在试验的第 15~28 d,发酵黄芪高剂量组的平均日产奶量较低剂量组和对照组显著提高($P<0.05$),而低剂量组的日产奶量也明显高于对照组($P<0.05$)。纵观整个试验,高剂量组的平均日产奶量较低剂量组和对照组显著提高($P<0.05$),低剂量组的日产奶量也明显高于对照组($P<0.05$),其中,高剂量组的平均日产奶量较对照组提高 7.74%,低剂量组较对照组提高 3.15%。从结果看,虽然高剂量组与低剂量组的料奶比均高于对照组,但各组间的料奶比差异不显著($P>0.05$)。试验结果表明,奶牛每天饲喂发酵黄芪 50 g/头和 25 g/头,均能提高奶牛的产奶量,改善奶牛泌乳性能,且每天饲喂发酵黄芪 50 g/头的作用效果优于 25 g/头,结果见表 6-15。

表6-15 发酵黄芪对奶牛泌乳性能的影响

时间	检测项目	对照组	低剂量组	高剂量组
1~14 d	平均日产奶量（kg/d）	19.44±0.45[a]	19.82±0.5[ab]	20.15±0.96[b]
	平均日采食量（kg/d）	18.63±0.90[a]	18.09±0.90[a]	19.54±0.70[b]
	料奶比	0.96±0.50	0.91±0.45	0.97±0.50
15~28 d	平均日产奶量（kg/d）	19.23±0.60[a]	20.08±0.40[b]	21.52±0.62[c]
	平均日采食量（kg/d）	18.40±0.60[a]	18.82±0.59[ab]	19.16±0.50[b]
	料奶比	0.96±0.11	0.94±0.11	0.89±0.09
1~28 d	平均日产奶量（kg/d）	19.34±0.30[a]	19.95±0.20[b]	20.84±0.23[c]
	平均日采食量（kg/d）	18.52±0.28[a]	18.46±0.30[a]	19.35±0.20[b]
	料奶比	0.96±0.20	0.93±0.23	0.93±0.20

（二）发酵黄芪对乳中体细胞数的影响

在试验的第 1 d，各试验组间的奶牛平均体细胞数差异均不显著（$P>0.05$）。饲喂发酵黄芪 14 d 和 28 d 检测各组奶牛平均体细胞数，结果发现，发酵黄芪高剂量组的体细胞数较低剂量组及对照组显著降低（$P<0.05$），且低剂量组的体细胞数也明显低于照组（$P<0.05$）。试验表明，发酵黄芪能够降低奶牛体细胞数，提高乳房健康水平，结果见表6-16。

表6-16 发酵黄芪对奶牛体细胞数的影响   万个/mL

时间	对照组	低剂量组	高剂量组
0 d	32.54±0.90	32.17±0.40	32.67±0.30
1~14 d	33.15±0.40[a]	31.78±0.41[b]	30.37±0.50[c]
15~28 d	32.41±0.70[a]	31.15±0.60[b]	29.29±0.50[c]

四、结论

试验证实，奶牛每天饲喂发酵黄芪 25~50 g/头，能够改善奶牛泌乳性能，提高奶牛产奶量 7% 以上，同时能够降低乳体细胞数，提高健康水平，且每天饲喂发酵黄芪 50 g/头的作用效果优于 25 g/头。

五、讨论

黄芪具有抗菌、抗病毒、抗应激、增强免疫力等功效，在养殖业已广泛用于畜禽疾病的防治及生产性能的提高(薛剑,2015)。此次试验结果证实,奶牛每天饲喂发酵黄芪 50 g 和 25 g,能够改善奶牛泌乳性能,均能提高奶牛的产奶量,其中高剂量组与低剂量组分别较对照组平均日产奶提高 7.74% 和 3.15%,且每天饲喂发酵黄芪 50 g 的作用效果优于 25 g。发酵黄芪饲喂肉鸡试验得到相同结果,基础日粮中添加 2.5% 发酵黄芪,能明显提高肉鸡增重,可较对照组提高 10% ~ 20%,差异显著(尹珺伊,2017)。分析发酵黄芪能够促进动物生长的原因,可能是发酵黄芪不仅含有较高含量的游离有效成分,而且其中的发酵菌可能还具有益生作用,因而促进了动物的生长。试验黄芪发酵菌是解淀粉芽孢杆菌,该菌能够产生纤维素酶,不仅促进了黄芪有效成分的释放,而且还能降解纤维素,从而促进了动物的消化吸收,利于动物生长。肉鸡试验表明,饲喂菌液组试验鸡的体重虽然较对照组提高了 2.53%,但差异不显著($P>0.05$)。纤维素分解菌作为动物饲料的添加菌剂,能将饲料中的纤维素降解成可消化吸收的还原糖,提高饲料的营养价值(黄国欣,2017)。纪金春等(1998)将纤维素分解菌菌剂饲喂羊与牦牛,结果发现,饲喂羊的增重速率提高,降低了春冬季节牦牛体重的下降幅度。王汝富(2001)将纤维分解菌和乳酸杆菌发酵的麦秸和玉米秸饲喂肉牛,发现日均采食量和采食率分别比对照组牛提高了 30.9% 和 25.1%,日增重提高了 73.56%,说明使用纤维素分解菌发酵秸秆,不仅提高了其营养成分,提高了适口性,同时更利于被反刍动物消化吸收。体细胞作为牛群乳腺健康水平的标志,体细胞数与奶牛乳腺的健康相关,体细胞数越高乳房健康状况越差,乳腺炎的发病率就越高(吴德峰,2004)。中草药发酵制剂的通利血脉、清热解毒、补气养血等功效,可有效防止乳腺炎的发生(王颖,2005)。应用试验证实,发酵黄芪可有效降低乳体细胞数,提高奶牛产奶量。究其原因可能是发酵黄芪能够提高奶牛的机体免疫力,而免疫力的提高又降低了乳腺炎等疫病感染的概率,乳腺炎感染率的降低又可大大提高奶牛的产奶量。综上所述,发酵黄芪作为奶牛饲料添加剂,不仅可以提高奶牛泌乳性能,而且还能增强体质,是一种无抗无毒、安全有效的天然营养添加剂,应用前景广阔。

参考文献

[1]吕晓静,孟小宾,王小武,等. 黄芪多糖的免疫作用机制研究进展[J]. 中国兽药杂志,2014,48(5):66-69.

[2]薛剑. 不同粒度黄芪粉对肉鸡生长和免疫功能的影响[J]. 中国家禽,2015,

37(19):57-59.

[3]郑立颖,魏彦明,陈龙.纤维素酶在黄芪有效成分提取中的应用[J].甘肃农业大学学报,2005,40(1):94-96.

[4]张丽霞,高文远,王海洋.微生物技术在中药炮制中的应用[J].中国中药杂志,2012,37(24):3695-3700.

[5]YOSHIDA S, HIRADATE S, TSUKAMOTO T, et al. Antimi-crobial activity of culture filtrate of Bbacillus amyloliquefa-ciens RC-2 isolated from mulberry leaves[J]. Biological Control,2001,91(1):181-187.

[6]侯美如,刘宇,王岩,等.不同提取工艺对黄芪总皂苷提取效果的研究[J].中国兽药杂志,2016,50(12):24-28.

[7]张凯,杨志强,王学智,等.发酵型黄芪提取物对肉仔鸡生产性能及免疫球蛋白的作用研究[J].湖北农业科学,2011,50(6):1216-1218.

[8]刁南,康佳,郝李娟,等.黄芪茎叶超微粉对雏鸡非特异性免疫功能的影响[J].中国家禽,2014,36(1):26-29.

[9]孙建新,安娟,连军.影响实验动物脏器重量及脏器系数因素分析[J].实验动物科学,2009,26(1):49-51.

[10]王凤霞,宫新城,刘占民,等.黄芪茎叶粉对雏鸡生长性能及免疫功能的影响[J].中国饲料,2009(21):11-13.

[11]赵银丽,李国喜,李慧勤.黄芪对固始鸡免疫性能的影响[J].河南农业科学,2004(11):90-91.

[12]史洪涛.黄芪-枯草芽孢杆菌发酵制剂的制备及其在肉鸡上的应用研究[D].郑州:河南农业大学,2014.

[13]孙于兰,赵安莎,周容,等.SD大鼠30天喂养试验食物利用率及脏器系数正常值探讨[J].现代预防医学,2003,30(1):36-37,42.

[14]曙光,张勇,王纯洁.肉雏鸡与蛋雏鸡法氏囊生长发育规律的探讨[J].中国畜牧兽医,2009,36(10):31-33.

[15]陈海蛟.黄芪超细微粉对鸡免疫功能影响的研究[D].北京:中国农业科学院,2007.

[16]漠纵泉.饲料禁抗,养殖减抗,家禽业迎来变革期[J].中国禽业导刊,2018(12):1.

[17]宁艳春,陈希海,杜宝军,等.微生物发酵饲料的技术调研及关键技术分析[J].饲料博览,2019(1):23-26.

[18]孙汝江,吕月琴,高明芳,等. 微生物发酵饲料在蛋鸡生产中的应用研究[J]. 中国饲料,2012(4):12-14+26.

[19]朱风华,陈甫,徐进栋,等. 乳酸菌发酵饲料对蛋鸡生产性能及蛋品质的影响[J]. 饲料研究,2015(6):48-52.

[20]崔卫涛,况世昌,李钢平,等. 生物发酵饲料对蛋鸡生产性能和鸡蛋品质的影响[J]. 畜牧与饲料科学,2018,39(10):33-36.

[21]夏圣奎,周岩民,许秀平,等. 发酵饲料在蛋鸡上的应用研究[J]. 中国家禽,2019,41(20):55-59.

[22]易春霞,刘晓兰,王燕,等. 发酵饲料对大午金凤蛋鸡生产性能、蛋品质和抗氧化能力的影响[J]. 饲料工业,2020,41(11):46-51.

[23]王一平. 菌渣发酵饲料对蛋鸡生产性能、蛋品质及血液生化指标的影响[J]. 浙江农业科学,2020(6):1200-1202+1207.

[24]黄竹,姜丹,王丽娟,等. 发酵饲料对海兰褐蛋鸡生产性能及蛋品质的影响[J]. 畜牧与饲料科学,2019,40(10):14-18.

[25]尹珺伊,侯美如,王岩,等. 日粮添加发酵黄芪对肉鸡生长及免疫性能的影响[J]. 中国家禽,2017,39(3):58-61.

[26]宋延飞,李萱香. 复方中草药添加剂对断奶仔猪生长性能及腹泻的影响[J]. 养猪,2017(2):47-49.

[27]申卫平,游少云. 中草药黄芪在畜禽生产中的应用[J]. 畜牧与饲料科学,2009,30(1):135.

[28]林柏全,廖惠珍,杜海江,等. 免疫鸡毒支原体 F 弱毒株对 SPF 鸡 CD3+T 细胞及血清 IgM、IgG、IgA 的影响[J]. 中国兽医学报,2015,35(4):549-552.

[29]邓惠丹,陈仓良,邓俊良,等. 复方中药"猪康散"对断奶仔猪体液免疫功能的影响[J]. 中国兽医学报,2013,33(5):742-745.

[30]李延清.抗生素在兽医临床中的科学运用[J].中国畜牧兽医文摘,2016,32(2):228.

[31]黄国欣,梁自超,孙瑞涛,等.纤维素分解菌在反刍动物生产中的应用研究[J].中国奶牛,2017(4):5-8.

[32]纪金春,王宾来,王志强,等.反刍畜营养菌剂的研究和机理分析[J].青海畜牧兽医杂志,1998(6):1-5.

[33]王汝富.发酵活干菌处理秸秆育肥肉牛效果研究[J].草业科学,2001,18(2):36-38.

[34]吴德峰,胡美华,林梅,等."抗热应激中草药添加剂"对奶牛产奶量和乳汁成分的影响[J].动物医学进展,2004(3):66-70.

[35]王颖,周明.中草药饲料添加剂的研究和应用[J].安徽农业科学,2005,33(4):701-702.

附录一　显微鉴别法

显微鉴别法系指用显微镜对药材(饮片)切片、粉末、解离组织或表面制片及含饮片粉末的制剂中饮片的组织、细胞或内含物等特征进行鉴别的一种方法。鉴别时选择具有代表性的供试品,根据各品种鉴别项的规定制片。制剂根据不同剂型适当处理后制片。

一、药材(饮片)显微制片

1. 横切片或纵切片制片

取供试品欲观察部位,经软化处理后,用徒手或滑走切片法,切成 10~20 μm 的薄片,必要时可包埋后切片。选取平整的薄片置载玻片上,根据观察对象不同,滴加甘油醋酸试液、水合氯醛试液或其他试液 1~2 滴,盖上盖玻片。必要时滴加水合氯醛试液后,在酒精灯上加热透化,并滴加甘油乙醇试液或稀甘油,盖上盖玻片。

2. 粉末制片

供试品粉末过四或五号筛,挑取少许置载玻片上,滴加甘油醋酸试液、水合氯醛试液或其他适宜的试液,盖上盖玻片。必要时,按上法加热透化。

3. 表面制片

将供试品湿润软化后,剪取欲观察部位约 4 mm²,一正一反置载玻片上,或撕取表皮,加适宜的试液或加热透化后,盖上盖玻片。

4. 解离组织制片

将供试品切成长约 5 mm、直径约 2 mm 的段或厚约 1 mm 的片,如供试品中薄壁组织占大部分,木化组织少或分散存在,采用氢氧化钾法,若供试品质地坚硬,木化组织较多或集成较大群束,采用硝铬酸法或氯酸钾法

(1) 氢氧化钾法　将供试品置试管中,加 5% 氢氧化钾溶液适量,加热至用玻璃棒挤压能离散为止,倾去碱液,加水洗涤后,取少量置载玻片上,用解剖针撕开,滴加稀甘油,盖上盖玻片。

(2) 硝铬酸法　将供试品置试管中,加硝铬酸试液适量,放置至用玻璃棒挤

压能离散为止,倾去酸液,加水洗涤后,照上法装片。

(3)氯酸钾法 将供试品置试管中,加硝酸溶液(1→2)及氯酸钾少量,缓缓加热,待产生的气泡渐少时,再及时加入氯酸钾少量,以维持气泡稳定地发生,至用玻璃棒挤压能离散为止,倾去酸液,加水洗涤后,照上法装片。

5.花粉粒与孢子制片

取花粉、花药(或小的花)、孢子或孢子囊群(干燥的供试品浸于冰醋酸中软化),用玻璃棒研碎,经纱布过滤至离心管中,离心,取沉淀加新配制的醋酐与硫酸(9∶1)的混合液 1~3 mL。置水浴上加热 2~3 min,离心,取沉淀,用水洗涤 2次,取沉淀少量置载玻片上滴加水合氯醛试液,盖上盖玻片,或加 50% 甘油与 1%苯酚各 1~2 滴,用品红甘油胶[取明胶 1 g,加水 6 mL,浸泡至溶化,再加甘油 7mL,加热并轻轻搅拌至完全混匀,用纱布过滤至培养皿中,加碱性品红溶液(碱性品红 0.1 g,加无水乙醇 600 mL 及樟油 80 mL,溶解)适量,混匀,凝固后即得]封藏。

6.磨片制片

坚硬的动物、矿物类药,可采用磨片法制片。选取厚度 1~2 mm 的供试材料,置粗磨石(或磨砂玻璃板)上,加适量水,用食指、中指夹住或压住材料,在磨石上往返磨砺,待两面磨平,且厚度数百微米时,将材料移置细磨石上,加水,用软木塞压在材料上,往返磨砺至透明,用水冲洗,再用乙醇处理和甘油乙醇试液装片。

二、含饮片粉末的制剂显微制片

按供试品不同剂型,散剂、胶囊剂(内容物为颗粒,应研细),可直接取适量粉末;片剂取 2~3 片,水丸、糊丸、浓缩丸、锭剂等(包衣者除去包衣),取数丸或 1~2 锭,分别置乳钵中研成粉末,取适量粉末。根据观察对象不同,分别按粉末制片法制片(1~5 片)。

三、细胞壁性质的鉴别

1.木质化细胞壁

加间苯三酚试液 1~2 滴,稍放置,加盐酸 1 滴,因木质化程度不同,显红色或紫红色。

2.木栓化或角质化细胞壁

加苏丹Ⅲ试液,稍放置或微热,显橘红色至红色。

3.纤维素细胞壁

加氯化锌碘试液,或先加碘试液湿润后,稍放置,再加硫酸溶液(33→50),显蓝色或紫色。

4.硅质化细胞壁

加硫酸无变化。

四、细胞内含物性质的鉴别

1.淀粉粒

(1)加碘试液,显蓝色或紫色。

(2)用甘油醋酸试液装片,置偏光显微镜下观察,未糊化的淀粉粒显偏光现象;已糊化的无偏光现象。

2.糊粉粒

(1)加碘试液,显棕色或黄棕色。

(2)加硝酸汞试液,显砖红色,材料中如含有多量脂肪油,应先用乙醚或石油醚脱脂后进行试验。

3.脂肪油、挥发油树脂

(1)加苏丹Ⅲ试液,显橘红色、红色或紫红色。

(2)加90%乙醇,脂肪油和树脂不溶解(蓖麻油及巴豆油例外),挥发油则溶解。

4.菊糖

加10% α-萘酚乙醇溶液,再加硫酸,显紫红色并溶解。

5.黏液

加钌红试液,显红色。

6.草酸钙结晶

(1)加稀醋酸不溶解,加稀盐酸溶解而无气泡发生。

(2)加硫酸溶液(1→2)逐渐溶解,片刻后析出针状硫酸钙结晶。

7.碳酸钙结晶

(钟乳体)加稀盐酸溶解,同时有气泡发生。

8.硅质

加硫酸不溶解。

五、显微测量

系指用目镜测微尺,在显微镜下测量细胞及细胞内含物等的大小。

1. 目镜测微尺

放在目镜筒内的一种标尺,为一个直径 18~20 mm 的圆形玻璃片,中央刻有精确等距离的平行线刻度,常为 50 格或 100 格。

2. 载物台测微尺

在特制的载玻片中央粘贴一刻有精细尺度的圆形玻片。通常将长 1 mm(或 2 mm)精确等分成 100(或 200)小格,每 1 小格长为 10 μm,用以标定目镜测微尺。

3. 目镜测微尺的标定

用以确定使用同一显微镜及特定倍数的物镜、目镜和镜筒长度时,目镜测微尺上每一格所代表的长度。

取载物台测微尺置显微镜载物台上,在高倍物镜(或低倍物镜)下,将测微尺刻度移至视野中央。将目镜测微尺(正面向上)放入目镜镜筒内,旋转目镜,并移动载物台测微尺,使目镜测微尺的"0"刻度线与载物台测微尺的某刻度线相重合,然后再找第二条重合刻度线,根据两条重合线间两种测微尺的小格数,计算出目镜测微尺每一小格在该物镜条件下相当的长度(μm),目镜测微尺 77 个小格(0~77)与载物台测微尺的 30 个小格(0.7~1.0)相当,已知载物台测微尺每一小格的长度为 10 μm。目镜测微尺每一小格长度为:10 μm×30÷77=3.8 μm。

当测定时要用不同的放大倍数时,应分别标定。

4. 测量方法

将需测量的目的物显微制片置显微镜载物台上,用目镜测微尺测量目的物的小格数,乘以上述每一小格的微米数。通常是在高倍镜下测量,但欲测量较长的目的物,如纤维、导管、非腺毛等的长度时,需在低倍镜下测量。记录最大值与最小值(μm),允许有少量数值略高或略低于规定。

附录二　薄层色谱法

薄层色谱法系将供试品溶液点于薄层板上,在展开容器内用展开剂展开,使供试品所含成分分离,所得色谱图与适宜的标准物质按同法所得的色谱图对比,并可用薄层扫描仪进行扫描,用于兽药的鉴别、检查或含量测定。

一、仪器与材料

（一）薄层板

按支持物的材质分为玻璃板、塑料板或铝板等;按固定相种类分为硅胶薄层板、键合硅胶板、微晶纤维素薄层板、聚酰胺薄层板、氧化铝薄层板等。固定相中可加入黏合剂、荧光剂。硅胶薄层板常用的有硅胶 G、硅胶 GF254、硅胶 H、硅胶 HF254。G、H 表示含或不含石膏黏合剂。F254 为在紫外光 254 nm 波长下显绿色背景的荧光剂。按固定相粒径大小分为普通薄层板（10~40μm）和高效薄层板（5~10μm）。

在保证色谱质量的前提下,可对薄层板进行特别处理和化学改性以适应分离的要求,可用实验室自制的薄层板。固定相颗粒大小一般要求粒径为 10~40μm。玻板应光滑、平整,洗净后不附水珠。

（二）点样器

一般采用微升毛细管或手动、半自动、全自动点样器材。

（三）展开容器

上行展开一般可用适合薄层板大小的专用平底或有双槽展开缸,展开时须能密闭,水平展开用专用的水平展开缸。

（四）显色装置

喷雾显色应使用玻璃喷雾瓶或专用喷雾器,要求用压缩气体使显色剂呈均匀细雾状喷出;浸渍显色可用专用玻璃器械或用适宜的展开缸代用;蒸气熏蒸显色可用双槽展开缸或适宜大小的干燥器代替。

（五）检视装置

为装有可见光、254 nm 及 365 nm 紫外光光源及相应的滤光片的暗箱,可附加摄像设备供拍摄图像用,暗箱内光源应有足够的光照度。

(六)薄层色谱扫描仪

系指用一定波长的光对薄层板上有吸收的斑点,或经激发后能发射出荧光的斑点,进行扫描,将扫描得到的谱图和积分数据用于物质定性或定量的分析仪器。

二、操作方法

(一)薄层板制备

市售薄层板临用前一般应在 110℃ 活化 30 min。聚酰胺薄膜不需活化。铝基片薄层板、塑料薄层板可根据需要剪裁,但须注意剪裁后的薄层板底边的固定相层不得有破损。如在存放期间被空气中杂质污染,使用前可用三氯甲烷、甲醇或二者的混合溶剂在展开缸中上行展开预洗,晾干,110℃ 活化,置干燥器中备用。

自制薄层板除另有规定外,将 1 份固定相和 3 份水(或加有黏合剂的水溶液,如 0.2%~0.5% 羧甲基纤维素钠水溶液,或为规定浓度的改性剂溶液)在研钵中按同一方向研磨混合,去除表面的气泡后,倒入涂布器中,在玻板上平稳地移动涂布器进行涂布(厚度为 0.2~0.3 mm),取下涂好薄层的玻板,置水平台上于室温下晾干后,在 110 ℃ 烘 30 min,随即置有干燥剂的干燥箱中备用。使用前检查其均匀度,在反射光及透视光下检视,表面应均匀、平整、光滑,无麻点、无气泡、无破损及污染。

(二)点样

除另有规定外,在洁净干燥的环境中,用专用毛细管或配合相应的半自动、自动点样器械点样于薄层板上,一般为圆点状或窄细的条带状,点样基线距底边 10~15 mm,高效板一般基线离底边 8~10 mm。圆点状直径一般不大于 4 mm,高效板一般不大于 2 mm;接触点样时注意勿损伤薄层表面。条带状宽度一般为 5~10 mm。高效板条带宽度一般为 4~8 mm,可用专用半自动或自动点样器械喷雾法点样。点间距离可视斑点扩散情况以相邻斑点互不干扰为宜,一般不少于 8 mm,高效板供试品间隔不少于 5 mm。

(三)展开

将点好供试品的薄层板放入展开缸中,浸入展开剂的深度为距原点 5 mm 为宜,密闭。除另有规定外,一般上行展开 8~15 cm,高效薄层板上行展开 5~8 cm。溶剂前沿达到规定的展距,取出薄层板,晾干,待检测。展开前如需要溶剂蒸气预平衡,可在展开缸中加入适量的展开剂,密闭,一般保持 15~30 min。溶剂蒸气预平衡后,应迅速放入载有供试品的薄层板,立即密闭,展开。如需使展开缸达到溶剂蒸气饱和的状态,则须在展开缸的内壁贴与展开缸高、宽同样大小的滤纸,一端浸入展开剂中,密闭一段时间,使溶剂蒸气达到饱和再如法展开。必要时,可进行二次展开或双向展开,进行第二次展开前,应使薄层板残留的展开剂完全挥干。

（四）显色与检视

有颜色的物质可在可见光下直接检视,无色物质可用喷雾法或浸渍法以适宜的显色剂显色,或加热显色,在日光下检视。有荧光的物质或显色后可激发荧光的物质可在紫外光灯（365 nm 或 254 nm）下观察荧光斑点。对于在紫外光下有吸收的成分,可用带有荧光剂的薄层板板（如硅胶 GF254 板）,在紫外光灯（254 nm）下观察荧光板面上的荧光物质猝灭物质形成的斑点。

（五）记录

薄层色谱图像一般可采用摄像设备拍摄,以光学照片或电子图像的形式保存。也可用薄层打描仪扫描或其他适宜的方式记录相应的色谱图。

三、系统适用性试验

按各品种项下要求对实验条件进行系统适用性试验,即用供试品和标准物质对实验条件进行试验和调整,应符合规定的要求。

（一）比移值（Rf）

系指从基线至展开斑点中心的距离与从基线至展开剂前沿的距离的比值。

$$R_f = \frac{基线线至展开斑点中心距离}{基线线至展开剂前沿的离}$$

除另有规定外,杂质检查时,各杂质斑点的比移值（Rf）以在 0.2~0.8 为宜。

（二）检出限

系指限量检查或杂质检查时,供试品溶液中被测物质能被检出的最低浓度或量。一般采用已知浓度的供试品溶液或对照标准溶液,与稀释若干倍自身对照标准溶液在规定的色谱条件下,在同一薄层板上点样、展开、检视。后者显清晰可辨斑点的浓度或量作为检出限。

（三）分离度（或称分离效能）

鉴别时,供试品与标准物质色谱中的斑点均应清晰分离。当薄层色谱扫描法用于限量检查和含量测定时,要求定量峰与相邻峰之间有较好的分离度,分离度(R)的计算公式为：

$$R = 2(d_2 - d_1)/(w_1 + w_2)$$

式中：d_2——相邻两峰中后一峰与原点的距离；

d_1——相邻两峰中前一峰与原点的距离；

W_1 及 W_2——相邻两峰各自的峰宽。

除另有规定外，分离度应大于1.0。

当化学药品杂质检查的方法选择时，可将杂质对照品用供试品自身稀释的对照溶液溶解制成混合对照溶液，也可将杂质对照品用待测组分的对照品溶液溶解制成混合对照标准溶液，还可采用供试品以适当的降解方法获得的溶液，上述溶液点样展开后的色谱图中，应显示清晰分离的斑点。

（四）相对标准偏差

薄层扫描含量测定时，同一供试品溶液在同一薄层板上平行点样的待测成分的峰面积测量值的相对标准偏差应不大于5.0%；需显色后测定的或者异板的相对标准偏差应不大于10.0%。

四、测定法

（一）鉴别

按各品种项下规定的方法，制备供试品溶液和对照标准溶液，在同一薄层板上点样、展开与检视，供试品溶液色谱图中所显斑点的位置和颜色（或荧光）应与标准物质色谱图的斑点一致。必要时化学药品可采用供试品溶液与标准溶液混合点样、展开，与标准物质相应斑点应为单一、紧密斑点。

（二）限度检查与杂质检查

按各品种项下规定的方法，制备供试品溶液和对照标准溶液，并按规定的色谱条件点样、展开和检视。供试品溶液色谱图中待检查的斑点应与相应的标准物质斑点比较，颜色（或荧光）不得更深；或照薄层色谱扫描法操作，测定峰面积值，供试品色谱图中相应斑点的峰面积值不得大于标准物质的峰面积值。含量限度检查用按规定测定限量。

化学药品杂质检查可采用杂质对照法、供试品溶液的自身稀释对照法、或两法并用。供试品溶液除主斑点外的其他斑点与相应的杂质对照标准溶液或系列浓度杂质对照标准溶液的相应主斑点比较，不得更深，或与供试品溶液自身稀释对照溶液或系列浓度自身稀释对照溶液的相应主斑点比较，不得更深。通常应规定杂质的斑点数和单一杂质量，当采用系列自身稀释对照溶液时，也可规定估计的杂质总量。

(三)含量测定

照薄层色谱扫描法,按各品种项下规定的方法,制备供试品溶液和对照标准溶液,并按规定的色谱条件点样、展开、扫描测定。或将待测色谱斑点刮下经洗脱后,再用适宜的方法测定。

五、薄层色谱扫描法

系指用一定波长的光照射在薄层板上,对薄层色谱中可吸收紫外光或可见光的斑点,或经激发后能发射出荧光的斑点进行扫描,将扫描得到的图谱及积分数据用于兽药的鉴别、检查或含量测定。测定时可根据不同薄层扫描仪的结构特点,按照规定方式扫描测定,一般选择反射方式,采用吸收法或荧光法。除另有规定外,含量测定应使用市售薄层板。

扫描方法可采用单波长扫描或双波长扫描。如采用双波长扫描,应选用待测斑点无吸收或最小吸收的波长为参比波长,供试品色谱中待测斑点的比移值(Rf值)和光谱扫描得到的吸收光谱图或测得的光谱最大吸收与最小吸收应与对照标准溶液相符,以保证测定结果的准确性。薄层扫描定量测定应保证供试品斑点的量在线性范围内,必要时可适当调整供试品溶液的点样量,供试品与标准物质同板点样,展开,扫描,测定和计算。

薄层色谱扫描用于含量测定时,通常采用线性回归二点法计算,如线性范围很窄时,可用多点法校正多项式回归计算。供试品溶液和对照标准溶液应交叉点于同一薄层板上,供试品点样不得少于2个,标准物质每一浓度不得少于2个。扫描时,应沿展开方向扫描,不可横向扫描。

附录三　散剂

散剂系指饮片或提取物经粉碎、均匀混合制成的粉末状制剂,分为内服散剂和外用散剂。散剂在生产与贮藏期间应符合下列有关规定。

一、供制散剂的饮片、提取物均应粉碎。除另有规定外,一般散剂应通过二号筛,外用散剂应通过五号筛,眼用散剂应通过九号筛。

二、散剂应干燥、疏松、混合均匀、色泽一致。制备有毒性药或贵重药时,应采用配研法混匀并过筛。

三、用于烧伤或严重创伤的外用散剂,应在清洁避菌环境下配制。

四、除另有规定外,散剂应密闭存,含挥发性药物或易吸潮药物的散剂应密封贮存。

除另有规定外,散剂应进行以下相应检查。

粒度:用于烧伤及(或)严重创伤的外用散剂,照下述方法检查,应符合规定。

检查法:照粒度测定法(中国兽药典 2015 第二部附录 0941 第二法,单分法)测定,除另有规定外,通过五号筛的粉末重量,不得少于 95%。

外观均匀度:取供试品适量,置光滑纸上,平铺约 5 cm^2,将其表面压平,在明亮处观察,应色泽均匀,无花纹、色斑。

水分:照水分测定法(中国兽药典 2015 第二部附录 0832)测定,除另有规定外,不得过 10%。

装量差异:标示装量在 50 g 以下(包括 50 g)的内服散剂,照下述方法检查,应符合规定。

检查法:取供试品 10 袋(瓶),分别称定每袋(瓶)内容物的重量,每袋(瓶)内容物的重量与标示装量相比较,按表中的规定,超出装量差异限度的不得多于 2 袋(瓶),并不得有 1 袋(瓶)超出限度 1 倍。

标示装量	装备差异限度
1 g 或 1 g 以下	加减 10%
1 g 以上至 6 g	加减 8%

标示装量	装备差异限度
6 g 以上至 50 g	加减 5%

装量：外用散剂和标示装量在 50 g 以上的散剂照最低装量检查法（中国兽药典 2015 第二部附录 0931）检查，应符合规定。

附录四　粒度测定法

本法用于测定制剂的粒子大小或限度。

第一法(显微镜法)

本法中的粒度,系以显微镜下观察到的长度表示。

目镜测微尺的标定:照显微鉴别法(附录1)标定目镜测微尺。

测定法:取供试品,用力摇匀,黏度较大者可按各品种项下的规定加适量甘油溶液(1→2)稀释,照该制型或各品种项下的规定,量取供试品,置载玻片上,覆以盖玻片,轻压使颗粒分布均匀,往意防止气泡混入,半固体可直接涂于载玻片上。立即在50~100倍显微镜下检视盖玻片全部视野,应无凝聚现象,并不得检出该剂型或各品种项下规定的50 μm及以上的粒子。再在200~500倍显微镜下检视该制型成各品种项下规定的视野内的总粒数及规定大小的粒数,并计算其所占比例(%)。

第二法(筛分法)

筛分法分手动筛分法和机械筛分法。机械筛分法系采用机械方法或电磁方法,产生垂直振动、水平圆周运动、拍打、拍打与水平圆周运动相结合等振动方式。

筛分试验时需注意环境湿度,防止样品吸水成失水。对易产生静电的样品,可加入0.5%胶质二氧化硅和(或)氧化铝等抗静电剂,以减小静电作用产生的影响。

1. 手动筛分法

(1)单筛分法　除另有规定外,取供试品10 g。称定重量。置规定号的药筛中(筛下配有密合的接收容器),筛上加盖。按水平方向旋转振摇至少3 min。并不时在垂直方向轻叩筛。取筛下的颗粒及粉末,称定重量。计算其所占比例(%)。

(2)双筛分法　除另有规定外,取供试品30 g,称定重量,置该剂型或品种项下规定的上层(孔径大的)药筛中(下层的筛下配有密合的接收容器),保持水平状态过筛,左右往返,边筛动边拍打 3 min。取不能通过大孔径筛和能通过小孔径筛的颗粒及粉末,称定重量,计算其所占比例(%)。

2.机械等分法

除另有规定外,取直径为 200 mm 规定号的药筛和接收容器。称定重量,根据供试品的容积密度,称取供试品 25~100 g,置最上层(孔径最大的)药筛中(最下层的筛下配有密合的接收容器),筛上加盖。设定振动方式和振动频率,振动 5 min。取各药筛与接收容器,称定重量,根据筛分前后的重量差异计算各药筛上和接收容器内颗粒及粉末所占比例(%)。重复上述操作直至连续两次筛分后,各药筛上遗留颗粒及粉末重量的差异不超过前次遗留颗粒及粉末重量的 5% 或两次重量的差值不大于 0.1 g;若某一药筛上遗留颗粒及粉末的重量小于供试品取样量的 5%。则该药筛连续两次的重量差异不超过 20%。

附录五　水分测定法

第一法(烘干法)

测定法:取供试品 2~5 g,平铺于干燥至恒重的扁形称量瓶中,厚度不超过 5 mm,疏松供试品不超过 10 mm,精密称定,打开瓶盖在 100~105 ℃ 干燥 5 h,将瓶盖盖好,移置干燥器中,冷却 30 min,精密称定,再在上述温度干燥 1 h,冷却,称重,至连续两次称重的差异不超过 5 mg 为止。根据减失的重量,计算供试品中含水量(%)。

本法适用于不含或少含挥发性成分的兽药。

第二法(甲苯法)

仪器装置:如下图。图中 A 为 500 mL 的短颈圆底烧瓶;B 为水分测定管;C 为直形冷凝管,外管长 40 cm。使用前,全部仪器应清洁,并置烘箱中烘干。

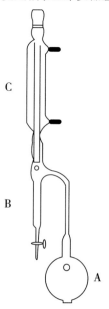

测定法:取供试品适量(相当于含水量 1~4 mL),精密称定,置 A 瓶中,加甲苯约 200 mL,必要时加入干燥、洁净的无釉小瓷片数片或玻璃珠数粒,连接仪器,自冷凝管顶端加入甲苯至充满 B 管的狭细部分。将 A 瓶置电热套中或用其他适宜方法缓缓加热,待甲苯开始沸腾时,调节温度,使每秒钟馏出 2 滴。待水分完全馏出,即测定管刻度部分的水量不再增加时,将冷凝管内部先用甲苯冲洗,再用饱蘸甲苯的长刷或其他适宜的方法,将管壁上附着的甲苯推下,继续蒸馏 5 min,放冷至室温,拆卸装置,如有水黏附在 B 管的管壁上,可用蘸甲苯的铜丝推下,放置,使水分与甲苯完全分离(可加亚甲蓝粉末少量,使水染成蓝色,以便分离观察)。检读水量,并计算供试品中的含水量(%)。

过程中应注意两点:

(1)测定用的甲苯须先加水少量充分振摇后放置,将水层分离弃去,经蒸馏后使用。

(2)测定用的供试品,一般先破碎成直径不超过 3 mm 的颗粒或碎片;直径和长度在 3 mm 以下的可不破碎。

第三法(减压干燥法)

减压干燥器　取直径 12 cm 左右的培养皿,加入五氧化二磷干燥剂适量,使铺成 0.5~1 cm 的厚度,放入直径 30 cm 的减压干燥器中。

测定法　取供试品 2~4 g,混合均匀,分取 0.5~1 g,置已在供试品同样条件下干燥并称重的称量瓶中,精密称定,打开瓶盖,放入上述减压干燥器中,抽气减压至 2.67 kPa(20 mmHg)以下,并持续抽气 0.5 h,室温放置 24 h。在减压干燥器出口连接无水氯化钙干燥管,打开活塞,待内外压一致,关闭活塞,打开干燥器,盖上瓶盖,取出称量瓶迅速精密称定重量,计算供试品中的含水量(%)。

本法适用于含有挥发性成分的贵重药品。测定用的供试品,一般先破碎并需通过二号筛。

第四法(气相色谱法)

色谱条件与系统适用性试验:用直径为 0.18~0.25 mm 的二乙烯苯—乙基乙烯苯型高分子多孔小球作为载体,柱温为 140~150 ℃,热导检测器检测。注入无水乙醇,照气相色谱法(中国兽药典 2015 第二部附录 0521)测定,应符合下列要求:

(1)理论板数按水峰计算应大于 1000;理论板数按乙醇峰计算应大于 150。

（2）水和乙醇两峰的分离度应大于2。

（3）将无水乙醇进样5次，水峰面积的相对标准偏差不得大于3.0%。

对照溶液的制备　取纯化水约0.2 g，精密称定，置25 mL量瓶中，加无水乙醇至刻度，摇匀，即得。

供试品溶液的制备：取供试品适量（含水量约0.2 g），剪碎或研细，精密称定，置具塞锥形瓶中，精密加入无水乙醇50 mL，密塞，混匀，超声处理20min，放置12h，再超声处理20min，密塞放置，待澄清后倾取上清液，即得。

测定法：取无水乙醇、对照溶液及供试品溶液各1~5 μL，注入气相色谱仪，测定，即得。

对照溶液与供试品溶液的配制须用新开启的同一瓶无水乙醇。

用外标法计算供试品中的含水量。计算时应扣除无水乙醇的含水量，方法如下：对照溶液中实际加入的水的峰面积＝对照溶液中总水峰面积－K×对照溶液中乙醇峰面积；供试品中水的峰面积＝供试品溶液中总水峰面积－K×供试品溶液中乙醇峰面积。

$$K = \frac{无水乙醇中水峰面积}{无水乙醇中乙醇峰面积}$$

附录六 灰分测定法

一、总灰分测定法

测定用的供试品须粉碎,使能通过二号筛,混合均匀后,取供试品 2~3 g(如需测定酸不溶性灰分,可取供试品 3~5 g),置炽灼至恒重的坩埚中,称定重量(准确至 0.01 g),缓缓炽热,注意避免燃烧,至完全炭化时,逐渐升高温度至 500~600 ℃,使完全灰化并至恒重。根据残渣重量,计算供试品中总灰分的含量(%)。如供试品不易灰化,可将坩埚放冷,加热水或 10%硝酸铵溶液 2 mL,使残渣湿润,然后置水浴上蒸干,残渣照前法炽灼,至坩埚内容物完全灰化。

二、酸不溶性灰分测定法

取上项所得的灰分,在坩埚中小心加入稀盐酸约 10 mL,用表面皿覆盖坩埚,置水浴上加热 10 min,表面皿用热水 5 mL 冲洗,洗液并入坩埚中,用无灰滤纸滤过,坩埚内的残渣用水洗于滤纸上,并洗涤至洗液不显氯化物反应为止。滤渣连同滤纸移至同一坩埚中,干燥,炽灼至恒重。根据残渣重量,计算供试品中酸不溶性灰分的含量(%)。

附录七 铅、镉、砷、汞、铜测定法

一、原子吸收分光光度法

本法系采用原子吸收分光光度法测定中药中的铅、镉、砷、汞、铜,所用仪器应符合使用要求(中国兽药典 2015 第二部附录 0403)。除另有规定外,按下列方法测定。

1. 铅的测定(石墨炉法)

测定条件:参考条件:波长 283.3 nm,干燥温度 100~120 ℃,持续 20 s;灰化温度 400~750 ℃,持续 20~25 s;原子化温度 1700~2100 ℃,持续 4~5 s。

铅标准储备液的制备:精密量取铅单元素标准溶液适量,用 2%硝酸溶液稀释,制成每 1 mL 含铅(Pb)1 μg 的溶液,即得(0~5 ℃贮存)。

标准曲线的制备:分精密量取铅标准储备液适量,用 2%硝酸溶液制成每 1 mL 分别含铅 0、5 ng、20 ng、40 ng、60 ng、80 ng 的溶液。分别精密量取 1 mL,精密加含 1%磷酸二氢铵和 0.2%硝酸镁的溶液 0.5 mL,混匀,精密吸取 20 μL 注入石墨炉原子化器,测定吸光度,以吸光度为纵坐标,浓度为横坐标,绘制标准曲线。

供试品溶液的制备 A 法:取供试品粗粉 0.5 g,精密称定,置聚四氟乙烯消解罐内,加硝酸 3~5 mL,混匀,浸泡过夜,盖好内盖,旋紧外套,置适宜的微波消解炉内,进行消解(按仪器规定的消解程序操作)。消解完全后,取消解内罐置电热板上缓缓加热至红色蒸汽挥尽,并继续缓缓浓缩至 2~3 mL,放冷,用水转入 25 mL 量瓶中,并稀释至刻度,摇匀,即得。同法同时制备试剂空白溶液。

供试品溶液的制备 B 法:取供试品粗粉 1 g,精密称定,置凯氏烧瓶中,加硝酸:高氯酸(4∶1)混合溶液 5~10 mL,混匀,瓶口加一小漏斗,浸泡过夜。置电热板上加热消解,保持微沸,若变棕黑色,再加硝酸:高氯酸(4∶1)混合溶液适量,持续加热至溶液澄明后升高温度,继加热至冒浓烟,直至白烟散尽,消解液呈无色透明或略带黄色,放冷,转入 50 mL 量瓶中,用 2%硝酸溶液洗涤容器,洗液合并于量瓶中,并稀释至刻度,摇匀,即得。同法同时制备试剂空白溶液。

供试品溶液的制备 C 法:取供试品粗粉 0.5 g,精密称定,置瓷坩埚中,于电热板上先低温炭化至无烟,移入高温炉中,于 500 ℃灰化 5~6 h(若个别灰化不完全,加硝酸适量,于电热板上低温加热,反复多次直至灰化完全),取出冷却,加 10%硝酸溶液 5 mL 使溶解,转入 25 mL 量瓶中,用水洗涤容器,洗液合并于量瓶中,并稀释至刻度,摇匀,即得。同法同时制备试剂空白溶液。

测定法:精密量取空白溶液与供试品溶液各 1 mL,精密加含 1%磷酸二氢铵和 0.2%硝酸镁的溶液 0.5 mL,混匀,精密吸取 10~20 μL,照标准曲线的制备项下方法测定吸光度,从标准曲线上读出供试品溶液中铅(Pb)的含量,计算,即得。

2. 镉的测定(石墨炉法)

测定条件:参考条件:波长 228.8 nm,干燥温度 100~120 ℃,持续 20 s;灰温度 300~500 ℃,持续 20~25 s;原子化温度 1500~1900 ℃,持续 4~5 s。

镉标准贮备液的制备:精密量取单元素标准溶液适量,用 2%硝酸溶液稀释,制成每 1 mL 含镉(Cd)1 μg 的溶液,即得(0~5 ℃贮存)。

标准曲线的制备:分别精密量取镉标准备液适量,用 2%硝酸溶液稀释制成每 1 mL 分别含 0 ng、0.8 ng、2.0 g、4.0 ng、6.0 ng、8.0 ng 的溶液。分别精密吸取 10 μL,注入石墨炉原子化器,测定吸光度,以吸光度为纵坐标,浓度为横坐标,绘制标准曲线。

供试品溶液的制备:同铅测定项下供试品溶液的制备。

测定法:精密吸取空白溶液与供试品溶液各 10~20 μL,照标准曲线的制备项下方法测定吸光度(若供试品有干扰,可分别精密量取标准溶液、空白溶液和供试品溶液各 1 mL,精密加含 1%磷酸二氢铵和 0.2%硝酸镁的溶液 0.5 mL,混匀,依法测定),从标准曲线上读出供试品溶液中镉(Cd)的含量,计算,即得。

3. 砷的测定(氢化物法)

测定条件:采用适宜的氢化物发生装置,以含 1%硼氢化钠和 0.3%氢氧化钠溶液(临用前配制)作为还原剂,盐酸溶液(1→100)为载液,氮气为载气,检测波长为 193.7 nm。

砷标准贮备液的制备:精密量取砷单元素标准溶液适量,用 2%硝酸溶液稀释,制成每 1 mL 含砷(As)1 μg 的溶液,即得(0~5 ℃贮存)。

标准曲线的制备:分别精密量取砷标准贮备液适量,用 2%硝酸溶液稀释制成每 1 mL 分别含砷 0 ng、5 ng、10 ng、20 ng、30 ng、40 ng 的溶液。分别精密量取 10 mL,置 25 mL 量瓶中,加 25%碘化钾溶液(临用前配制)1 mL,摇匀,加 10%抗坏血酸溶液(临用前配制)1 mL,摇匀,用盐酸溶液(20→100)稀释至刻度,摇匀,密塞,置 80 ℃水浴中加热 3 min,取出,放冷。取适量,吸入氢化物发生装置,测定吸收值,以峰面积(或吸光度)为纵坐标,浓度为横坐标,绘制标准曲线。

供试品溶液的制备:同铅测定项下供试品溶液的制备中的 A 法或 B 法制备。

测定法:精密吸取空白溶液与供试品溶液各 10 mL,照标准曲线的制备项下,自"加 25%碘化钾溶液(临用前配制)1 mL"起,依法测定。从标准曲线上读出供试品溶液中砷(As)的含量,计算,即得。

4. 汞的测定(冷蒸汽吸收法)

测定条件:采用适宜的氢化物发生装置,以含 0.5%硼氢化钠和 0.1%氢氧化钠的溶液(临用前配制)作为还原剂,盐酸溶液(1→100)为载液,氮气为载气,检测波长为 253.6 nm。

汞标准贮备液的制备:精密量取汞单元素标准溶液适量,用 2%硝酸溶液稀释,制成每 1 mL 含汞(Hg)1 μg 的溶液,即得(0~5 ℃贮存)。

标准曲线的制备:分别精密量取汞标准贮备液 0 mL、0.1 mL、0.3 mL、0.5 mL、0.7 mL、0.9 mL,置 50 mL 量瓶中,加 20%硫酸溶液 10 mL、5%高锰酸钾溶液 0.5 mL,摇匀,滴加 5%盐酸羟胺溶液至紫红色恰消失,用水稀释至刻度,摇匀。取适量,吸入氢化物发生装置,测定吸收值,以峰面积(或吸光度)为纵坐标,浓度为横坐标,绘制标准曲线。

供试品溶液的制备 A 法:取供试品粗粉 0.5 g,精密称定,置聚四氟乙烯消解罐内,加硝酸 3~5 mL,混匀,浸泡过夜,盖好内盖,旋紧外套,置适宜的微波消解炉内进行消解(按仪器规定的消解程序操作)。消解完全后,取消解内罐置电热板上,于 120 ℃缓缓加热至红棕色蒸汽挥尽,并继续浓缩至 2~3 mL,放冷,加20%硫酸溶液 2 mL、5%高锰酸钾溶液 0.5 mL,摇匀,滴加 5%盐酸羟胺溶液至紫红色恰消失,转入 10 mL 量瓶中,用水洗涤容器,洗液合并于量瓶中,并稀释至刻度,摇匀,必要时离心,取上清液,即得。同法同时制备试剂空白溶液。

供试品溶液的制备 B 法:取供试品粗粉 1 g,精密称定,置凯氏烧瓶中,加硝酸:高氯酸(4:1)混合溶液 5~10 mL,混匀,瓶口加一小漏斗,浸泡过夜,置电热板上,于 120~140 ℃加热消解 4~8 h(必要时延长消解时间,至消解完全),放冷,加 20%硫酸溶液 5 mL、5%高锰酸钾溶液 0.5 mL,摇匀,滴加 5%盐酸胺溶液至紫红色恰消失,转入 25 mL 量瓶中,用水洗涤容器,洗液合并于量瓶中,并稀释至刻度,摇匀,必要时离心,取上清液,即得。同法同时制备试剂空白溶液。

测定法:精密吸取空白溶液与供试品溶液适量,照标准曲线制备项下的方法测定。从标准曲线上读出供试品溶液中汞(Hg)的含量,计算,即得。

5. 铜的测定（火焰法）

测定条件：检测波长为 324.7 nm，采用空气—乙炔火焰，必要时进行背景校正。

铜标准贮备液的制备：精密量取铜单元素标准溶液适量，用 2%硝酸溶液稀释，制成每 1 mL 含铜（Cu）104 g 的溶液，即得（0～5 ℃贮存）。

标准曲线的制备：分别精密量取铜标准备液适量，用 2%硝酸溶液制成每 1 mL 分别含铜 0 μg、0.05 μg、0.2 μg、0.4 μg、0.64 μg、0.8 μg 的溶液。依次喷入火焰，测定吸光度，以吸光度为纵坐标，浓度为横坐标，绘制标准曲线。

供试品溶液的制备：同铅测定项下供试品溶液的制备。

测定法：精密吸取空白溶液与供试品溶液适量，照标准曲线的制备项下的方法测定。从标准曲线上读出供试品溶液中铜（Cu）的含量，计算，即得。

二、电感耦合等离子体质谱法

本法系采用电感耦合等离子体质谱仪测定中药材中的铅、砷、镉、汞、铜，所用仪器应符合使用要求（中国兽药典 2015 第二部附录 0412）。

标准品贮备液的制备：分别精密量取铅、砷、镉、汞、铜单元素标准溶液适量，用 10%硝酸溶液稀释制成每 1 mL 分别含铅、砷、镉、汞、铜为 1 μg、0.5 μg、1 μg、1 μg、10 μg 的溶液，即得。

标准品溶液的制备：精密量取铅、砷、镉、汞、铜标准品贮备液适量，用 10%硝酸溶液稀释制成每 1 mL 含铅和砷 0 ng、1 ng、5 ng、10 ng、20 ng，含镉 0 ng、0.5 ng、2.5 ng、5 ng、10 ng，含铜 0 ng、50 ng、100 ng、200 g、500 ng 的系列浓度混合溶液。另精密量取汞标准品储备液适量，用 10%硝酸溶液稀释制成每 1 mL 分别含汞 0 ng、0.2 ng、0.5 ng、1 ng、2 ng、5 ng 的溶液，本液应临用配制。

内标溶液的制备：精密量取锗、铟、铋元素标准溶液适量，用水稀释制成每 1 mL 各含 1 μg 的混合溶液，即得。

供试品溶液的制备：取供试品于 60 ℃干燥 2 h，粉碎成粗粉，取约 0.5 g，精密称定，置耐压耐高温微波消解罐中，加硝酸 5～10 mL（如果反应剧烈，放置至反应停止）。密闭并按各微波消解仪的相应要求及一定的消解程序进行消解。消解完全后，消解液冷却至 60 ℃以下，取出消解罐，放冷，将消解液转入 50 mL 量瓶中，用少量水洗涤消解罐 3 次，洗液合并于量瓶中，加入各单元素标准溶液（1 μg/mL）200 μL，用水稀释至刻度，摇匀，即得（如有少量沉淀，必要时可离心分取上清液）。

除不加金单元素标准溶液外,余同法制备试剂空白溶液。

测定法:测定时选取的同位素为^{63}Cu、^{75}As、^{114}Cd、^{202}Hg 和^{208}Pb,其中^{63}Cu、^{75}As 以^{72}ge 作为内标,^{114}Cd 以^{115}In 作为内标,^{202}Hg、^{208}Pb 以^{209}Bi 作为内标,并根据不同仪器的要求选用适宜校正方程对测定的元素进行校正。

仪器的内标进样管在仪器分析工作过程中始终插入内标溶液中,依次将仪器的样品管插入各个浓度的标准品溶液中进行测定(浓度依次递增),以测量值(3 次读数的平均值)为纵坐标,浓度为横坐标,绘制标准曲线。将仪器的样品管插入供试品溶液中,测定,取 3 次读数的平均值。从标准曲线上计算得相应的浓度。

在同样的分析条件下进行空白试验,根据仪器说明书的要求扣除空白干扰。

附录八　饲用纤维素酶活性的测定滤纸法

一、范围

本标准规定了以滤纸为底物,用还原糖比色法测定饲用纤维素酶活性的方法。

本标准适用于饲用纤维素酶活性的测定,定量检测限为 0.02 U/mL。

二、规范性引用文件

下列文件中的条款通过本标准的引用而成为本标准的条款。凡是注日期的引用文件,其随后所有的修改单(不包括勘误的内容)或修订版均不适用于本标准,然而,鼓励根据本标准达成协议的各方研究是否可使用这些文件的最新版本。凡是不注日期的引用文件,其最新版本适用于本标准。

GB/T 6682 分析实验用水规格和试验方法

GB/T 14699.1 饲料　采样

GB/T 20195 动物饲料　试样的制备

三、术语和定义

下列术语和定义适用于本标准。

滤纸纤维素酶活性单位:在 37 ℃,pH 值 5.5,反应 60 min 的条件下,每分钟降解滤纸释放 1 μmoL 葡萄糖所需的酶量,定义为一个滤纸纤维素酶活性单位,以 U 表示。

四、原理

纤维素酶水解滤纸产生的纤维二糖、葡萄糖等还原糖能将碱性条件下的 3,5-二硝基水杨酸还原,生成棕红色的氨基化合物,在 540 nm 波长处有最大吸收,在一定范围内酶解产生的还原糖的量与反应液的吸光值成正比。

五、试剂和材料

本标准使用的试剂均为分析纯,水均为符合 GB/T 6682 中规定的二级水。

1. 酒石酸钾钠($C_4H_4KNaO_6 \cdot 4H_2O$)。

2. 苯酚。

3. 亚硫酸钠。

4. 氢氧化钠溶液(200 g/L):称取氢氧化钠 20.0 g,加 100 mL 水溶解。

5. 柠檬酸溶液(0.1 moL/L):称取柠檬酸($C_6H_8O_7 \cdot H_2O$)2.10 g,加水溶解定容至 100 mL。

6. 柠檬酸钠溶液(0.1 moL/L):称取柠檬酸钠($Na_3C_6H_5O_7 \cdot 2H_2O$)2.94 g,加水溶解定容至 100 mL。

7. 柠檬酸盐缓冲液(0.05 moL/L,pH 值 5.5):称取柠檬酸($C_6H_8O_7 \cdot H_2O$)10.5 g,加入氢氧化钠 5.0 g,再加 800 mL 水溶解,用柠檬酸溶液或柠檬酸钠溶液调节 pH 值至 5.5,再用水定容至 1000 mL。

8. Whatman1 号滤纸条(1.0 cm×6.0 cm)。

9. DNS 试剂:称取 3,5-二硝基水杨酸 3.15 g,加水 500 mL 搅拌溶解,水浴至 45 ℃,然后逐步加入氢氧化钠溶液 100 mL,同时不断搅拌,直至完全溶解,再逐步加入酒石酸钾钠 91.0 g、苯酚 2.50 g 和亚硫酸钠 2.50 g,搅拌至溶解,冷却到室温后,定容至 1000 mL。过滤,取滤液贮存于棕色瓶中,避光保存。室温下存放 7 d 后可以使用,有效期为 6 个月。

警告:处理酸碱和配制 DNS 试剂时,应在通风橱或通风良好的房间进行,戴上保护眼镜和乳胶手套,一旦皮肤或眼睛接触了上述物质,及时用大量的水冲洗。

10. 葡萄糖标准溶液(10.0 mg/mL):称取经 105 ℃烘至恒量的无水葡萄糖约 1 g,精确至 0.000 1 g 加柠檬酸盐缓冲溶液溶解,定容至 100 mL。

六、仪器与设备

除常用实验室设备外,其他仪器设备如下。

1. 分样筛:孔径为 0.25 mm(60 目)。

2. 分析天平:感量为 0.000 1g。

3. pH 计:精确至 0.01。

4. 磁力搅拌器:附加热功能。

5. 电磁振荡器。

6. 离心机。

7. 恒温水浴锅。

8. 秒表。

9. 分光光度计。

10. 移液器:精度为 1 μL。

七、试样的制备

按 GB/T 14699.1 采样,按 GB/T 20195 选取样品至少 500 g,四分法缩减至 100 g,磨碎,通过 0.25 mm 孔筛,混匀密闭容器中,低温保存。

八、测定

(一)试样溶液的准备

称取 0.2~4 g 试样,精确至 0.000 1 g,加入 40 mL 柠檬酸盐缓冲液,磁力搅拌 30 min,再用柠檬酸盐缓冲液定容至 100 mL,在 4 ℃条件下避光保存 24 h。摇匀,取 30~50mL,以 3000 r/min 离心 3 min。取 5.00 mL 上清液,用柠檬酸盐缓冲液,做二次稀释(稀释后的待测酶液中纤维素酶活性应控制在 0.04~0.18 U/mL 之间)。

液体样品可以直接用柠檬酸盐缓冲液进行稀释,定容(稀释后的酶液中纤维素酶活性应控制在 0.04~0.18 U/mL 之间)。如果稀释后的酶液 pH 值偏离 5.5,需重新调节 pH 值为 5.5,用柠檬酸盐缓冲液稀释定容。

(二)标准曲线

1. 分别量取葡萄糖标准溶液 0.00 mL、2.00 mL、3.00 mL、4.00 mL、6.00 mL、8.00 mL、10.00 mL,分别用柠檬酸盐缓冲溶液定容至 50 mL,配成浓度为 0.00~2.00 mg/mL 的葡萄糖标准系列。

2. 分别吸取葡萄糖标准溶液各 1.00 mL 于 25 mL 容量瓶中,各加 2.00 mL 水和 2.00 mL DNS 试剂,沸水浴 5 min。冷却至室温,用水定容至 25 mL,在 540 nm 波长下比色,以吸光度作横坐标,对应标准葡萄糖溶液含糖的毫克数为纵坐标,列出直线回归方程。

(三)酶活性的测定

1. 吸取 10.0 mL 经过适当稀释的酶液,37 ℃平衡 10 min。

2. 在 25 mL 具塞比色管中加入滤纸条(滤纸条须对称剪成 32 片并全部放

入），加 1.0 mL 柠檬酸盐缓冲液浸润滤纸片，37 ℃水浴平衡 10 min，再依次加入 2.00 mL DNS 试剂、0.50 mL 酶液、5 mL 水，电磁振荡 3～5 s，37 ℃水浴中保温 60 min（用秒表控制），然后在沸水浴中煮沸 5 min，冷却至室温，用水定容至25 mL，在 540 nm 波长处测定校准值。

3. 在 25 mL 具塞比色管中加入滤纸条（滤纸条须对称剪成 32 片并全部放入），加 1.0 mL 柠檬酸盐缓冲液浸润滤纸片，37 ℃水浴平衡 10 min，再依次加入 0.50 mL 酶液、5 mL 水，电磁振荡 3～5 s，37 ℃水浴中保温 60 min（用秒表控制），加 2.00 mL DNS 试剂，然后在沸水浴中煮沸 5 min，冷却至室温，用水定容至 25 mL。在 540 nm 波长处测定吸光度。

九、结果计算

（一）试样中滤纸纤维素酶活性以 X 表示，单位为酶活性单位每克（U/g），按下式计算：

$$X = \frac{m}{M \times t} \times 1000 \times n$$

式中：

X——试样纤维素酶的活性，u/g；

m——根据标准曲线方程上计算得的（$A_1 - A_0$）值对应的葡萄糖的质量，mg；

M——葡萄糖的摩尔质量，180.2 g/moL；

t——酶解反应时间，min；

1000——转化因子，1 mmoL = 1000 μmoL；

n——试样的总稀释倍数。

（二）每个试样取两份试料进行平行试验，测定结果用其算术平均值表示，保留 3 位有效数字。

十、重复性

在重复性条件下的两次测定，所得结果的相对偏差不超过 20%。

附录九　微生物饲料添加剂技术通则

一、范围

本标准规定了微生物饲料添加剂的术语和定义、技术要求、试验方法和检验规则。

本标准适用于在畜禽水产饲料中使用的微生物饲料添加剂。本标准不适用于在饲料中使用的转基因微生物。

二、规范性引用文件

下列文件中的条款通过本标准的引用而成为本标准的条款。凡是注日期的引用文件,其随后所有的修改单(不包括勘误的内容)或修订版均不适用于本标准,然而,鼓励根据本标准达成协议的各方研究是否可使用这些文件的最新版本。凡是不注日期的引用文件,其最新版本适用于本标准。

GB 4789.3 食品卫生微生物检验　大肠菌群检验

GB 4789.5 食品卫生微生物检验　志贺氏菌检验

GB 4789.10 食品卫生微生物检验　葡萄球菌检验

GB/T 10647 饲料工业通用术语

GB/T 13079 饲料中总砷的测定方法

GB/T 13080 饲料中铅的测定方法

GB/T 13081 饲料中汞的测定方法

GB/T 13082 饲料中镉的测定方法

GB/T 13091 饲料中沙门氏菌的检验方法

GB/T 13092 饲料中霉菌的检验方法

GB 15193.1 食品安全性毒理学评价程序和方法

GB/T 17480 饲料中黄曲霉毒素 B_1 的测定

三、术语和定义

GB/T 10647 中确立的定义以及以下术语和定义适用于本标准。

（一）微生物饲料添加剂　microbial feed additive

微生物饲料添加剂是指在饲料中添加或直接饲喂给动物的微生物或微生物及其培养物,参与调节胃肠道内微生态平衡或者刺激特异性或非特异性免疫功能、具有促进动物生长和提高饲料转化效率的微生物制剂。

（二）功能微生物　functional microorganism

具有确切生理调节功能的微生物菌株。

（三）杂菌　other microorganism

微生物饲料添加剂产品中除功能微生物以外的微生物(含细菌和霉菌)。

（四）杂菌率　other microorganism rate

杂菌数占总菌数的百分比。

四、微生物饲料添加剂技术要求

（一）微生物饲料添加剂菌种要求

1. 对用于微生物饲料添加剂的功能微生物应鉴定到种的水平。

2. 微生物菌种鉴定应采用将表观特征(形态特征、培养特征与生理生化特征)和分子生物学特征结合使用。

3. 微生物菌种命名,应遵循公认的微生物命名以及发表在《国际系统与进化微生物杂志》(International Journal of Systematic and Evolutionary Microbiology)［原名:《国际系统细菌学杂志》(International Journal of Systematic Bacteriology)］上的命名。不能在产品标签上使用过时的或有误导性的名称,不能使用同物异名或同名异物。

（二）功能微生物的生物学特性描述

1. 详细描述微生物添加剂生产用功能微生物分离筛选的来源。

2. 生产所用功能微生物的染色、形态均应典型,在培养基上生长的菌落应具有典型特征。

3. 糖发酵和生化反应符合《伯杰氏手册》中对细菌分类的特性要求。

4. 血清学描述,通过特异免疫血清作定量凝集试验。

5. 系统描述功能微生物的一般代谢产物,描述功能性代谢产物,如有机酸、特殊酶系、次级代谢产物的组成和产量。

（三）微生物饲料添加剂安全评价

1. 微生物添加剂的卫生指标

微生物添加剂产品应符合下表的要求。

微生物添加剂卫生指标要求

项目	指标	试验方法
黄曲霉素 B1,μg/kg	≤10.0	GB/T 17480
砷(以总砷计)的允许量,mg/kg	≤2.0	GB/T 13079
铅(以 Pb 计)的允许量,mg/kg	≤5.0	GB/T 13080
汞(以 Hg 计)的允许量,mg/kg	≤0.1	GB/T 13081
镉(以 Cd 计)的允许量,mg/kg	≤0.5	GB/T 13082
杂菌率的允许量,%	≤1.0	见本节五(二)
大肠菌群的允许量,个/kg	≤1.0×10^5	GB 4789.3
霉菌总数的允许量,个/kg	<2.0×10^7	GB/T 13092
沙门氏菌的允许量	不得检出	GB/T 13091
致病菌(肠道致病菌及致病性球菌)	不得检出	GB 4789.3、GB 4789.5 和 GB 4789.10

2. 微生物添加剂的安全性

（1）用于微生物饲料添加剂生产的功能微生物不应存在可转移的抗生素耐药性或其他潜在毒素（性）。

（2）微生物饲料添加剂的生产加工过程不存在对环境的污染和不受环境的污染。

（3）对功能微生物安全性的定性检测至少应包括以下试验:抗生素耐药性的检测。

（4）对用于微生物饲料添加剂生产的功能微生物及其代谢产物进行安全性毒理学评价。

按 GB 15193.1 的方法,微生物饲料添加剂新菌株及其产品原则上进行第一、二、三个阶段毒性试验,必要时应进行第四阶段试验。

凡属毒理学资料比较完整,国际上公认为安全的功能微生物,可以进行第一阶段试验。

凡属毒理学资料不完整者,需要进行第一、二阶段毒性试验后作初步评价,以决定是否需要进行进一步的毒性试验。

（四）功能微生物的遗传稳定性

1.用于微生物饲料添加剂生产的功能微生物应具有稳定的生物学特征和代谢特征。

2.对于经过驯化、诱变的菌株,应选择遗传学上稳定性好的菌种。

3.微生物菌株保存均应按照国际培养物保藏方法保存。建立菌株档案资料,包括来源历史、筛选、检测、冻干保存、数量、启用使用等完整的记录,以保证生产用菌种的质量。

五、试验方法

（一）有效活菌数检测

应明确规定检测有效活菌数的方法,检测培养基配方、培养条件、培养和观察的时间。培养条件、培养时间的规定要有科学依据。

（二）杂菌率检测

根据以下公式计算样品的杂菌率:

$$杂菌率(\%)=杂菌数/(功能微生物的有效活菌数+杂菌数)\times100$$

六、判定规则

卫生指标、安全性和遗传稳定性等为判定合格指标。如检验中有一项指标不符合标准,即判定为不合格。

附录十　地衣芽孢杆菌

一、范围

本标准规定了饲料微生物添加剂——地衣芽孢杆菌产品的要求、试验方法、检验规则、标签、包装、运输、储存、保质期的要求。

本标准适用于固体和液体的地衣芽孢杆菌饲料添加剂。

二、规范性引用文件

下列文件中的条款通过本标准的引用而成为本标准的条款。凡是注明日期的引用文件,其随后所有的修改单(不包括勘误的内容)或修订版均不适用于本标准,然而,鼓励根据本标准达成协议的各方研究是否可使用这些文件的最新版本。凡是不注明日期的引用文件,其最新版本适用于本标准。

GB/T 4789.3 食品卫生微生物学检验　大肠菌群测定

GB/T 4789.5 食品卫生微生物学检验　志贺氏菌检验

GB/T 4789.10 食品卫生微生物学检验　金黄色葡萄球菌检验

GB/T 5918 配合饲料混合均匀度的测定

GB/T 6435 饲料中水分和其他挥发性物质含量的测定

GB 10648 饲料标签

GB 13078 饲料卫生标准

GB/T 13079 饲料中总砷的测定

GB/T 13080 饲料中铅的测定

GB/T 13081 饲料中汞的测定

GB/T 13082 饲料中镉的测定

GB/T 13091 饲料中沙门氏菌的检测方法

GB/T 13092 饲料中霉菌总数的测定方法

GB/T 13093 饲料中细菌总数的测定

GB/T 14699.1 饲料　采样

GB/T 17480 饲料中黄曲霉毒素 B_1 的测定　酶联免疫吸附法

三、术语和定义

（一）地衣芽孢杆菌（Bacillus Licheniformis）

属于芽孢杆菌科、芽孢杆菌属,菌体杆状,革兰氏阳性,有芽孢,中生。可抵抗不良环境条件,在饲料工业被制成微生物添加剂使用。

（二）杂菌数

指在选择培养基上,除地衣芽孢杆菌外的其他细菌和霉菌菌落数之和。

（三）杂菌率

指杂菌数在地衣芽孢杆菌数和杂菌数之和中所占百分率。

四、要求

（一）微生物指标

1. 菌体形态

（1）染色:革兰氏染色为阳性。

（2）形态特征:菌体细胞(营养体)呈直杆状,单个、成对或短链排列,大小为$(0.6\sim0.8\ \mu m)\times(1.5\sim3.5\ \mu m)$,两端钝圆。有芽孢,芽孢近椭圆形,中生,大小为 $0.8\ \mu m\times1.3\ \mu m$,具有稀疏的周生鞭毛,能运动。孢子囊不膨大,内生孢子释放后孢子壳不是多处破裂。

2. 菌落形态

（1）营养琼脂(Nutrient Agar,NA):菌落杏仁白色,湿润有光泽,表明略有放射状条纹。

（2）桑塔斯琼脂(Sauton'S Agar):菌落乳脂色,湿润有光泽,不透明,中央凸起。

（3）牛肉浸汁培养基(Beef extract Agar):菌落乳脂色,湿润有光泽,不透明,边缘毛发状。

3. 细胞壁化学

菌体细胞壁水解液含有内消旋二氨基庚二酸(meso-DAP)和甘氨酸,无特征性糖(糖型 C),为细胞壁Ⅱ型。

4. 生理生化特征

地衣芽孢杆菌生理生化特征见表1。

表 1　地衣芽孢杆菌生理生化特征

特征	结果	特征	结果
明胶液化	+	生长温度范围	15～55 ℃
淀粉水解	+	利用柠檬酸盐	+
硝酸盐还原	+	苯丙氨酸脱氨	−
0.001%溶菌酶生长	+	酪素分解	+
7%NaCl 生长	+	酪氨酸分解	−
pH 5.5～8.7 生长	+	牛奶凝固	−
厌氧洋菜生长	+	牛奶胨化	+
V-P 反应	+		葡萄糖+
卵黄反应	−	利用糖产酸	阿拉伯糖+
接触酶反应	+		木糖+
吲哚反应	−		甘糖醇+

注:+为阳性反应;-为阴性反应。

（二）感观指标

产品性状可分为液体和固体两类,应符合包装上标明的产品固有的形状、色泽、气味、均匀程度、杂质等,无异臭味,无异物。

（三）水分（固体菌剂）

不高于 9.0%。

（四）粒度（固体菌剂）

应通过 SSW 0.400/0.250 mm 的试验筛。

（五）微生物含量

地衣芽孢杆菌数≥1×10⁹CFU/mL 或 g。

地衣芽孢杆菌数 $\geqslant 1 \times 10^9$ CFU/mL 或 g。

（六）卫生指标

地衣芽孢杆菌饲料添加剂应符合表 2 的要求。

表 2　地衣芽孢杆菌饲料添加剂卫生指标

项目	指标
黄曲霉素 B₁（每千克产品中）,μg	≤10
砷（每千克产品中）,mg	≤2.0
铅（每千克产品中）,mg	≤5.0
汞（每千克产品中）,mg	≤0.1

续表

项目	指标
镉(每千克产品中),mg	≤0.5
杂菌率,%	≤0.1
致病菌(肠道致病菌和致病性球菌)	不得检出
大肠菌群(100 g 或 100 mL 产品中),个	≤400
霉菌总数(每克或每毫升产品中),CFU	≤2×10⁴

五、试验方法

（一）抽样

按 GB/T 14699.1 的规定,进行样品的采集。采样时必须特别注意样品的代表性和避免采样时的污染。首先准备好灭菌容器和采样工具,如灭菌牛皮纸袋或广口瓶、金属勺和刀。在卫生学调查基础上,采取有代表性的样品。样品采集后应立即进行检验。

（二）感官检验

取一定量(固态 250 g、液态 250 mL)的样品于无色玻璃杯中,采用目测、鼻嗅的方法进行检验。

（三）水分测定

按 GB/T 6435 进行测定。

（四）粒度(固态添加剂)检测

按 GB/T 5918 规定执行。

（五）地农芽孢杆菌检测

1. 菌体形态检验:

（1）染色:革兰氏染色和芽孢染色。

（2）形态检验:用营养琼脂,在 30 ℃条件下,培养 48 h 后,在无菌环境中,取菌体涂片染色,用光学显微镜观察菌体形态。

2. 菌落特性检验:在营养琼脂、桑塔斯琼脂和牛肉浸汁琼脂平板上,30 ℃培养 48h 后,观察菌落颜色、形态和色素等。

3. 生理生化特征检验:参照《Bergey's Manual of Systematic Bacteriology》Vol. Ⅱ和《常见细菌系统鉴定手册》的有关内容进行。

4.活菌计数

（1）采用稀释倒平板法。按 10 倍稀释法制成不同浓度稀释液,从稀释液中分别吸取一定体积置于无菌培养皿中,每一稀释度做 3 次重复。将事先融化并冷却至 50 ℃左右的营养琼脂培养基,向每个培养皿中倒入约 12 mL,摇匀,待凝固后,倒置培养 24 h,进行菌落计数。

（2）对培养后的每个稀释度取 5~10 个菌落的菌体,涂片染色,进行显微镜识别。

（3）选择适宜的稀释度,菌落在 30~300 个之间的平板进行计数。

（4）计算方法见公式（1）、（2）：

$$\frac{地衣芽孢杆菌}{（CFU/g、mL）}=菌落平均数×稀释倍数×\frac{母液菌悬液的体积（mL）}{菌剂 g 数或 mL 数}×\frac{1}{接种量（mL）} \tag{1}$$

$$杂菌率（\%）=\frac{杂菌数}{目标活菌数+杂菌数}×100 \tag{2}$$

（六）卫生检验

1.黄曲霉素 B_1 检验

按 GB/T 17480 规定执行。

2.砷含量测定

按 GB/T 13079 规定执行。

3.铅含量测定

按 GB/T 13080 规定执行。

4.汞含量的测定

按 GB/T 13081 规定执行。

5.镉含量的测定

按 GB/T 13082 规定执行。

6.霉菌检测

按 GB/T 13092 规定执行。

7.大肠菌群检测

按 GB/T 4789.3 规定执行。

8.致病菌检测

按 GB/T 13091、GB/T 4789.5 和 GB/T 4789.10 规定执行。

六、检验规则

（一）出厂检验（交收检验）

感观指标、水分、粒度、微生物含量（含活菌数和杂菌率）指标为出厂检验项目，由生产厂或公司的质检部门进行检验，检验合格并签发质量合格证的产品方可出厂。

（二）型式检验（例行检验）

一般情况下，企业半年进行一次型式检验。但有下列情况之一时，亦须进行型式检验：

1. 更改主要原辅材料和关键生产工；

2. 新试制的产品或正常生产的产品停产 3 个月以上（或半年），重新恢复生产时；

3. 国家质量监督机构提出要求进行型式检验。

七、判定规则

检验中有一项指标不符合本标准时，应重新抽样，进行复检。复检结果仍有一项指标不符合本标准时，则判定该批产品为不合格。

如有致病菌检出，不得复检，直接判定该批产品为不合格产品。

八、标签、包装、运输、储存、保质期

（一）标签

1. 采用鲜明的标签贴于外包装。

2. 标签内容应符合 GB 10648 的规定要求。

（二）包装

应采用符合国家相关标准的、无毒的包装材料。

（三）运输

运输中应避免日晒及 35 ℃以上高温。气温低于 0 ℃时需用保温车（8~10 ℃）运输。搬运装卸时小心轻放，不得倒置，不得与有毒物质混装、混运。

（四）储存

应保存于干燥、阴凉、通风的仓库中，避免直接日晒，防止长时间 35 ℃以上高温。不得和有毒、有害物质一起堆放，严防污染。

（五）保质期

本产品保质期为 12 个月。

附录十一　饲料中沙门氏菌的测定

一、范围

本标准规定了饲料中沙门氏菌的检验方法。

本标准适用于饲料和饲料添加剂中沙门氏菌的检验。

二、规范性引用文件

下列文件对于本文件的应用是必不可少的。凡是注日期的引用文件,仅注日期的版本适用于本文件。凡是不注日期的引用文件,其最新版本(包括所有的修改单)适用于本文件。

GB/T6682 分析实验室用水规格和试验方法。

三、培养基或材料

除非另有说明,在分析中仅使用确认为分析纯的试剂。

水:应符合 GB/T 6682 中三级水的要求。

(一)缓冲蛋白胨水(BPW)

1. 成分

蛋白胨	10.0 g
氯化钠	5.0 g
磷酸氢二钠($Na_2HPO_4 \cdot 12H_2O$)	9.0 g
磷酸二氢钾(KH_2PO_4)	1.5 g
蒸馏水	1000mL

2. 制备

将各成分加入蒸馏水中,搅混均匀,静置约 10 min,煮沸溶解,调节 pH 值至 7.2±0.2,121 ℃高压灭菌 20 min,临用时分装在 500 mL 瓶中,每瓶 225 mL,或配好后校正 pH 值,分装于 500 mL 瓶中,每瓶 225 mL,121 ℃高压灭菌,20 min 后备用。

（二）氯化镁孔雀绿（RV）增菌液

1. 溶液 A

（1）成分

蛋白胨	5.0 g
氯化钠	8.0 g
KH_2PO_4	1.6 g
蒸馏水	1000mL

（2）制备

将各成分加入蒸馏水中,加热至约 70 ℃溶解,调节 pH 值至 7.0,此溶液需当天使用。

2. 溶液 B

（1）成分

氯化镁（$MgCl_2 \cdot 6H_2O$）	400 g
蒸馏水	1000mL

（2）制备

将 $MgCl_2 \cdot 6H_2O$ 溶于水中。

3. 溶液 C

（1）成分

孔雀绿	0.4 g
蒸馏水	100mL

（2）制备

将孔雀绿溶于水中。溶液可室温保存于棕色玻璃瓶中。

4. 完全培养基

（1）成分

溶液 A	1000mL
溶液 B	100mL
溶液 C	10.0mL

（2）制备

按上述比例配制,调节 pH 值,使灭菌后 pH 值为 5.2,分装于试管中,每管 10 mL。115 ℃高压灭菌 15 min。冰箱保存。

（三）亚硒酸盐胱氨酸（SC）增菌液

1. 基础液

（1）成分

胰蛋白胨	5.0 g
乳糖	4.0 g
磷酸氢二纳（Na₂HPO₄·12H₂O）	10.0 g
亚硒酸氢钠	4.0 g
蒸馏水	1000mL

（2）制备

溶解前三种成分于水中，煮沸 5 min，冷却后，以无菌操作加入亚硒酸氢钠。

2. L-胱氨酸溶液

（1）成分

L-胱氨酸	0.1 g
1 mol/L 氢氧化钠溶液	15.0 mL

（2）制备

在灭菌条件下，用灭菌水将上述成分稀释到 100 mL，无须蒸汽灭菌。

3. 完全培养基制备

基础液	1000 mL
L-胱氨酸溶液	10.0 mL

基础液冷却后，以无菌操作加入 L-胱氨酸溶液，调节 pH 值至 7.0±0.2 后将培养基分装于适当容量的试管中，每管 10 mL。

注：培养基在配制当日使用。

（四）亚硫酸铋（BS）琼脂

1. 成分

蛋白胨	10.0 g
牛肉膏	5.0 g
葡萄糖	5.0 g
硫酸亚铁	0.3 g
磷酸氢二钠	4.0 g
煌绿	0.025 g 或 5.0 g/L 水溶液 5.0 L
柠檬酸铋铵	2.0 g
亚硫酸钠	6.0 g

琼脂	18.0~30 g
蒸馏水	1000 mL

2. 制备

将前三种成分加入 300 mL 蒸馏水(制作基础液)硫酸亚铁和磷酸氢二钠分别加入 20 mL 和 30 mL 蒸馏水中,柠檬酸铋铵和亚硫酸钠分别加入另一 20 mL 和 30 mL 蒸馏水中,琼脂加入 600 mL 蒸馏水中。然后分别拌均匀,煮沸溶解。冷至 80 ℃左右时,先将硫酸亚铁和磷酸氢二钠的混匀,倒入基础液中,混合均匀,将柠檬酸铋铵和亚硫酸钠混匀,倒入基础液中,再混匀。调节 pH 值至 7.5± 0.2,随即倾入琼脂液中,混合均匀,冷至 50~55 ℃。加入煌绿溶液,充分混匀后立即倾注平皿。

注:本培养基不需要高压灭菌,在制备过程中不宜过分加热,避免降低其选择性,贮于室温暗处,超过 48 h 会降低其选择性,本培养基宜于当天制备,第二天使用。

(五)胆硫乳(DHL)琼脂

1. 成分

蛋白胨	20.0 g
牛肉浸膏	3.0 g
乳糖	10.0 g
蔗糖	10.0 g
去氧胆酸钠	1.0 g
硫代硫酸钠	2.3 g
柠檬酸钠	1.0 g
柠檬酸铁铵	1.0 g
中性红	0.03 g
琼脂	18.0~20.0 g
蒸馏水	1000 mL

2. 制备

将除中性红和琼脂以外的成分溶解于 400 mL 蒸馏水中,调节 pH 值至 7.3± 0.2,再将琼脂于 600 mL 蒸馏水中煮沸溶解,两液合并,加入 0.5%中性红溶液 6 mL,待冷却至 50~55 ℃,倾注平皿。

(六)营养琼脂(NA)

1. 成分

牛肉浸膏	3.0 g

蛋白胨	5.0 g
琼脂	9.0~18.0 g
蒸馏水	1000mL

2. 制备

将上述各成分煮沸溶解,调节 pH 值至 7.2~7.4,121 ℃高压灭菌 20 min。

3. 平皿制备

将制备的营养琼脂在水浴锅里溶解,冷却至 50~55 ℃时,倾注入灭菌平皿中,每皿约 15 mL。

(七)三糖铁琼脂(TSI)

1. 成分

牛肉浸膏	3.0 g
酵母浸膏	3.0 g
蛋白胨	20.0 g
氯化钠	5.0 g
乳糖	10.0 g
蔗糖	10.0 g
葡萄糖	1.0 g
柠檬酸铁	0.3 g
硫代硫酸钠	0.3 g
酚红	0.024 g
琼脂	12.0~18.0 g
蒸馏水	1000mL

2. 制备

将除琼脂和酚红以外的各成分溶解于蒸馏水中,调节 pH 值至 7.4±0.1,加入琼脂,加热煮沸,以溶化琼脂,再加入酚红,摇匀,分装试管,装量宜多些,以便得到较高的底层,121 ℃高压灭菌 20 min,放置高层斜面备用。

(八)蛋白胨水、靛基质试剂

1. 蛋白胨水

(1)成分

蛋白胨(或胰蛋白胨)	20.0 g
氯化钠	5.0 g
蒸馏水	1000 mL

（2）制备

将上述成分加入蒸馏水，煮沸溶解，调节 pH 值至 7.4±0.2，分装小试管，121 ℃高压灭菌 15min。

2.靛基质试剂

（1）柯凡克试剂：将 5 g 对二甲氨基甲醛溶解于 75 mL 戊醇中，然后缓慢加入浓盐酸 25 mL。

（2）欧—波试剂：将 1 g 对二甲氨基甲醛溶解于 95 mL 95%乙醇内，然后缓慢加入浓盐酸 20 mL。

3.试验方法

挑取小量培养物接种，在（36±1）℃培养 1~2 d，必要时可培养 4~5 d。加入柯凡克试剂约 0.5 mL，轻摇试管，阳性者于试剂层呈深红色，或加入欧—波试剂约 0.5 mL 沿管壁流下，覆盖于培养液表面，阳性者于液面接触处呈玫瑰红色。

（九）尿素琼脂（pH 值 7.2）

1.基础液

（1）成分

蛋白胨	1.0 g
葡萄糖	1.0 g
氯化钠	5.0 g
磷酸二氢钾	2.0 g
酚红	0.012 g
琼脂	12.0~18.0 g
蒸馏水	1000mL

（2）制备

将上述成分溶于水中，煮沸，调节 pH 值至 7.2±0.2，121 ℃高压灭菌 20 min。

2.尿素溶液

（1）成分

尿素	400g
蒸馏水	加至 1000mL

（2）制备

将尿素溶于水中，通过滤器除菌，并应检查灭菌情况。

3.完全培养基制备

基础液	950mL

尿素溶液　　　　　　　　　　　　　　50mL

在无菌条件下,将尿素溶液加到事先溶化并冷却至45 ℃基础液中,分装试管,放置成斜面备用。

4.试验方法

挑取琼脂培养物接种,在(36±1) ℃培养24 h,观察结果。尿素酶阳性者由于产碱而使培养基变为红色。

(十)氰化钾(KCN)培养基

1.成分

蛋白胨　　　　　　　　　　　　　　　10.0 g

氯化钠　　　　　　　　　　　　　　　5.0 g

磷酸二氢钾　　　　　　　　　　　　　0.225 g

磷酸氢二钠　　　　　　　　　　　　　5.64 g

蒸馏水　　　　　　　　　　　　　　　1000mL

0.5%氰化钾　　　　　　　　　　　　　20.0mL

2.制备

将除氰化钾以外的成分加入蒸馏水中,煮沸溶解,分装后121 ℃高压灭菌15 min。放在冰箱内使其充分冷却。每100 mL 培养基加入0.5%氰化钾溶液2.0 mL(最后浓度为1∶10000),分装于无菌试管内,每管约4 mL,立刻用无菌橡皮塞塞紧,放在4 ℃冰箱内,至少可保存2 个月。同时,将不加氰化钾的培养基作为培养基,分装试管备用。

3.试验方法

将琼脂培养物接种于蛋白胨水内成为稀释菌液,挑取1 环接种于氰化钾(KCN)培养基。并另挑取1 环接种于对照培养基。在(36±1) ℃培养1~2 d,观察结果。如有细菌生长即为阳性(不抑制),经2 d 细菌不生长为阴性(抑制)。

注:氰化钾是剧毒物,切勿沾染,以免中毒。夏天分装培养基应在冰箱内进行。试验失败的主要原因是封口不严,氰化钾逐渐分解,产生氢氰酸气体逸出,以致药物浓度降低,细菌生长,因而造成假阳性反应。试验时每一环节都要特别注意。

(十一)赖氨酸脱羧酶试验培养基

1.成分

蛋白胨　　　　　　　　　　　　　　　5.0 g

酵母浸膏　　　　　　　　　　　　　　3.0 g

葡萄糖	1.0 g
蒸馏水	1000mL
1.6%溴甲酚紫—乙醇溶液	1.0mL
L-赖氨酸或 DL-赖氨酸	0.5 g/100mL 或 1.0 g/100 mL

2. 制备

将除赖氨酸以外的成分加热溶解后,每瓶 100 mL 分装,分别加入赖氨酸。L-赖氨酸按 0.5%加入,DL-赖氨酸按 1%加入。调节 pH 值至 6.8±0.2,对照培养基不加入赖氨酸。分装于无菌小试管内,每管 0.5 mL,上面滴加一层液状石蜡,115 ℃高压灭菌 10 min。

3. 试验方法

从琼脂斜面上挑取培养物接种,于(36±1)℃培养 18~24 h,观察结果。氨基酸脱羧酶阳性者由于产碱,培养基应呈紫色。阴性者无碱性产物,但因葡萄糖产酸而使培养基变为黄色。对照管应为黄色。

(十二)糖发酵管

1. 成分

牛肉膏	5.0 g
蛋白胨	10.0 g
氯化钠	3.0 g
磷酸氢二钠(含 12 个结晶水)	2.0 g
0.2%溴麝香草酚蓝溶液	12.0mL
蒸馏水	1000mL

2. 制备

(1)葡萄糖发酵管按上述成分配好后,调节 pH 值至 7.4±0.2。按 0.5%加入葡萄糖,分装于有一个倒置小管的小试管内,121 ℃高压灭菌 15 min。

(2)其他各种糖发酵管可按上述成分配好后,分装每瓶 100 mL,121 ℃高压灭菌 15 min。另将各种糖类分别配好 10%溶液,同时高压灭菌。将 5 mL 糖溶液加入于 100 mL 培养基内,以无菌操作分装小试管。若蔗糖不纯,加热后会自行水解者,应采用过滤法除菌。

3. 试验方法

从琼脂斜面上挑取小量培养物接种,于(36±1)℃培养,一般 2~3 d。迟缓反应需观察 14~30 d。

(十三)邻硝基酚 β-D 半乳糖苷(ONPG)培养基

1. 成分

邻硝基酚 β-D 半乳糖苷(ONPG)	60.0 mg
0.01 mol/L 磷酸钠缓冲液(pH7.5)	10.0 mL
1%蛋白胨水(pH 值 7.5)	30.0 mL

2. 制备

将 ONPG 溶于缓冲液内,加入蛋白胨水,以过滤法除菌,分装于无菌的小试管内,每管 0.5 mL,用橡皮塞塞紧。

3. 试验方法

自琼脂斜面上挑取培养物 1 满环接种于(36±1)℃培养 1~3 h 和 24 h 观察结果。如果 β-半乳糖苷酶产生,则于 1~3 h 变黄色,如无此酶则 24 h 不变色。

(十四)半固体琼脂

1. 成分

牛肉膏	0.3 g
蛋白胨	1.0 g
氯化钠	0.5 g
琼脂	0.35~0.4 g
蒸馏水	100mL

2. 制备

将上述成分溶于水中,煮沸溶解,调节 pH 值至 7.4±0.2,分装小试管,121 ℃高压灭菌 20 min。直立凝固备用。

注:供动力观察、菌种保存、H 抗原位相变异试验用。

(十五)丙二酸钠培养基

1. 成分

酵母浸膏	1.0 g
硫酸铵	2.0 g
磷酸氢二钾	0.6g
磷酸二氢钾	0.4g
氯化钠	2.0 g
丙二酸钠	3.0 g
0.2%溴麝香草酚蓝溶液	12.0mL
蒸馏水	1000mL

2. 制备

除指示剂以外的成分溶解于水,调节 pH 值至 6.8±0.2,再加入指示剂,分装试管,121 ℃高压灭菌 15 min。

3. 试验方法

用新鲜的琼脂培养物接种,于(36±1)℃培养 48 h,观察结果。阳性者由绿色变为蓝色。

四、仪器设备

冰箱:2~5 ℃;恒温培养箱:(36±1)℃,(42±1)℃;均质器;振荡器;电子天平:感量 0.1 g;无菌锥形瓶:容量 500 mL、250 mL,或无菌均质袋;无菌吸管:1 mL(具 0.01 mL 刻度)、10 mL(具 0.1 mL 刻度)或微量移液器及吸头;无菌培养皿:直径 60 mm、90 mm;无菌试管:3 mm×50 mm、10 mm×75 mm;pH 计或 pH 比色管或精密 pH 试纸;全自动微生物生化鉴定系统。

五、样品

(一)采样原则

样品的采集应遵循随机性、代表性的原则。采样过程应遵循无菌操作程序,防止一切可能的外来污染。

(二)采样方法

1. 应在同一批次产品中采集样品,每件样品的采样量应满足微生物指标检验的要求,一般不少于 500 g(mL)。

2. 独立包装不大于 500 g 的固态产品或不大于 500 mL 的液态产品,取完整包装。

3. 独立包装大于 500 mL 的液态产品,应在采样前摇动或用无菌棒搅拌液体,使其达到均匀后采集适量样品放入无菌采样容器内作为一件样品。

4. 独立包装大于 500 g 的固态产品,应用无菌采样器从同一包装的不同部位分别采取适量样品,放入同一个无菌采样容器内作为一件样品。

(三)采集样品的贮存和运输

1. 应尽快将样品送往实验室检验。

2. 应在运输过程中保持样品完整。

3. 应在接近原有贮存温度条件下贮存样品,或采取必要措施防止样品中微生物数量的变化。

六、试验方法

（一）前增菌

无菌条件下称取 25 g(mL)样品,加入装有 225 mL 灭菌 BPW 的 500 mL 无菌锥形瓶内,置于振荡器中,以 8000~10000 r/min 振荡 2~3 min;若样品为液态,振荡混匀即可。(36±1)℃培养(18±2) h。

注:可用无菌均质袋代替锥形瓶,然后用均质器拍打 2~3 min,但坚硬或有棱角的样品不能够使用均质袋,只能使用锥形瓶,以防均质和增菌过程中均质袋破裂泄漏,造成污染。

（二）选择性增菌

前增菌培养物摇匀后,取 1 mL 接种于装有 10 mL RV 的试管中,于(42±1)℃培养 18 ~24 h。另取前增菌培养物 1 mL,接种于装有 10 mL SC 的试管中,(36±1)℃培养 18~24 h。

（三）分离培养

用接种环取 1 环选择性增菌液,划线接种于 BS 琼脂平板上,于(36±1) ℃培养 40~48 h。另取 1 环选择性增菌液,划线接种于 DHL 琼脂平板或沙门氏菌显色培养基平板上,(36±1)℃培养 18~24 h,观察各个平板上生长的菌落,沙门氏菌在各个平板上的菌落特征见表1。

表1　沙门氏菌属在不同选择性琼脂平板上的菌落特征

选择性琼脂平板	沙门氏菌菌落特征
亚硫酸铋(BS)琼脂	菌落为黑色有金属光泽、棕褐色或灰色,菌落周围培养基可呈黑色或棕色;有些菌株形成灰绿色的菌落,周围培养基不变
胆硫乳(DHL)琼脂	菌落为无色半透明或粉红色,菌落中心黑色或几乎全黑色
沙门氏菌属显色培养	按照显色培养基的说明进行判定

（四）生化试验

1. 从选择性琼脂平板上分别挑取 2 个以上典型或可疑菌落,接种三糖铁琼脂,先在斜面划线,再于底层穿刺;接种针不要灭菌,直接接种赖氨酸脱羧酶试验培养基和营养琼脂平板,于(36±1)℃培养 18~24 h,必要时可延长至 48 h。三糖铁琼脂培养基特征变化见表2。在三糖铁琼脂和赖氨酸脱羧酶试验培养基内,沙门氏菌属的反应结果见表3。

表2 三糖铁培养基特征变化表

培养基部位	培养基变化	说明
斜面和底部	黄色	乳糖和蔗糖阳性
	红色或不变色	乳糖和蔗糖阴性
底部	底端黄色	葡萄糖阳性
	红色或不变色	葡萄糖阴性
	穿刺黑色	形成硫化氢
	气泡或裂缝	葡萄糖产气

表3 沙门氏菌属在三糖铁和赖氨酸脱羧酶试验培养基内的反应结果

三糖铁琼脂				赖氨酸脱羧酶 试验培养基	初步判断
斜面	底层	产气	硫化氢		
K	A	+(−)	+(−)	+	可疑沙门氏菌
K	A	+(−)	+(−)	−	可疑沙门氏菌
A	A	+(−)	+(−)	+	可疑沙门氏菌
A	A	+/−	+/−	−	非沙门氏菌
K	K	+/−	+/−	+/−	非沙门氏菌

注:K,产碱;A,产酸;+,阳性;−,阴性;+(−),多数阳性,少数阴性;+/−,阳性或阴性。

2.接种三糖铁琼脂和赖氨酸脱羧酶试验培养基的同时,可直接接种蛋白胨水(供做靛基质试验)、尿素琼脂(pH值7.2)、氰化钾(KCN)培养基,也可在初步判断结果后从营养琼脂平板上挑取可疑菌落接种。于(36±1)℃培养18~24 h,必要时可延长至48 h。将已挑菌落的平板储存于2~5 ℃或室温至少保留24 h,以备必要时复查。根据表4对结果进行判定,具体如下:

表4 沙门氏菌属生化反应初步鉴别表

反应序号	硫化氢(H_2S)	靛基质	pH值7.2尿素	氰化钾(KCN)	赖氨酸脱羧酶
A1	+	−	−	−	+
A2	+	+	−	−	+
A3	−	−	−	−	+/−

注:+阳性;−阴性;+/−阳性或阴性。

(1)反应序号A1:典型反应判定为沙门氏菌属。如尿素、KCN和赖氨酸脱羧酶3项中有1项异常,按表5可判定为沙门氏菌。如有2项异常为非沙门氏菌。

表5　沙门氏菌属生化反应初步鉴别表

pH值7.2尿素	氰化钾	赖氨酸脱羧酶	判定结果
−	−	−	甲型副伤寒沙门氏菌(要求血清号鉴定结果)
−	+	+	沙门氏酶Ⅳ或Ⅴ(要求符合本群生化特性)
+	−	−	沙门氏酶个别变体(要求血清学鉴定结果)

（2）反应号A2：补做甘露醇和山梨醇试验，沙门氏菌靛基质阳性变体的两项试验结果均为阳性，但需要结合血清学鉴定结果进行判定。

（3）反应序号A3：补做ONPG试验。ONPG阴性为沙门氏菌，同时赖氨酸脱羧酶阳性，甲型副伤寒沙门氏菌为赖氨酸脱羧酶阴性。

（4）必要时按表6进行沙门氏菌生化群的鉴别。

表6　沙门氏菌属生化群的鉴别

项目	Ⅰ	Ⅱ	Ⅲ	Ⅳ	Ⅴ	Ⅵ
卫矛醇	+	+	−	−	+	−
山梨醇	+	±	+	+	+	−
水杨苷	−	−	−	+	−	−
ONPG	−	−	+	−	+	−
丙二酸盐	−	+	+	−	−	−
KCN	−	−	−	+	+	−

注：+表示阳性；−表示阴性。

3. 如选择生化鉴定试剂盒或全自动微生物生化鉴定系统，可根据"反应序号A1"的初步判断结果，从营养琼脂平板上挑取可疑菌落，用生理盐水制备成浊度适当的菌悬液，使用生化鉴定试剂盒或全自动微生物生化鉴定系统进行鉴定。

（五）血清学鉴定

1. 检查培养物有无自凝性

采用1.2%～1.5%琼脂培养物作为玻片凝集试验用的抗原。首先排除自凝集反应，在洁净的玻片上滴加一滴生理盐水，将待试培养物混合于生理盐水内，使成为均一性的混浊悬液，将玻片轻轻摇动30～60 s，在黑色背景下观察反应（必要时用放大镜观察），若出现可见的菌体凝集，即认为有自凝性，反之无自凝性。对无自凝的培养物参照下面方法进行血清学鉴定。

2. O抗原的鉴定

在玻片上划出2个约1 cm×2 cm的区域，挑取1环待测菌，各放1/2环于玻片上的每一区域上部,在其中一个区域下部加 1 滴多价菌体 O 血清,在另一区域下部加入 1 滴生理盐水,作为对照。再用无菌的接种环或针分别将两个区域内的菌落研成乳状液。将玻片倾斜摇动混合 1 min,并对着暗背景进行观察,任何程度的凝集现象皆为阳性反应。O 血清不凝集时,将菌株接种在琼脂量较高的(2%~3%)细菌培养基上再检查;如果因 Vi 抗原的存在而阻止了 O 凝集反应,可挑取菌苔于 1 mL 生理盐水中做成浓菌液,于酒精灯火焰上煮沸后再检查。

3. H 抗原的鉴定

操作同"O 抗原的鉴定"。H 抗原发育不良时,将菌株接种在 0.55%~0.65% 半固体琼脂平板的中央,待菌落蔓延生长时,在其边缘部分取菌检查;或将菌株通过接种装有 0.3%~0.4% 半固体琼脂的小玻管 1~2 次,自远端取菌培养后再检查。

4. Vi 抗原的鉴定

操作同"O 抗原的鉴定"。用 Vi 因子血清检查。

七、结果表示

综合以上生化试验和血清学试验的结果,得出 25 g(mL)样品中检出或未检出沙门氏菌。

附录十二　志贺氏菌检验

一、范围

本标准规定了食品中志贺氏菌(*Shigella*)的检验方法。本标准适用于食品中志贺氏菌的检验。

二、设备和材料

除微生物实验室常规灭菌及培养设备外,其他设备和材料如下:

恒温培养箱:(36±1)℃;冰箱:2~5℃;膜过滤系统;厌氧培养装置:(41.5±1)℃电子天平:感量0.1 g;显微镜:10×~100×;均质器;振荡器;无菌吸管:1 mL(具0.01 mL刻度)、10 mL(具0.1 mL刻度)或微量移液器及吸头;无菌均质杯或无菌均质袋:容量500 mL;无菌培养皿:直径90 mm;pH计或pH比色管或精密pH试纸;全自动微生物生化鉴定系统。

三、培养基和试剂

(一)志贺氏菌增菌肉汤—新生霉素

1.志贺氏菌增菌肉汤

(1)成分

胰蛋白胨	20.0 g
葡萄糖	1.0 g
磷酸氢二钾	2.0 g
磷酸二氢钾	2.0 g
氯化钠	5.0 g
吐温80(Tween80)	1.5 mL
蒸馏水	1000.0 mL

(2)制法

将以上成分混合加热溶解,冷却至25℃左右校正pH值至7.0±0.2,分装适当的容器,121 ℃灭菌 15 min。取出后冷却至 50~55 ℃,加入除菌过滤的新生霉素溶液(0.5 μg/mL),分装 225 mL 备用。

注:如不立即使用,在 2~8 ℃条件下可储存一个月。

2. 新生霉素溶液

(1)成分

新生霉素	25.0 mg
蒸馏水	1000.0 mL

(2)制法

将新生霉素溶解于蒸馏水中,用 0.22 μm 过滤膜除菌,如不立即使用,在 2~8 ℃条件下可储存一个月。

临用时每 225 mL 志贺氏菌增菌肉汤加入 5 mL 新生霉素溶液,混匀。

(二)麦康凯(MAC)琼脂

1. 成分

蛋白胨	20.0 g
乳糖	10.0 g
3 号胆盐	1.5 g
氯化钠	5.0 g
中性红	0.03 g
结晶紫	0.001 g
琼脂	15.0 g
蒸馏水	1000.0 mL

2. 制法

将以上成分混合加热溶解,冷却至 25 ℃左右校正 pH 值至 7.2±0.2 分装,121 ℃高压灭菌 15 min。冷却至 45~50 ℃,倾注平板。

注:如不立即使用,在 2~8 ℃条件下可储存二周。

(三)木糖赖氨酸脱氧胆盐(XLD)琼脂

1. 成分

酵母膏	3.0 g
L-赖氨酸	5.0 g
木糖	3.75 g
乳糖	7.5 g
蔗糖	7.5 g

脱氧胆酸钠	1.0 g
氯化钠	5.0 g
硫代硫酸钠	6.8 g
柠檬酸铁铵	0.8 g
酚红	0.08 g
琼脂	15.0 g
蒸馏水	1000.0 mL

2. 制法

除酚红和琼脂外,将其他成分加入 400 mL 蒸馏水中,煮沸溶解,校正 pH 值至 7.4±0.2。另将琼脂加入 600 mL 蒸馏水中,煮沸溶解。

将上述两溶液混合均匀后,再加入指示剂,待冷却至 50~55 ℃倾注平皿。

注:本培养基不需要高压灭菌,在制备过程中不宜过分加热,避免降低其选择性,贮于室温暗处。本培养基宜于当天制备,第二天使用。使用前必须去除平板表面上的水珠,在 37~55 ℃温度下,琼脂面向下、平板盖亦向下烘干。另外如配制好的培养基不立即使用,在 2~8 ℃条件下可储存二周。

(四)三糖铁(TSI)琼脂

1. 成分

蛋白胨	20.0 g
牛肉浸膏	5.0 g
乳糖	10.0 g
蔗糖	10.0 g
葡萄糖	1.0 g
硫酸亚铁铵$(NH_4)_2Fe(SO_4)_2 \cdot 6H_2O$	0.2 g
氯化钠	5.0 g
硫代硫酸钠	0.2 g
酚红	0.025 g
琼脂	12.0 g
蒸馏水	1000.0 mL

2. 制法

除酚红和琼脂外,将其他成分加于 400 mL 蒸馏水中,搅拌均匀,静置约 10 min,加热使完全溶化,冷却至 25 ℃左右,校正 pH 值至 7.4±0.2。另将琼脂加于 600 mL 蒸馏水中,静置约 10 min,加热使完全溶化。将两溶液混合均匀,加入

5%酚红水溶液5 mL,混匀,分装小号试管,每管约3 mL。于121 ℃灭菌15 min,制成高层斜面。冷却后呈橘红色。如不立即使用,在2~8 ℃条件下可储存一个月。

（五）营养琼脂斜面

1. 成分

蛋白胨	10.0 g
牛肉膏	3.0 g
氯化钠	5.0 g
琼脂	15.0 g
蒸馏水	1000.0 mL

2. 制法

将除琼脂以外的各成分溶解于蒸馏水内,加入15%氢氧化钠溶液约2 mL,冷却至25 ℃左右,校正pH值至7.0±0.2。加入琼脂,加热煮沸,使琼脂溶化。分装小号试管,每管约3 mL。于121 ℃灭菌15 min,制成斜面。

注:如不立即使用,在2~8 ℃条件下可储存二周。

（六）半固体琼脂

1. 成分

蛋白胨	1.0 g
牛肉膏	0.3 g
氯化钠	0.5 g
琼脂	0.3~0.7 g
蒸馏水	100.0 mL

2. 制法

按以上成分配好,加热溶解,并校正pH值至7.4±0.2,分装小试管,121 ℃灭菌15 min,直立凝固备用。

（七）葡萄糖铵培养基

1. 成分

氯化钠	5.0 g
硫酸镁($MgSO_4 \cdot 7H_2O$)	0.2 g
磷酸二氢铵	1.0 g
磷酸氢二钾	1.0 g
葡萄糖	2.0 g

琼脂	20.0 g
0.2%溴麝香草酚蓝水溶液	40.0 mL
蒸馏水	1000.0 mL

2. 制法

先将盐类和糖溶解于水内,校正 pH 值至 6.8±0.2,再加琼脂加热溶解,然后加入指示剂。混合均匀后分装试管,121 ℃高压灭菌 15 min。制成斜面备用。

3. 试验方法

用接种针轻轻触及培养物的表面,在盐水管内做成极稀的悬液,肉眼观察不到混浊,以每一接种环内含菌数在 20~100 之间为宜。将接种环灭菌后挑取菌液接种,同时再以同法接种普通斜面一支作为对照。于(36±1)℃培养 24h。阳性者葡萄糖铵斜面上有正常大小的菌落生长;阴性者不生长,但在对照培养基上生长良好。如在葡萄糖铵斜面生长极微小的菌落可视为阴性结果。

注:容器使用前应用清洁液浸泡。再用清水、蒸馏水冲洗干净,并用新棉花做成棉塞,干热灭菌后使用。如果操作时不注意,有杂质污染时,易造成假阳性的结果。

(八)尿素琼脂

1. 成分

蛋白胨	1.0 g
氯化钠	5.0 g
葡萄糖	1.0 g
磷酸二氢钾	2.0 g
0.4%酚红溶液	3.0 mL
琼脂	20.0 g
20%尿素溶液	100.0 mL
蒸馏水	900.0 mL

2. 制法

除酚红和尿素外的其他成分加热溶解,冷却至 25 ℃左右,校正 pH 值至 7.2±0.2,加入酚红指示剂,混匀,于 121 ℃灭菌 15 min。冷至约 55 ℃,加入用 0.22 μm 过滤膜除菌后的 20%尿素水溶液 100 mL,混匀,以无菌操作分装灭菌试管,每管 3~4 mL,制成斜面后放冰箱备用。

3. 试验方法

挑取琼脂培养物接种,在(36±1)℃培养 24h,观察结果。尿素酶阳性者由于产碱而使培养基变为红色。

（九）β-半乳糖苷酶培养基

1. 液体法（ONPG 法）

（1）成分

邻硝基苯 β-D-半乳糖苷（ONPG）	60.0 mg
0.01mol/L 磷酸钠缓冲液（pH 值 7.5±0.2）	10.0 mL
1%蛋白胨水（pH 值 7.5±0.2）	30.0 mL

（2）制法

将 ONPG 溶于缓冲液内，加入蛋白胨水，以过滤法除菌，分装于 10 mm×75 mm 试管内，每管 0.5 mL，用橡皮塞塞紧。

（3）试验方法

自琼脂斜面挑取培养物一满环接种，于（36±1）℃培养 1～3 h 和 24 h 观察结果。如果 β-D-半乳糖苷酶产生，则于 1～3 h 变黄色，如无此酶则 24 h 不变色。

2. 平板法（X-Gal 法）

（1）成分

蛋白胨	20.0 g
氯化钠	3.0 g
5-溴-4-氯-3-吲哚-β-D-半乳糖苷（X-Gal）	200.0mg
琼脂	15.0 g
蒸馏水	1000.0 mL

（2）制法

将各成分加热煮沸于 1 L 水中，冷却至 25 ℃左右，校正 pH 值至 7.2±0.2，115 ℃高压灭菌 10 min。倾注平板避光冷藏备用。

（3）试验方法

挑取琼脂斜面培养物接种于平板，划线和点种均可，于（36±1）℃培养 18～24 h 观察结果。如果 β-D-半乳糖苷酶产生，则平板上培养物颜色变蓝色，如无此酶则培养物为无色或不透明色，培养 48～72 h 后有部分转为淡粉红色。

（十）氨基酸脱羧酶试验培养基

1. 成分

蛋白胨	5.0 g
酵母浸膏	3.0 g

葡萄糖	1.0 g
1.6%溴甲酚紫—乙醇溶液	1.0 mL
L 型或 DL 型赖氨酸和鸟氨酸	0.5 g/100 mL 或 1.0 g/100 mL
蒸馏水	1000.0 mL

2. 制法

除氨基酸以外的成分加热溶解后,分装每瓶 100 mL,分别加入赖氨酸和鸟氨酸。L-氨基酸按 0.5%加入,DL-氨基酸按 1%加入,再校正 pH 值至 6.8±0.2。对照培养基不加氨基酸。分装于灭菌的小试管内,每管 0.5 mL,上面滴加一层液体石蜡,115 ℃高压灭菌 10 min。

3. 试验方法

从琼脂斜面上挑取培养物接种,于(36±1)℃培养 18~24 h,观察结果。氨基酸脱羧酶阳性者由于产碱,培养基应呈紫色。阴性者无碱性产物,但因葡萄糖产酸而使培养基变为黄色。阴性对照管应为黄色,空白对照管为紫色。

(十一)糖发酵管

1. 成分

牛肉膏	5.0 g
蛋白胨	10.0 g
氯化钠	3.0 g
磷酸氢二钠(Na$_2$HPO$_4$·12H$_2$O)	2.0 g
0.2%溴麝香草酚蓝溶液	12.0 mL
蒸馏水	1000.0 mL

2. 制法

葡萄糖发酵管按上述成分配好后,按 0.5%加入葡萄糖,25 ℃左右校正 pH 值至 7.4±0.2,倒入一个倒置小管的小试管内,121 ℃高压灭菌 15 min。

其他各种糖发酵管可按上述成分配好后,分装每瓶 100 mL,121 ℃高压灭菌 15 min。另将各种糖类分别配好 10%溶液,同时高压灭菌。将 5 mL 糖溶液加入于 100 mL 培养基内,以无菌操作分装小试管。

注:蔗糖不纯,加热后会自行水解者,应采用过滤法除菌。

3. 试验方法

从琼脂斜面上挑取小量培养物接种,于(36±1)℃培养,一般观察 2~3 d。迟缓反应需观察 14~30 d。

（十二）西蒙氏柠檬酸盐培养基

1. 成分

氯化钠	5.0 g
硫酸镁（$MgSO_4 \cdot 7H_2O$）	0.2 g
磷酸二氢铵	1.0 g
磷酸氢二钾	1.0 g
柠檬酸钠	5.0 g
琼脂	20 g
0.2%溴麝香草酚蓝溶液	40.0 mL
蒸馏水	1000.0 mL

2. 制法

先将盐类溶解于水内，调节 pH 值6.8±0.2，加入琼脂，加热溶化。然后加入指示剂，混合均匀后分装试管，121 ℃灭菌 15 min。制成斜面备用。

3. 试验方法

挑取少量琼脂培养物接种，于（36±1）℃培养 4 d，每天观察结果。阳性者斜面上有菌落生长，培养基从绿色转为蓝色。

（十三）黏液酸盐培养基

1. 测试肉汤

（1）成分

酪蛋白胨	10.0 g
溴麝香草酚蓝溶液	0.024 g
蒸馏水	1000.0 mL
黏液酸	10.0 g

（2）制法

慢慢加入 5 mol/L 氢氧化钠以溶解黏液酸，混匀。

其余成分加热溶解，加入上述黏液酸，冷却至 25 ℃左右，校正 pH 值至 7.4±0.2，分装试管，每管约 5 mL，于 121 ℃高压灭菌 10 min。

2. 质控肉汤

（1）成分

酪蛋白胨	10.0 g
溴麝香草酚蓝溶液	0.024 g
蒸馏水	1000.0 mL

（2）制法

所有成分加热溶解,冷却至 25 ℃左右,校正 pH 值至 7.4±0.2,分装试管,每管约 5 mL,于 121 ℃高压灭菌 10 min。

（3）试验方法

将待测新鲜培养物接种测试肉汤和质控肉汤,于（36±1）℃培养 48 h,观察结果,肉汤颜色蓝色不变则为阴性结果,黄色或稻草黄色为阳性结果。

（十四）蛋白胨水、靛基质试剂

1. 成分

蛋白胨（或胰蛋白胨）	20.0 g
氯化钠	5.0 g
蒸馏水	1000.0 mL

pH7.4

2. 制法

按上述成分配制,分装小试管,121 ℃高压灭菌 15 min。

注:此试剂在 2~8 ℃条件下可储存一个月。

（十五）靛基质试剂

1. 柯凡克试剂:将 5 g 对二甲氨基苯甲醛溶解于 75 mL 戊醇中。然后缓慢加入浓盐酸 25 mL。

2. 欧—波试剂:将 1 g 对二甲氨基苯甲醛溶解于 95 mL 95%乙醇内。然后缓慢加入浓盐酸 20 mL。

3. 试验方法

挑取少量培养物接种,在（36±1）℃培养 1~2 d,必要时可培养 4~5 d。加入柯凡克试剂约 0.5 mL,轻摇试管,阳性者于试剂层呈深红色;或加入欧—波试剂约 0.5 mL,沿管壁流下,覆盖于培养液表面,阳性者于液面接触处呈玫瑰红色。

注:蛋白胨中应含有丰富的色氨酸。每批蛋白胨买来后,应先用已知菌种鉴定后方可使用,此试剂在 2~8 ℃条件下可储存一个月。

四、操作步骤

1. 增菌

以无菌操作取检样 25 g（mL）加入装有灭菌 225 mL 志贺氏菌增菌肉汤的均质杯,用旋转刀片式均质器以 8000~10000 r/min 均质;或加入装有 225 mL 志贺氏菌增菌肉汤的均质袋中,用拍击式均质器连续均质 1~2 min,液体样品振荡混匀即可。于(41.5±1)℃,厌氧培养16~20 h。

2. 分离

取增菌后的志贺氏增菌液分别划线接种于 XLD 琼脂平板和 MAC 琼脂平板或志贺氏菌显色培养基平板上,于(36±1)℃培养20~24 h,观察各个平板上生长的菌落形态。宋内氏志贺氏菌的单个菌落直径大于其他志贺氏菌。若出现的菌落不典型或菌落较小不易观察,则继续培养至48 h再进行观察。志贺氏菌在不同选择性琼脂平板上的菌落特征,见表1。

表1 志贺氏菌在不同选择性琼脂平板上的菌落特征

选择性琼脂平板	志贺氏菌的菌落特征
MAC 琼脂	无色至浅粉红色、半透明、光滑、湿润、圆形、边缘整齐或不齐
XLD 琼脂	粉红色至无色、半透明、光滑、湿润、圆形、边缘整齐或不齐
志贺氏菌显色培养基	按照显色培养基的说明进行判定

3. 初步生化试验

(1)自选择性琼脂平板上分别挑取 2 个以上典型或可疑菌落,分别接种 TSI、半固体和营养琼脂斜面各一管,置(36±1)℃培养20~24 h,分别观察结果。

(2)凡是三糖铁琼脂中斜面产碱、底层产酸(发酵葡萄糖,不发酵乳糖,蔗糖)、不产气(福氏志贺氏菌6型可产生少量气体)、不产硫化氢、半固体管中无动力的菌株,挑取其(1)中已培养的营养琼脂斜面上生长的菌苔,进行生化试验和血清学分型。

4. 生化试验及附加生化试验

(1)生化试验

用上述已培养的营养琼脂斜面上生长的菌苔,进行生化试验,即β-半乳糖苷酶、尿素、赖氨酸脱羧酶、鸟氨酸脱羧酶以及水杨苷和七叶苷的分解试验。除宋内氏志贺氏菌、鲍氏志贺氏菌13型的鸟氨酸阳性;宋内氏菌和痢疾志贺氏菌1型,鲍氏志贺氏菌13型的β半乳糖苷酶为阳性以外,其余生化试验志贺氏菌属的培养物均为阴性结果。另外由于福氏志贺氏菌6型的生化特性和痢疾志贺氏菌或鲍氏志贺氏菌相似,必要时还需加做靛基质、甘露醇、棉籽糖、甘油试验,也可做革兰氏染色检查和氧化酶试验,应为氧化酶阴性的革兰氏阴性杆菌。生化反应不符合的菌株,即使能与某种志贺氏菌分型血清发生凝集,仍不得判定为志贺氏菌属。志贺氏菌属生化特性见表2。

表 2　志贺氏菌属生化特性区别

生化反应	A 群:痢疾志贺氏菌	B 群:福氏志贺氏菌	C 群:鲍氏志贺氏菌	D 群:宋内氏志贺氏菌
β-半乳糖苷酶	$-^a$	–	$-^a$	+
尿素	–	–	–	+
赖氨酸脱羧酶	–	–	–	–
鸟氨酸脱羧酶	–	–	$-^b$	+
水杨苷	–	–	–	–
七叶苷	–	–	–	–
靛基质	–/+	(+)	–/+	–
甘露醇	–	$+^c$	+	+
棉籽糖	–	+	–	+
甘油	(+)	–	(+)	d

注:+表示阳性;-表示阴性;-/+表示多数阴性;+/-表示多数阳性;(+)表示迟缓阳性;d 表示有不同生化型。

a 痢疾志贺 1 型和鲍氏 13 型为阳性。

b 鲍氏 13 型为鸟氨酸阳性。

c 福氏 4 型和 6 型常见甘露醇阴性变种。

(2)附加生化实验

由于某些不活泼的大肠埃希氏菌(anaerogenic E. coli)、A–D(Alkalescens-Disparbiotypes 碱性-异型)菌的部分生化特征与志贺氏菌相似,并能与某种志贺氏菌分型血清发生凝集;因此前面生化实验符合志贺氏菌属生化特性的培养物还需另加葡萄糖胺、西蒙氏柠檬酸盐、黏液酸盐试验(36 ℃培养 24~48 h)。志贺氏菌属和不活泼大肠埃希氏菌、A–D 菌的生化特性区别见表 3。

表 3　志贺氏菌属和不活泼大肠埃希氏菌、A-D 菌的生化特性区别

生化反应	A 群:痢疾志贺氏菌	B 群:福氏志贺氏菌	C 群:鲍氏	D 群:宋内氏	大肠埃希氏菌	A–D 菌
葡萄糖铵	–	–	–	–	+	+
西蒙氏柠檬酸盐	–	–	–	–	d	d
黏液酸盐	–	–	–	d	+	d

注 1:+表示阳性;-表示阴性;d 表示有不同生化型。

注 2:在葡萄糖铵、西蒙氏柠檬酸盐、黏液酸盐试验三项反应中志贺氏菌一般为阴性,而不活泼的大肠埃希氏菌、A–D(碱性-异型)菌至少有一项反应为阳性。

如选择生化鉴定试剂盒或全自动微生物生化鉴定系统,可根据(2)的初步判

断结果,用已培养的营养琼脂斜面上生长的菌苔,使用生化鉴定试剂盒或全自动微生物生化鉴定系统进行鉴定。

5. 血清学鉴定

(1)抗原的准备

志贺氏菌属没有动力,所以没有鞭毛抗原。志贺氏菌属主要有菌体 O 抗原。菌体 O 抗原又可分为型和群的特异性抗原。

一般采用 1.2%~1.5%琼脂培养物作为玻片凝集试验用的抗原。

注1:一些志贺氏菌如果因为 K 抗原的存在而不出现凝集反应时,可挑取菌苔于 1 mL 生理盐水做成浓菌液,100 ℃煮沸 15~60 min 去除 K 抗原后再检查。

注2:D 群志贺氏菌既可能是光滑型菌株也可能是粗糙型菌株,与其他志贺氏菌群抗原不存在交叉反应。与肠杆菌科不同,宋内氏志贺氏菌粗糙型菌株不一定会自凝。宋内氏志贺氏菌没有 K 抗原。

(2)凝集反应

在玻片上划出 2 个约 1 cm×2 cm 的区域,挑取一环待测菌,各放 1/2 环于玻片上的每一区域上部,在其中一个区域下部加 1 滴抗血清,在另一区域下部加入 1 滴生理盐水,作为对照。再用无菌的接种环或针分别将两个区域内的菌落研成乳状液。将玻片倾斜摇动混合 1 min,并对着黑色背景进行观察,如果抗血清中出现凝结成块的颗粒,而且生理盐水中没有发生自凝现象,那么凝集反应为阳性。如果生理盐水中出现凝集,视作为自凝。这时,应挑取同一培养基上的其他菌落继续进行试验。

如果待测菌的生化特征符合志贺氏菌属生化特征,而其血清学试验为阴性的话,则按(1)注1进行试验。

(3)血清学分型(选做项目)

先用4种志贺氏菌多价血清检查,如果呈现凝集,则再用相应各群多价血清分别试验。先用 B 群福氏志贺氏菌多价血清进行实验,如呈现凝集,再用其群和型因子血清分别检查。如果 B 群多价血清不凝集,则用 D 群宋内氏志贺氏菌血清进行实验,如呈现凝集,则用其 I 相和 II 相血清检查;如果 B、D 群多价血清都不凝集,则用 A 群痢疾志贺氏菌多价血清及 1~12 各型因子血清检查,如果上述三种多价血清都不凝集,可用 C 群鲍氏志贺氏菌多价检查,并进一步用 1~18 各型因子血清检查。福氏志贺氏菌各型和亚型的型抗原和群抗原鉴别见表4。

表 4　福氏志贺氏菌各型和亚型的型抗原和群抗原的鉴别表

型和亚型	型抗原	群抗原	在群因子血清中的凝集		
			3,4	6	7,8
1a	I	4	+	−	−
1b	I	(4),6	(+)	+	−
2a	II	3,4	+	−	−
2b	II	7,8	−	−	+
3a	III	(3,4),6,7,8	(+)	+	+
3b	III	(3,4),6	(+)	+	−
4a	IV	3,4	+	−	−
4b	IV	6	−	+	−
4c	IV	7,8	−	−	+
5a	V	(3,4)	(+)	−	−
5b	V	7,8	−	−	+
6	VI	4	+	−	−
X	−	7,8	−	−	+
Y	−	3,4	+	−	−

注:+表示凝集;−表示不凝集;( )表示有或无。

五、结果报告

综合以上生化试验和血清学鉴定的结果,报告 25 g(mL)样品中检出或未检出志贺氏菌。

附录十三　金黄色葡萄球菌检验

一、范围

本标准规定了食品中金黄色葡萄球菌(*Staphylococcus aureus*)的检验方法。

本标准第一法适用于食品中金黄色葡萄球菌的定性检验;第二法适用于金黄色葡萄球菌含量较高的食品中金黄色葡萄球菌的计数;第三法适用于金黄色葡萄球菌含量较低的食品中金黄色葡萄球菌的计数。

二、设备和材料

除微生物实验室常规灭菌及培养设备外,其他设备和材料如下:

恒温培养箱:(36±1)℃;冰箱:0~5℃;恒温水浴箱:6~56℃;天平:感量0.1 g;均质器;振荡器;无菌吸管:1 mL(具0.01 mL刻度)、10 mL(具0.1 mL刻度)或微量移液器及吸头;无菌锥形瓶:容量100 mL、200 mL;无菌培养皿:直径90 mm。涂布棒;pH计或pH比色管或精密pH试纸。

三、培养基和试剂

1.7.5%氯化钠肉汤

(1)成分

蛋白胨	10.0 g
牛肉膏	5.0 g
氯化钠	75 g
蒸馏水	1000 mL

(2)制法

将上述成分加热溶解,调节pH值至7.4±0.2,分装,每瓶225 mL,121℃高压灭菌15 min。

2. 血琼脂平板

（1）成分

豆粉琼脂（pH 值 7.5±0.2）	100 mL
脱纤维羊血（或兔血）	5~10 mL

（2）制法

加热溶化琼脂，冷却至 50 ℃，以无菌操作加入脱纤维羊血，摇匀，倾注平板。

3. Baird-Parker 琼脂平板

（1）成分

胰蛋白胨	10.0 g
牛肉膏	5.0 g
酵母膏	1.0 g
丙酮酸钠	10.0 g
甘氨酸	12.0 g
氯化锂（LiCl·6H$_2$O）	5.0 g
琼脂	20.0 g
蒸馏水	950 mL

（2）增菌剂的配法

30% 卵黄盐水 50 mL 与通过 0.22 μm 孔径滤膜进行过滤除菌的 1% 亚碲酸钾溶液 10 mL 混合，保存于冰箱内。

（3）制法

将各成分加到蒸馏水中，加热煮沸至完全溶解，调节 pH 值至 7.0±0.2。分装每瓶 95 mL，121 ℃高压灭菌 15 min。临用时加热溶化琼脂，冷却至 50 ℃，每 95 mL 加入预热至 50 ℃的卵黄亚碲酸钾增菌剂 5 mL 摇匀后倾注平板。培养基应是致密不透明的。使用前在冰箱储存不得超过 48 h。

4. 脑心浸出液肉汤（BHI）

（1）成分

胰蛋白质胨	10.0 g
氯化钠	5.0 g
磷酸氢二钠（12H$_2$O）	2.5 g
葡萄糖	2.0 g
牛心浸出液	500 mL

（2）制法

加热溶解，调节 pH 值至 7.4±0.2，分装 16 mm×160 mm 试管，每管 5 mL，置 121 ℃ ,15 min 灭菌。

5. 兔血浆

取柠檬酸钠 3.8 g，加蒸馏水 100 mL，溶解后过滤，装瓶，121 ℃ 高压灭菌 15 min。兔血浆制备：取 3.8% 柠檬酸钠溶液 1 份，加兔全血 4 份，混好静置（或以 3000 r/min 离心 30 min），使血液细胞下降，即可得血浆。

6. 磷酸盐缓冲液

（1）成分

磷酸二氢钾（KH_2PO_4）	34.0 g
蒸馏水	500 mL

（2）制法

贮存液：称取 34.0 g 的磷酸二氢钾溶于 500 mL 蒸馏水中，用大约 175 mL 的 1 moL/L 氢氧化钠溶液调节 pH 值至 7.2，用蒸馏水稀释至 1000 mL 后贮存于冰箱。

稀释液：取贮存液 1.25 mL，用蒸馏水稀释至 1000 mL，分装于适宜容器中，121 ℃ 高压灭菌 15 min。

7. 营养琼脂小斜面

（1）成分。

牛肉膏	3.0 g
氯化钠	5.0 g
琼脂	15.0~20.0 g
蒸馏水	1000 mL

（2）制法

将除琼脂以外的各成分溶解于蒸馏水内，加入 15% 氢氧化钠溶液约 2 mL 调节 pH 值至 7.3±0.2。加入琼脂，加热煮沸，使琼脂溶化，分装 13 mm×130 mm 试管，121 ℃ 高压灭菌 15 min。

8. 革兰氏染色液

（1）结晶紫染色液

①成分。

结晶紫	1.0 g
95% 乙醇	20.0 mL

| 1%草酸铵水溶液 | 80.0 mL |

②制法:将结晶紫完全溶解于乙醇中,然后与草酸铵溶液混合。

(2)革兰氏碘液

①成分。

碘	1.0 g
碘化钾	2.0 g
蒸馏水	300 mL

②制法:将碘与碘化钾先行混合,加入蒸馏水少许充分振摇,待完全溶解后,再加蒸馏水至 300 mL。

(3)沙黄复染液

①成分。

沙黄	0.25 g
95%乙醇	10.0 mL
蒸馏水	90.0 mL

②制法:将沙黄溶解于乙醇中,然后用蒸馏水稀释。

(4)染色法

①涂片在火焰上固定,滴加结晶紫染液,染 1 min,水洗。

②滴加革兰氏碘液,作用 1 min,水洗。

③滴加 95%乙醇脱色 15~30 s,直至染色液被洗掉,不要过分脱色,水洗。

④滴加复染液,复染 1 min,水洗、待干、镜检。

9. 无菌生理盐水

(1)成分

| 氯化钠 | 8.5 g |
| 蒸馏水 | 1000 mL |

(2)制法

称取 8.5 g 氯化钠溶于 1000 mL 蒸馏水中,121 ℃高压灭菌 15 min。

四、检测方法

(一)金黄色葡萄球菌定性检验

1. 操作步骤

(1)样品的处理

称取 25 g 样品至盛有 225 mL 7.5%氯化钠肉汤的无菌均质杯内,8000~

10000 r/min 均质 1~2 min,或放入盛有 225 mL 7.5%氯化钠肉汤无菌均质袋中,用拍击式均质器拍打 1~2 min。若样品为液态,吸取 25 mL 样品至盛有 225 mL 7.5%氯化钠肉汤的无菌锥形瓶(瓶内可预置适当数量的无菌玻璃珠)中,振荡混匀。

(2)增菌

将上述样品匀液于(36±1)℃培养 18~24 h。金黄色葡萄球菌在 7.5%氯化钠肉汤中呈混浊生长。

(3)分离

将增菌后的培养物,分别划线接种到 Baird-Parker 平板和血平板,血平板(36±1)℃培养 18~24 h。Baird-Parker 平板(36±1)℃培养 24~48 h。

(4)初步鉴定

金黄色葡萄球菌在 Baird-Parker 平板上呈圆形,表面光滑、凸起、湿润,菌落直径为 2~3 mm,颜色呈灰黑色至黑色,有光泽,常有浅色(非白色)的边缘,周围绕以不透明圈(沉淀),其外常有一清晰带。当用接种针触及菌落时具有黄油样黏稠感。有时可见到不分解脂肪的菌株,除没有不透明圈和清晰带外,其他外观基本相同。从长期贮存的冷冻或脱水食品中分离的菌落,其黑色常较典型菌落浅些,且外观可能较粗糙,质地较干燥。在血平板上,形成菌落较大,圆形、光滑凸起、湿润、金黄色(有时为白色),菌落周围可见完全透明溶血圈。挑取上述可疑菌落进行革兰氏染色镜检及血浆凝固酶试验。

(5)确证鉴定

染色镜检:金黄色葡萄球菌为革兰氏阳性球菌,排列呈葡萄球状,无芽孢,无荚膜,直径为 0.5~1 μm。

血浆凝固酶试验:挑取 Baird-Parker 平板或血平板上至少 5 个可疑菌落(小于5 个全选),分别接种到 5 mL BHI 和营养琼脂小斜面,(36±1)℃培养 18~24 h。

取新鲜配制兔血浆 0.5 mL,放入小试管中,再加入 BHI 培养物 0.2~0.3 mL,振荡摇匀,置(36±1)℃温箱或水浴箱内,每 0.5 h 观察一次,观察 6 h,如呈现凝固(即将试管倾斜或倒置时,呈现凝块)或凝固体积大于原体积的一半,被判定为阳性结果。同时以血浆凝固酶试验阳性和阴性葡萄球菌菌株的肉汤培养物作为对照。也可用商品化的试剂,按说明书操作,进行血浆凝固酶试验。

结果如可疑,挑取营养琼脂小斜面的菌落到 5 mL BHI,(36±1)℃培养 18~48 h,重复试验。

(6)葡萄球菌肠毒素的检验(选做)

可疑食物中毒样品或产生葡萄球菌肠毒素的金黄色葡萄球菌菌株的鉴定。

①原理。

本方法可用 A、B、C、D、E 型金黄色葡萄球菌肠毒素分型酶联免疫吸附试剂盒完成。本方法测定的基础是酶联免疫吸附反应（ELISA）。96 孔酶标板的每一个微孔条的 A-E 孔分别包被了 A、B、C、D、E 型葡萄球菌肠毒素抗体，H 孔为阳性质控，已包被混合型葡萄球菌肠毒素抗体，F 和 G 孔为阴性质控，包被了非免疫动物的抗体。样品中如果有葡萄球菌肠毒素，游离的葡萄球菌肠毒素则与各微孔中包被的特定抗体结合，形成抗原抗体复合物，其余未结合的成分在洗板过程中被洗掉；抗原抗体复合物再与过氧化物酶标记物（二抗）结合，未结合上的酶标记物在洗板过程中被洗掉；加入酶底物和显色剂并孵育，酶标记物上的酶催化底物分解，使无色的显色剂变为蓝色；加入反应终止液可使颜色由蓝变黄，并终止了酶反应；以 450 nm 波长的酶标仪测量微孔溶液的吸光度值，样品中的葡萄球菌肠毒素与吸光度值成正比。

②检测步骤。

第一种，从分离菌株培养物中检测葡萄球菌肠毒素方法。

待测菌株接种营养琼脂斜面（试管 18 mm×180 mm）36 ℃培养 24 h，用 5 mL 生理盐水洗下菌落，倾入 60 mL 产毒培养基中，36 ℃振荡培养 48 h，振速为 100 次/min，吸出菌液，8000 r/min 离心 20 min，加热 100 ℃，10 min，取上清液，取 100 mL 稀释后的样液进行试验。

第二种，从食品中提取和检测葡萄球菌毒素方法

牛奶和奶粉：将 25 g 奶粉溶解到 125 mL、0.25 M、pH 值 7.0 的 Tris 缓冲液中，混匀后同液体牛奶一样按以下步骤制备。将牛奶于 15 ℃，3500 g 离心 10 min。将表面形成的一层脂肪层移走，变成脱脂牛奶。用蒸馏水对其进行稀释（1∶20）。取 100 mL 稀释后的样液进行试验。

脂肪含量不超过 40% 的食品：称取 10 g 样品绞碎，加入 pH 值 7.4 的 PBS 液 15 mL 进行均质。振摇 15 min。于 15 ℃，3500 g 离心。

2. 结果与报告

（1）结果判定：符合"初步鉴定"、"确证鉴定"，可判定为金黄色葡萄球菌。

（2）结果报告：在 25 g（mL）样品中检出或未检出金黄色葡萄球菌。

（二）金黄色葡萄球菌平板计数法

1. 操作步骤

（1）样品的稀释

固体和半固体样品:称取 25 g 样品置于盛有 225 mL 磷酸盐缓冲液或生理盐水的无菌均质杯内,8000~10000 r/min 均质 1~2 min,或置于盛有 225 mL 稀释液的无菌均质袋中,用拍击式均质器拍打 1~2 min,制成 1:10 的样品匀液。

液体样品:以无菌吸管吸取 25 mL 样品置于盛有 225 mL 磷酸盐缓冲液或生理盐水的无菌锥形瓶(瓶内预置适当数量的无菌玻璃珠)中,充分混匀,制成 1:10 的样品匀液。

用 1 mL 无菌吸管或微量移液器吸取 1:10 样品匀液 1 mL,沿管壁缓慢注于盛有 9 mL 磷酸盐缓冲液或生理盐水的无菌试管中(注意吸管或吸头尖端不要触及稀释液面),振摇试管或换用 1 支 1 mL 无菌吸管反复吹打使其混合均匀,制成 1:100 的样品匀液。

按上述操作程序,制备 10 倍系列稀释样品匀液。每递增稀释一次,换用 1 次 1 mL 无菌吸管或吸头。

(2)样品的接种

根据对样品污染状况的估计,选择 2~3 个适宜稀释度的样品匀液(液体样品可包括原液),在进行 10 倍递增稀释的同时,每个稀释度分别吸取 1 mL 样品匀液以 0.3 mL、0.3 mL、0.4 mL 接种量分别加入 3 块 Baird-Parker 平板,然后用无菌涂布棒涂布整个平板,注意不要触及平板边缘。使用前,如 Baird-Parker 平板表面有水珠,可放在 25~50 ℃的培养箱里干燥,直到平板表面的水珠消失。

(3)培养

在通常情况下,涂布后,将平板静置 10 min,如样液不易吸收,可将平板放在培养箱(36±1)℃培养 1 h;等样品匀液吸收后翻转平板,倒置后于(36±1)℃培养 24~48 h。

(4)典型菌落计数和确认

金黄色葡萄球菌在 Baird-Parker 平板上呈圆形,表面光滑、凸起、湿润,菌落直径为 2~3 mm,颜色呈灰黑色至黑色,有光泽,常有浅色(非白色)的边缘,周围绕以不透明圈(沉淀),其外常有一清晰带。当用接种针触及菌落时具有黄油样黏稠感。有时可见到不分解脂肪的菌株,除没有不透明圈和清晰带外,其他外观基本相同。从长期贮存的冷冻或脱水食品中分离的菌落,其黑色常较典型菌落浅些,且外观可能较粗糙,质地较干燥。

选择有典型的金黄色葡萄球菌菌落的平板,且同一稀释度 3 个平板所有菌落数合计在 20~200 CFU 之间的平板,计数典型菌落数。

从典型菌落中至少选 5 个可疑菌落(小于 5 个全选)进行鉴定试验。分别做染色镜检,血浆凝固酶试验;同时划线接种到血平板(36±1)℃培养18~24 h后观察菌落形态,金黄色葡萄球菌菌落较大,圆形、光滑凸起、湿润、金黄色(有时为白色),菌落周围可见完全透明溶血圈。

2.结果计算

(1)若只有一个稀释度平板的典型菌落数在20~200 CFU之间,计数该稀释度平板上的典型菌落,按式(1)计算。

(2)若最低稀释度平板的典型菌落数小于20 CFU,计数该稀释度平板上的典型菌落,按式(1)计算。

(3)若某一稀释度平板的典型菌落数大于200 CFU,但下一稀释度平板上没有典型菌落,计数该稀释度平板上的典型菌落,按式(1)计算。

(4)若某一稀释度平板的典型菌落数大于200 CFU,而下一稀释度平板上虽有典型菌落但不在20~200 CFU范围内,应计数该稀释度平板上的典型菌落,按式(1)计算。

(5)若2个连续稀释度的平板典型菌落数均在20~200 CFU之间,按式(2)计算。

$$T = \frac{AB}{Cd} \tag{1}$$

式中:

T——样品中金黄色葡萄球菌菌落数;

A——某一稀释度典型菌落的总数;

B——某一稀释度鉴定为阳性的菌落数;

C——某一稀释度用于鉴定试验的菌落数;

d——稀释因子。

$$T = \frac{A_1 B_1 / C_1 + A_2 B_2 / C_2}{1.1d} \tag{2}$$

式中:

T——样品中金黄色葡萄球菌菌落数;

A_1——第一稀释度(低稀释倍数)典型菌落的总数;

B_1——第一稀释度(低稀释倍数)鉴定为阳性的菌落数;

C_1——第一稀释度(低稀释倍数)用于鉴定试验的菌落数;

A_2——第二稀释度(高稀释倍数)典型菌落的总数;

B_2——第二稀释度(高稀释倍数)鉴定为阳性的菌落数;

C_2——第二稀释度(高稀释倍数)用于鉴定试验的菌落数;

1.1——计算系数;

d——稀释因子(第一稀释度)。

3. 报告

根据公式计算结果,报告每 g(mL)样品中金黄色葡萄球菌数,以 CFU/g(mL)表示;如 T 值为 0,则以小于 1 乘以最低稀释倍数报告。

(三)金黄色葡萄球菌 MPN 计数

1. 操作步骤

(1)样品的稀释

按上法中的"样品的稀释"进行。

(2)接种和培养

根据对样品污染状况的估计,选择 3 个适宜稀释度的样品匀液(液体样品可包括原液),在进行 10 倍递增稀释的同时,每个稀释度分别接种 1 mL 样品匀液至 7.5%氯化钠肉汤管(如接种量超过 1 mL,则用双料 7.5%氯化钠肉汤),每个稀释度接种 3 管,将上述接种物(36±1)℃培养,18~24 h。

用接种环从培养后的 7.5%氯化钠肉汤管中分别取培养物 1 环,移种于 Baird-Parker 平板(36±1)℃培养,24~48 h。

(3)典型菌落确认

按上法中"典型菌落技术和确认"方法进行。

2. 结果与报告

根据证实为金黄色葡萄球菌阳性的试管管数,查 MPN 检索表(见表1),报告每 g(mL)样品中金黄色葡萄球菌的最可能数,以 MPN/g(mL)表示。

表1　金黄色葡萄球菌最可能数(MPN)检索表

阳性管数			MPN	95%置信区间		阳性管数			MPN	95%置信区间	
0.10	0.01	0.001		下限	上限	0.10	0.01	0.001		下限	上限
0	0	0	<3.0	–	9.5	2	2	0	21	4.5	42
0	0	1	3.0	0.15	9.6	2	2	1	28	8.7	94
0	1	0	3.0	0.15	11	2	2	2	35	8.7	94
0	1	1	6.1	1.2	18	2	3	0	29	8.7	94
0	2	0	6.2	1.2	18	2	3	1	36	4.6	94
0	3	0	9.4	3.6	38	3	0	0	23	8.7	110

续表

阳性管数			MPN	95%置信区间		阳性管数			MPN	95%置信区间	
0.10	0.01	0.001		下限	上限	0.10	0.01	0.001		下限	上限
1	0	0	3.6	0.17	18	3	0	1	38	8.7	110
1	0	1	7.2	1.3	18	3	0	2	64	17	180
1	0	2	11	3.6	38	3	1	0	43	9	180
1	1	0	7.4	1.3	20	3	1	1	75	17	200
1	1	1	11	3.6	38	3	1	2	120	37	420
1	2	0	11	3.6	42	3	1	3	160	40	420
1	2	1	15	4.5	42	3	2	0	93	18	420
1	3	0	16	4.5	42	3	2	1	150	37	420
2	0	0	9.2	1.4	38	3	2	2	210	40	430
2	0	1	14	3.6	42	3	2	3	290	90	1000
2	0	2	20	4.5	42	3	3	0	240	42	1000
2	1	0	15	3.7	42	3	3	1	460	90	2000
2	1	1	20	4.5	42	3	3	2	1100	180	4100
2	1	2	27	8.7	94	3	3	3	>1100	420	–

注1:本表采用3个稀释度[0.1g(mL)、0.01g(mL)和0.001g(mL)],每个稀释度接种3管。

注2:表内所列检样量如改用1g(mL)、0.1g(mL)和0.01g(mL)时,表内数字相应降低10倍;如改用0.01g(mL)、0.001g(mL)和0.0001g(mL)时,则表内数字应相应增高10倍,其余类推。

附录十四　大肠菌杆菌计数法

一、范围

本标准规定了食品中大肠菌群(*coliforms*)计数的方法。

本标准适用于食品中大肠菌群的计数。

二、术语和定义

（一）大肠菌群

在一定培养条件下能发酵乳糖、产酸产气的需氧和兼性厌氧革兰氏阴性无芽孢杆菌。

（二）最可能数(Most Probable Number,MPN)

基于泊松分布的一种间接计数方法

三、设备和材料

除微生物实验室常规灭菌及培养设备外,其他设备和材料如下:

恒温培养箱:(36±1) ℃;冰箱:2~5 ℃;恒温水浴箱:(46±1) ℃;天平:感量0.1 g;均质器;振荡器;无菌吸管:1 mL(具0.01 mL刻度)、10 mL(具0.1 mL刻度)或微量移液器及吸头;无菌锥形瓶:容量500 mL;无菌培养皿:直径90 mm。pH计或pH比色管或精密pH试纸;菌落计数器。

四、培养基和试剂

（一）月桂基硫酸盐胰蛋白胨(LST)肉汤

1. 成分

胰蛋白胨或胰酪胨	20.0 g
氯化钠	5.0 g
乳糖	5.0 g
磷酸氢二钾(K_2HPO_4)	2.75 g

磷酸二氢钾（KH₂PO₄）	2.75 g
月桂基硫酸钠	0.1 g
蒸馏水	1000 mL

pH（6.8±0.2）

2. 制法

将上述成分溶解于蒸馏水中，调节 pH 值。分装到有玻璃小倒管的试管中，每管 10 mL。121 ℃高压灭菌 15 min。

（二）煌绿乳糖胆盐（BGLB）肉汤

1. 成分

蛋白胨	10.0 g
乳糖	10.0 g
牛胆粉（oxgall 或 oxbile）溶液蒸馏水	200 mL
0.1%煌绿水溶液	13.3 mL
蒸馏水	800 mL

pH（7.2±0.1）

2. 制法

将蛋白胨、乳糖溶于约 500 mL 蒸馏水中，加入牛胆粉溶液 200 mL（将 20.0 g 脱水牛胆粉溶于 200 mL 蒸馏水中，调节 pH 值至 7.0~7.5），用蒸馏水稀释到 975 mL，调节 pH 值，再加入 0.1%煌绿水溶液 13.3 mL，用蒸馏水补足到 1000 mL，用棉花过滤后，分装到有玻璃小倒管的试管中，每管 10 mL。121 ℃高压灭菌 15 min。

（三）结晶紫中性红胆盐琼脂（VRBA）

1. 成分

蛋白胨	7.0 g
酵母膏	3.0 g
乳糖	10.0 g
氯化钠	5.0 g
胆盐或 3 号胆盐	1.5 g
中性红	0.03 g
结晶紫	0.002 g
琼脂	15~18 g
蒸馏水	1000 mL

pH(7.4±0.1)

2.制法

将上述成分溶于蒸馏水中,静置几分钟,充分搅拌,调节 pH 值。煮沸 2 min,将培养基冷却至 45~50 ℃倾注平板。使用前临时制备,不得超过 3 h。

(四)磷酸盐缓冲液

1.成分

磷酸二氢钾	34.0 g
蒸馏水	500 mL

pH7.2

2.制法

贮存液:称取 34.0 g 的磷酸二氢钾溶于 500 mL 蒸馏水中,用大约 175 mL 的 1 mol/L 氢氧化钠溶液调节 pH 值,用蒸馏水稀释至 1000 mL 后贮存于冰箱。

稀释液:取贮存液 1.25 mL,用蒸馏水稀释至 1000 mL,分装于适宜容器中,121 ℃高压灭菌 15 min。

(五)无菌生理盐水

1.成分

氯化钠	8.5 g
蒸馏水	1000 mL

2.制法

称取 8.5g 氯化钠溶于 1000 mL 蒸馏水中,121 ℃高压灭菌 15 min。

(六)1 mol/L NaOH

1.成分

NaOH	40.0 g
蒸馏水	1000 mL

2.制法

称取 40 g 氢氧化钠溶于 1000 mL 蒸馏水中,121 ℃高压灭菌 15 min。

(七)1 mol/L HCl

1.成分

HCl	90 mL
蒸馏水	1000 mL

2.制法

移取浓盐酸 90 mL,用蒸馏水稀释至 1000 mL,121 ℃高压灭菌 15 min。

五、第一法大肠菌群 MPN 计数法操作步骤

（一）样品的稀释

1. 固体和半固体样品：称取 25 g 样品，放入盛有 225 mL 磷酸盐缓冲液或生理盐水的无菌均质杯内，8000~10000 r/min 均质 1~2 min，或放入盛有 225 mL 磷酸盐缓冲液或生理盐水的无菌均质袋中，用拍击式均质器拍打 1~2 min，制成 1∶10 的样品匀液。

2. 液体样品：以无菌吸管吸取 25 mL 样品置盛有 225 mL 磷酸盐缓冲液或生理盐水的无菌锥形瓶（瓶内预置适当数量的无菌玻璃珠）中，充分混匀，制成 1∶10 的样品匀液。

3. 样品匀液的 pH 值应在 6.5~7.5 之间，必要时分别用 1 mol/L NaOH 或 1 mol/L HCl 调节。

4. 用 1 mL 无菌吸管或微量移液器吸取 1∶10 样品匀液 1 mL，沿管壁缓缓注入 9 mL 磷酸盐缓冲液或生理盐水的无菌试管中（注意吸管或吸头尖端不要触及稀释液面），振摇试管或换用 1 支 1 mL 无菌吸管反复吹打，使其混合均匀，制成 1∶100 的样品匀液。

5. 根据对样品污染状况的估计，按上述操作，依次制成十倍递增系列稀释样品匀液。每递增稀释 1 次，换用 1 支 1 mL 无菌吸管或吸头。从制备样品匀液至样品接种完毕，全过程不得超过 15 min。

（二）初发酵试验

每个样品，选择 3 个适宜的连续稀释度的样品匀液（液体样品可以选择原液），每个稀释度接种 3 管月桂基硫酸盐胰蛋白胨（LST）肉汤，每管接种 1 mL（如接种量超过 1 mL，则用双料 LST 肉汤），（36±1）℃培养（24±2）h，观察倒管内是否有气泡产生，（24±2）h 产气者进行复发酵试验，如未产气则继续培养至（48±2）h，产气者进行复发酵试验。未产气者为大肠菌群阴性。

（三）复发酵试验

用接种环从产气的 LST 肉汤管中分别取培养物 1 环，移种于煌绿乳糖胆盐肉汤（BGLB）管中，（36±1）℃培养（48±2）h，观察产气情况。产气者，计为大肠菌群阳性管。

（四）大肠菌群最可能数（MPN）的报告

按"复发酵试验"确证的大肠菌群 LST 阳性管数，检索 MPN 表 1，报告每 g（mL）样品中大肠菌群的 MPN 值。

表1　大肠菌群最可能数(MPN)检索表

阳性管数			MPN	95%置信区间		阳性管数			MPN	95%置信区间	
0.10	0.01	0.001		下限	上限	0.10	0.01	0.001		下限	上限
0	0	0	<3.0	−	9.5	2	2	0	21	4.5	42
0	0	1	3.0	0.15	9.6	2	2	1	28	8.7	94
0	1	0	3.0	0.15	11	2	2	2	35	8.7	94
0	1	1	6.1	1.2	18	2	3	0	29	8.7	94
0	2	0	6.2	1.2	18	2	3	1	36	4.6	94
0	3	0	9.4	3.6	38	3	0	0	23	8.7	110
1	0	0	3.6	0.17	18	3	0	1	38	8.7	110
1	0	1	7.2	1.3	18	3	0	2	64	17	180
1	0	2	11	3.6	38	3	1	0	43	9	180
1	1	0	7.4	1.3	20	3	1	1	75	17	200
1	1	1	11	3.6	38	3	1	2	120	37	420
1	2	0	11	3.6	42	3	1	3	160	40	420
1	2	1	15	4.5	42	3	2	0	93	18	420
1	3	0	16	4.5	42	3	2	1	150	37	420
2	0	0	9.2	1.4	38	3	2	2	210	40	430
2	0	1	14	3.6	42	3	2	3	290	90	1000
2	0	2	20	4.5	42	3	3	0	240	42	1000
2	1	0	15	3.7	42	3	3	1	460	90	2000
2	1	1	20	4.5	42	3	3	2	1100	180	4100
2	1	2	27	8.7	94	3	3	3	>1100	420	−

注1:本表采用3个稀释度[0.1g(mL)、0.01g(mL)和0.001g(mL)],每个稀释度接种3管。

注2:表内所列检样量如改用1g(mL)、0.1g(mL)和0.01g(mL)时,表内数字相应降低10倍;如改用0.01g(mL)、0.001g(mL)和0.0001g(mL)时,则表内数字应相应增高10倍,其余类推。

六、第二法大肠菌群平板计数法操作步骤

（一）样品的稀释

按第一法中"样品稀释"进行。

（二）平板计数

选取 2~3 个适宜的连续稀释度,每个稀释度接种 2 个无菌平皿,每皿 1 mL。同时取 1 mL 生理盐水加入无菌平皿作空白对照。

及时将 15~20 mL 冷却至 46 ℃的结晶紫中性红胆盐琼脂(VRBA)倾注于每个平皿中。小心旋转平皿,将培养基与样液充分混匀,待琼脂凝固后,再加 3~4 mL VRBA 覆盖平板表层。翻转平板,置于(36±1) ℃培养 18~24 h。

（三）平板菌落数的选择

选取菌落数在 15~150 CFU 之间的平板,分别计数平板上出现的典型和可疑大肠菌群菌落。典型菌落为紫红色,菌落周围有红色的胆盐沉淀环,菌落直径为 0.5 mm 或更大。

（四）证实试验

从 VRBA 平板上挑取 10 个不同类型的典型和可疑菌落,分别移种于 BGLB 肉汤管内,(36±1) ℃培养 24~48 h,观察产气情况。凡 BGLB 肉汤管产气,即可报告为大肠菌群阳性。

（五）大肠菌群平板计数的报告

经最后证实为大肠菌群阳性的试管比例乘以（三）中计数的平板菌落数,再乘以稀释倍数,即为每 g(mL)样品中大肠菌群数。例:10^{-4} 样品稀释液 1 mL,在 VRBA 平板上有 100 个典型和可疑菌落,挑取其中 10 个接种 BGLB 肉汤管,证实有 6 个阳性管,则该样品的大肠菌群数为:$100 \times 6/10 \times 10^{4}/g(mL) = 6.0 \times 10^{5}$ CFU/g(mL)。

附录十五　饲料中霉菌总数的测定

一、范围

本标准规定了饲料中霉菌总数的测定方法。

本标准适用于饲料中霉菌总数的测定。

二、规范性引用文件

下列文件中的条款通过本标准的引用而成为本标准的条款,凡是注日期的引用文件,其随后所有的修改单(不包括勘误的内容)或修订版均不适用于本标准,然而,鼓励根据本标准达成协议的各方研究是否可使用这些文件的最新版本。凡是不注日期的引用文件,其最新版本适用于本标准。

GB/T 4789.2—2003 食品卫生微生物学检验　菌落总数测定

GB/T 6682—1992 分析实验室用水规格和试验方法

GB/T 14699.1 饲料　采样

三、术语和定义

下列术语和定义适用于本标准。

霉菌总数(moldscount)

饲料检样经处理并在一定条件下培养后,所得 1 g 检样中所含霉菌的总数。

四、原理

根据霉菌生理特性,选择适宜于霉菌生长而不适宜于细菌生长的培养基,采用平皿计数方法,测定霉菌数。

五、设备及材料

分析天平:感量 0~0.01 g;恒温培养箱:[(25~28)±1] ℃;冰箱:普通冰箱;高压灭菌器:2.5 kg;水浴锅:[(45~77)±1] ℃;振荡器:往复式;微型混合器:

2900r/min;灭菌玻璃三角瓶:250 mL、500 mL;灭菌试管:15mm×150mm;灭菌平皿:直径 90mm;灭菌吸管:1 mL、10 mL;灭菌玻璃珠:直径 5mm;灭菌广口瓶:100 mL、500 mL。灭菌金属勺、刀等。

六、培养基和试剂

除特殊注明,所用试剂均为分析纯;水符合 GB/T 6682—1992 三级水规格。

(一)高盐察氏培养基:

1. 成分

硝酸钠	2 g
磷酸二氢钾	1 g
硫酸镁($MgSO_4 \cdot 7H_2O$)	0.5 g
氯化钾	0.5 g
硫酸亚铁	0.01 g
氯化钠	60 g
蔗糖	30 g
琼脂	20 g
蒸馏水	1000 mL

2. 制法

加热溶解,分装后高压灭菌 30 min。必要时,可酌量增加琼脂。

(二)稀释液:称取氯化钠8.5 g,溶于1000 mL 蒸馏水中,分装后,121 ℃高压灭菌 30min。

(三)试验室常用消毒药品。

七、试样的制备

按照 GB/T 14699.1 方法进行采样,采样时必须特别注意样品的代表性和避免采样时的污染。首先准备好灭菌容器和采样工具,如灭菌牛皮纸袋或广口瓶,金属勺和刀,在卫生学调查基础上,采取有代表性的样品,粉碎过 0.45mm 孔径筛,用四分法缩减至 250 g。样品应尽快检验,否则应将样品放在低温干燥处。

八、分析步骤

(一)以无菌操作称取检样 25 g(或 25 mL),放入含有 225 mL 灭菌稀释液的玻璃三角瓶中,置振荡器上,振摇 30min,即为 1∶10 的稀释液。

（二）用灭菌吸管吸取 1∶10 稀释液 10 mL，注入带玻璃珠的试管中，置微型混合器上混合 3 min 或注入试管中，另用带橡皮乳头的 1 mL 灭菌吸管反复吹吸 50 次，使霉菌孢子分散开。

（三）取 1 mL 1∶10 稀释液，注入含有 9 mL 灭菌稀释液试管中，另换一支吸管吹吸 5 次，此液为 1∶100 稀释液。

（四）按上述操作顺序作 10 倍递增稀释液，每稀释一次，换用一支 1 mL 灭菌吸管，根据对样品污染情况的估计，选择 3 个合适稀释度，分别在作 10 倍稀释的同时，吸取 1 mL 稀释液于灭菌平皿中，每个稀释度作两个平皿，然后将凉至 45 ℃左右的高盐察氏培养基注入平皿中，充分混合，待琼脂凝固后，倒置于 [（25~28）±1]℃恒温培养箱中，培养 3 d 后开始观察，应培养观察一周。

九、计算

（一）通常选择霉菌数在 10~100 个之间的平皿进行计数，同稀释度的 2 个平皿的霉菌平均数乘以稀释倍数，即为每克（或每毫升）检样中所含霉菌总数。

（二）稀释度选择和霉菌总书报告方式按表 1 表示。

表 1　稀释度选择和霉菌总数报告方式

| 例次 | 稀释液及霉菌数 | | | 稀释度选择 | 两稀释液之比 | 霉菌总数 [CFU/ g(mL)] | 报告方式 [CFU/ g(mL)] |
	10^{-1}	10^{-2}	10^{-3}				
1	多不可计	80	8	选 10~100 之间	—	8000	8.0×10^3
2	多不可计	87	12	均在 10~100 之间比值 ≤2 取平均数	1.4	10 350	1.0×10^4
3	多不可计	95	20	均在 10~100 之间比值> 2 取较小数	2.1	9 500	9.5×10^3
4	多不可计	多不可计	110	均>100 取稀释度最高的数	—	110000	1.1×10^5
5	9	2	0	均<10 取稀释度最低的数	—	90	90
6	0	0	0	均无菌落生长则以<1 乘以最低稀释度	—	<1×10	<10
7	多不可计	102	3	均不在 10~100 之间取最接近 10 或 100 的数	—	10 200	1.0×10^4

注：CFU/g(mL)与个/g(mL)相当。

附录十六　浸出物测定法

一、水溶性浸出物测定法

测定用的供试品需粉碎,使能通过二号筛,并混合均匀。

(一)冷浸法

取供试品约 4 g,精密称定,置 250~300 mL 的锥形瓶中,精密加水 100 mL,密塞,冷浸,前 6 h 内时时振摇,再静置 18 h、用干燥滤器迅速滤过,精密量取续滤液 20 mL,置已干燥至恒重的蒸发皿中,在水浴上蒸干后,于 105 ℃干燥 3 h,置干燥器中冷却 30 min,迅速精密称定重量。除另有规定外,以干燥品计算供试品中水溶性浸出物的含量(%)。

(二)热浸法

取供试品 2~4 g,精密称定,置 100~250 mL 的锥形瓶中,精密加水 50~100 mL,密塞,称定重量,静置 1 h 后,连接回流冷凝管,加热至沸腾,并保持微沸 1 h。放冷后,取下锥形瓶,密塞,再称定重量,用水补足减失的重量,摇匀,用干燥滤器滤过,精密量取滤液 25 mL,置已于燥至恒重的蒸发皿中,在水浴上蒸干后,于 105 ℃干燥 3 h,置干燥器中冷却 30 min,迅速精密称定重量。除另有规定外,以干燥品计算供试品中水溶性浸出物的含量(%)。

二、醇溶性浸出物测定法

照水溶性浸出物测定法测定。除另有规定外,以各品种项下规定浓度的乙醇代替水为溶剂。

三、挥发性醚浸出物测定法

取供试品(过四号筛)2~5 g,精密称定,置五氧化二磷干燥器中干燥 12 h,置索氏提取器中,加乙醚适量,除另有规定外,加热回流 8 h,取乙醚液,置干燥至恒重的蒸发皿中,放置,挥去乙醚,残渣置五氧化二磷干燥器中干燥 18 h,精密称定,缓缓加热至 105 ℃,并于 105 ℃干燥至恒重。其减失重量即为挥发性醚浸出物的重量。

附录十七　高效液相色谱法

高效液相色谱法系采用高压输液泵将规定的流动相泵入装有填充剂的色谱柱,对供试品进行分离测定的色谱方法。注入的供试品,由流动相带入色谱柱内,各组分在柱内被分离,并进入检测器检测,由积分仪或数据处理系统记录和处理色谱信号。

一、对仪器的一般要求和色谱条件

高效液相色谱仪由高压输液泵、进样器、色谱柱、检测器、积分仪或数据处理系统组成。色谱柱内径一般为 3.9~4.6 mm,填充粒径为 3~10 μm。超高效液相色谱仪是适应小粒径(约 2 μm)填充剂的耐超高压、小进样量、低死体积、高灵敏度检测的高效液相色谱仪。

(一)色谱柱

反相色谱柱:以键合非极性基因的载体为填充剂填充而成的色谱柱,常见的载体有硅胶、聚合物复合硅胶和聚合物等;常见的填充剂有十八烷基硅烷键合硅胶、辛基硅烷键合硅胶和苯基键合硅胶等。

正相色谱柱:用硅胶填充剂,或键合极性基因的硅胶填充而成的色谱柱,常见的填充剂有硅胶、氨基键合硅胶和氰基键合硅胶等。氨基键合硅胶和氰基键合硅胶也可用作反相色谱。

离子交换色谱柱:用离子交换填充剂填充而成的色谱柱。有阳离子交换色谱柱和阴离子交换色谱柱。

手性分离色谱柱:用手性填充剂填充而成的色谱柱。

色谱柱的内径与长度,填充剂的形状、粒径与粒径分布、孔径、表面积、键合集团的表面覆盖度、载体表面基团残留量,填充的致密与均匀程度等均影响色谱柱的性能,应根据被分离物质的性质来选择合适的色谱柱。

温度会影响分离效果,品种正文中未指明色谱柱的温度时系指室温,应注意室温变化的影响。为改善分离效果可适当提高色谱柱的温度,但一般不宜超过 60 ℃。

残余硅羟基未封闭的硅胶色谱柱,流动相 pH 值一般应在 2~8 之间。残余硅羟基已封闭的硅胶、聚合物复合硅胶或聚合物色谱柱可耐受更广泛 pH 值的流动相,适合于 pH 值小于 2 或大于 8 的流动相。

（二）检测器

最常用的检测器为紫外可见分光检测器,包括二极管阵列检测器,其他常见的检测器有荧光检测器、蒸发光散射检测器、示差折光检测器、电化学检测器和质谱检测器等。

紫外可见分光检测器、荧光检测器、电化学检测器为选择性检测器,其响应值不仅与被检测物质的量有关,还与其结构有关;蒸发光散射检测器和示差折光检测器为通用型检测器,对所有物质均有响应;结构相似的物质在蒸发光散射检测器的响应值几乎仅与被测物质的量有关。

紫外可见分光检测器、荧光检测器、电化学检测器和示差折光检测器的响应值与被测物质的量在一定范围内呈线性关系,但蒸发光散射检测器的响应值与被测物质的量通常呈指数关系,一般需经对数转换。

不同的检测器,对流动相的要求不同。紫外—可见分光检测器所用流动相应符合紫外—可见分光光度法项下对溶剂的要求;采用低波长检测时,还应考虑有机溶剂的截止使用波长,并选用色谱级有机溶剂。蒸发光散射检测器和质谱检测器不得使用含不挥发性盐的流动相。

（三）流动相

反相色谱系统的流动相常用甲醇—水系统和乙腈—水系统,用紫外末端波长检测时宜选用乙腈—水系统。流动相中应尽可能不用缓冲盐,如需用时,应尽可能使用低浓度缓冲盐。用十八烷基硅烷键合硅胶色谱柱时,流动相中有机溶剂一般不低于 5%,否则易导致柱效下降、色谱系统不稳定。

正相色谱系统的流动相常用两种或两种以上的有机溶剂,如二氯甲烷和正己烷等。

品种正文项下规定的条件除填充剂种类、流动相组分、检测器类型不得改变外,其余如色谱柱内径与长度、填充剂粒径、流动相流速、流动相各组分比例、柱温、进样量、检测器灵敏度等,均可适当改变,以达到系统适用性试验的要求。调整流动相组分比例时,当小比例组分的百分比例 X 小于等于 33% 时,允许改变范围为 $0.7\%X \sim 1.3\%X$;当 X 大于 33% 时,允许改变范围为 $(X-10)\% \sim (X+10)\%$。

若需使用小粒径(约 2 μm)填充剂,输液泵的性能、进样体积、检测池体积和系统的死体积等必须与之匹配;如有必要,色谱条件也应作适当的调整。当对其测定结果产生争议时,应以品种项下规定的色谱条件的测定结果为准。

当必须使用特定牌号的色谱柱方能满足分离要求时,可在该品种正文项下注明。

二、系统适用性试验

色谱系统的适用性试验通常包括理论板数、分离度、灵敏度、拖尾因子和重复性等 5 个参数。按各品种正文项下要求对色谱系统进行适用性试验,即用规定的对照品溶液或系统适用性试验溶液在规定的色谱系统进行试验,必要时,可对色谱系统进行适当调整,以符合要求。

(一)色谱柱的理论板数(n)

用于评价色谱柱的分离效能。由于不同物质在同一色谱柱上的色谱行为不同,采用理论板数作为衡量色谱柱效能的指标时,应指明测定物质,一般为待测组分或内标物质的理论板数。

在规定的色谱条件下,注入供试品溶液或各品种项下规定的内标物质溶液,记录色谱图,量出供试品主成分峰或内标物质峰的保留时间 t_R 和峰宽(W)或半高峰宽($W_{h/2}$),按 $n = 16(t_R/W)^2$ 或 $n = 5.54(t_R/W_{h/2})^2$ 计算色谱柱的理论板数。t_R、W、$W_{h/2}$ 可用时间或长度计(下同),但应取相同单位。

(二)分离度(R)

用于评价待测物质分与被分离物质之间的分离程度,是衡量色谱系统效能的关键指标。可以通过测定待测物质与某一指标性成分(内标物质或其他难分离物质)的分离度,或将供试品或对照品用适当的方法降解,通过测定待测物质与某一降解产物的分离度,对色谱系统进行评价与调整。

无论是定性鉴别还是定量分析,均要求待测物质色谱峰与内标物质色谱峰或特定的杂质对照色谱峰或特定的杂质对照色谱峰及其他色谱峰之间有较好的分离度。除另有规定外,待测物质色谱峰与相邻色谱峰之间的分离度应大于1.5。分离度的计算公式为:

$$R = \frac{2(t_{R2}-t_{R1})}{W_1+W_2} \text{或} R = \frac{2(t_{R2}-t_{R1})}{1.70\times(W_{1,h/2}+W_{2,h/2})}$$

式中:t_{R2}——相邻两色谱峰中后一峰的保留时间;

　　　t_{R1}——为相邻两色谱峰中前一峰的保留时间;

W_1、W_2 及 $W_{1,h/2}$、$W_{2,h/2}$ 分别为此相邻两色谱峰的峰宽及半高峰宽(如图)。

当对测定结果有异议时,色谱柱的理论板数(n)和分离度(R)均以峰宽(W)

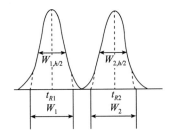

的计算结果为准。

（三）灵敏度

用于评价色谱系统检测微量物质的能力，通常以信噪比（S/N）来表示。通过测定一系列不同浓度的供试品或对照品溶液来测定信噪比。定量测定时，信噪比应不小于 10；定性测定时，信噪比应不小于 3。系统适用性试验中可以设置灵敏度实验溶液来评价色谱系统的检测能力。

（四）拖尾因子（T）

用于评价色谱峰的对称性。拖尾因子计算公式为：

$$T = \frac{W_{0.05h}}{2d_1}$$

式中：$W_{0.05h}$——5%峰高处的峰宽；

d_1——峰顶在 5%峰高处横坐标平行线的投影点至峰前沿与此平行线交点的距离。

以峰高作定量参数时，除另有规定外，T 值应在 0.95~1.05 之间。

以峰面积作定量参数时，一般的峰拖尾或前伸不会影响峰面积积分，但严重拖尾会影响基线和色谱峰起止的判断和峰面积积分的准确性，此时应在品种正文项下对拖尾因子做出规定。

（五）重复性

用于评价色谱系统连续进样时响应值的重复性能。采用外标法时，通常取各品种项下的对照品溶液，连续进样 5 次，除另有规定外，其峰面积测量值的相对标准偏差应不大于 2.0%；采用内标法时，通常配制相当于 80%、100% 和 120% 的对照品溶液，加入规定量的内标溶液，配成 3 种不同浓度的溶液，分别至少进样 2 次，计算平均校正因子，其相对标准偏差应不大于 2.0%。

三、测定法

(一)内标法

按品种正文项下的规定,精密称(量)取对照品和内标物质,分别配成溶液,各精密量取适量,混合配成校正因子测定用的对照溶液。取一定量进样,记录色谱图。测量对照品和内标物质的峰面积或峰高,按下式计算校正因子:

$$校正因子(f) = \frac{A_S/C_S}{A_R/C_R}$$

式中:A_S——内标物质的峰面积或峰高;

A_R——对照品的峰面积或峰高;

C_S——内标物质的浓度;

C_R——对照品的浓度。

再取各品种项下含有内标物质的供试品溶液,进样,记录色谱图,测量供试品中待测成分和内标物质的峰面积或峰高,按下式计算含量:

$$含量(c_X) = f \times \frac{A_X}{A'_S/c'_S}$$

式中:A_X——供试品的峰面积或峰高;

c_X——供试品的浓度;

A'_S——内标物质的峰面积或峰高;

C'_S——内标物质的浓度;

f——校正因子。

采用内标法,可避免因供试品前处理及进样体积误差对测定结果的影响。

(二)外标法

按各品种项下的规定,精密称(量)取对照品和供试品,配制成溶液,分别精密取一定量,进样,记录色谱图,测量对照品溶液和供试品溶液中待测成分的峰面积(或峰高),按下式计算含量:

$$含量(c_X) = c_R \frac{A_X}{A_R}$$

式中各符号意义同上。

由于微量注射器不易精确控制进样量,当采用外标法测定时,以手动进样器定量环或自动进样器进样为宜。

（三）加校正因子的主成分自身对照法

测定杂质含量时,可采用加校正因子的主成分自身对照法。在建立方法时,按各品种项下的规定,精密称(量)取待测物对照品和参比物对照品各适量,配制待测物校正因子的溶液,进样,记录色谱图,按下式计算待测物的校正因子。

$$校正因子 = \frac{c_A / A_A}{c_B / A_B}$$

式中：c_A——待测物的浓度；

A_A——待测物的峰面积或峰高；

c_B——参比物质的浓度；

A_B——参比物质的峰面积或峰高。

也可精密称(量)取主成分对照品和杂质对照品各适量,分别配制成不同浓度的溶液,进样,记录色谱图,绘制主成分浓度和杂质浓度对其峰面积的回归曲线,以主成分回归直线斜率与杂质回归直线斜率的比计算校正因子。

校正因子可直接载入各品种项下,用于校正杂质的实测峰面积。需作校正计算的杂质,通常以主成分为参照,采用相对保留时间定位,其数值一并载入各品种项下。

测定杂质含量时,按各品种项下规定的杂质限度,将供试品溶液稀释成与杂质限度相当的溶液,作为对照溶液。进样,记录色谱图,必要时,调节纵坐标范围(以噪音水平可接受为限)使对照溶液的主成分色谱峰的峰高约达满量程的10%~25%。除另有规定外,通常含量低于0.5%的杂质,峰面积的相对标准偏差(RSD)应小于10%;含量在0.5%~2%的杂质,峰面积的RSD应小于5%;含量大于2%的杂质,峰面积的RSD应小于2%。然后,取供试品溶液和对照溶液适量,分别进样,除另有规定外,供试品溶液的记录时间,应为主成分色谱峰保留时间的2倍,测量供试品溶液色谱图上各杂质的峰面积,分别乘以相应的校正因子后与对照溶液主成分的峰面积比较,计算各杂质含量。

（四）不加校正因子的主成分自身对照法

测定杂质含量时,若无法获得待测杂质的校正因子,或校正因子可以忽略,也可采用不加校正因子的主成分自身对照法。同上述配制对照溶液、进样调节纵坐标范围和计算峰面积的相对标准偏差后,取供试品溶液和对照品溶液适量,分别进样。除另有规定外,供试品溶液的记录时间应为主成分色谱峰保留时间的2倍,测量供试品溶液色谱图上各杂质的峰面积并与对照溶液主成分的峰面积比较,依法计算杂质含量。

（五）面积归一化法

按各品种项下的规定,配制供试品溶液,取一定量进样,记录色谱图。测量各峰的面积和色谱图上除溶剂峰以外的总色谱峰面积,计算各峰面积占总峰面积的百分率。用于杂质检查时,由于仪器响应的线性限制,峰面积归一化法一般不宜用于微量杂质的检查。